艾瑞克森催眠教学实录Ⅲ

EXPERIENCING HYPNOSIS:
Therapeutic Approaches to Altered States

体 验 催 眠
——催眠在心理治疗中的应用

〔美〕Milton H. Erickson, Ernest L. Rossi／著

于 收／译

中国轻工业出版社

图书在版编目（CIP）数据

体验催眠：催眠在心理治疗中的应用／（美）艾瑞克森（Erickson, M.）等著；于收译. —北京：中国轻工业出版社，2015.7（2024.3重印）

（艾瑞克森催眠教学实录）

ISBN 978-7-5184-0219-9

Ⅰ. ①体⋯　Ⅱ. ①艾⋯　②于⋯　Ⅲ. ①催眠治疗　Ⅳ. ①R749.057

中国版本图书馆CIP数据核字（2015）第039958号

责任编辑：潘　南　　　责任终审：杜文勇

策划编辑：阎　兰　　　责任校对：刘志颖　　　责任监印：吴维斌

出版发行：中国轻工业出版社（北京鲁谷东街5号，邮编：100040）

印　　刷：三河市鑫金马印装有限公司

经　　销：各地新华书店

版　　次：2024年3月第1版第7次印刷

开　　本：710×1000　1/16　印张：17

字　　数：182千字

书　　号：ISBN 978-7-5184-0219-9　　定价：58.00元

读者热线：010-65181109

发行电话：010-85119832　　010-85119912

网　　址：http://www.chlip.com.cn　http://www.wqedu.com

电子信箱：1012305542@qq.com

版权所有　侵权必究

如发现图书残缺请拨打读者热线联系调换

240285Y2C107ZYW

推荐序
——人生无处不催眠

大脑影像学研究显示，催眠是有别于清醒与睡眠的第三种意识状态。

在清醒状态下，人类个体用各种防御机制，维持自身的精神的边界，从事各种有目的的活动。人与人的交流，部分是在意识层面进行的，这些交流确保了人类社会的正常运作。但是，清醒状态下的活着与交流，也有相当大的部分是潜意识的，不理解潜意识，就不能够理解个人和社会层面上的诸多"事与愿违"。

比如，一个人希望自己有较好的人际关系，但实际的情况却是四面楚歌。他在意识层面做了很多改善关系的努力，但在潜意识支配的情绪和行为层面，又做着破坏关系的事情。来自心理治疗师的一些不恰当的治疗手段，不仅不能够帮助他，反而会强化他的问题，或者成为他的问题的一部分。所以清醒并非全部的"觉醒"状态，这就是那么多人追求完全觉醒的"觉悟"的状态的原因。

在睡眠状态中，大脑寻求着整合，为第二天的清醒状态做准备。这也是潜意识高度活跃的状态，人格的影像投射在梦里，通过梦我们可以了解隐藏最深的自己和他人。当然这也是真正封闭的状态，超过阈值的外界干扰，可以使睡眠迅速转变为清醒。

催眠，英文为 hypnosis，源自希腊语睡神 Hypnos。这个名字是一个误导，混淆了催眠与睡眠的边界，使催眠变成了"通向睡眠的过程"。中文的"催眠"，更有"促使""命令"进入睡眠的味道，离其本义也更加远了。

催眠的本意是"单一意念"，英文 mono-ideoism，意思是意念高度关注到某一点，有点类似中国成语"全神贯注"。德国催眠师 Trenkle 博士说，他花了 17 年时间，想给 mono-ideoism 取一个好的德文名字，但最后还是放弃了；我也想给它取个好的中文名字，也以失败告终。看来催眠这个叫法，把我们"催眠"到了不能改变它的程度。

十年前我在北京的街头请加拿大催眠师 Glen 先生吃肉喝酒。我问他怎么看艾瑞克森，他说，艾瑞克森之后的催眠师，无论哪个派别，都受到了他深刻的影响。后来我知道，岂止是催眠，所有关于人类心理的领域，都留下了艾瑞克森不朽的印记。

从有文字记载的历史中，我们知道巫婆神汉也创造过惊人的奇迹，但却无从考证那些事情的真假。即便是真的，他们也不过是借助了一系列几近失控的言行，如愿以偿地或者出乎意料地解决了一些问题，就像用发射散弹的枪械击中了某一个目标一样。但从艾瑞克森开始，情况变得不一样了。他清楚地知道要达到什么目标，尤其知道使用什么手段去达到。这一套系列丛书就是他使用科学而不是耍魔术的证明。

艾瑞克森的相当多的理论和方法都具有前无古人的原创性，到目前为止，甚至可以说后无来者。我听过他的几个学生的课，感觉他们仍然生活在师傅的巨大光影之中，对他的工作和生活的小事津津乐道，全无青出于蓝而胜于蓝的雄心壮志。我不知道这样说是否在抱怨艾瑞克森不是一个好师傅，因为好师傅应该提供弟子超越自己的可能性。

不过也许是因为艾瑞克森实在太特殊了。

无数人谈论过艾瑞克森，我们现在正在谈论。简洁地说，艾瑞克森有两个重要的特点使他成了无与伦比的催眠师。一是他进入他人内心世界的能力。很多的治疗情境让我们看到，他几乎完全"成为了"将要被他催眠的那个病人，能感受到那个病人当下的一切。有这个"进入"垫底子，就是真正"知己知彼"了，催眠师此时哪怕只是轻轻呵一口气，都能直达病人心弦，并产生雷鸣般的巨大回应。

病人对催眠或者心理治疗的阻抗，是一件自然而然的事情。如何处理阻抗，几乎直接等于一个治疗师的能力。面对阻抗，艾瑞克森从来不正面"进攻"。艾瑞克森基金会会长 Zeig 博士在讲台上经常展现的一个动作，就是用整个手和手臂做包抄状，意思是从侧面或后面进入。弗洛伊德是修通阻抗，艾瑞克森是绕过，谁更高明一点，就见仁见智了。从某种意义上来说，病人的阻抗相当于对治疗师说：这个地方我很痛，请不要从这个地方进入。很显然，艾瑞克森接收到了这个信息，而弗洛伊德没有。

催眠师或治疗师自己也有阻抗，它来自跟他人交流的恐惧，或者说来自害怕被他人吞噬了自我的恐惧。这涉及艾瑞克森第二个重要的特点，即婴儿般的专注与强大。

婴儿是不害怕交流和融合的，因为他就在融合中，没有跟母亲的融合，他无法活下去。成长的过程，就是跟母亲分离的过程。如果分离中有太多创伤性体验，他的自我就会破碎，为了维护幻想层面的整合感，就需要使用一些心理防御机制，这些机制像城墙一样，导致了跟他人交流的障碍。我猜测艾瑞克森成长过程中受到的是"恰到好处的挫折"，这使得他能够既保持婴儿般的圆润完整的自我，又通过长大获得了成人的经验与智慧。这是在维持自我和与他人融合两个状态中进退自如的境界。而经历了创伤性挫折所导致的不完整的人格，总是在用各种初级的防御来维持人格的边界与稳定，无暇也无力进入到他人的内心——这就是严重人格障碍的人不能共情他人的原因。

老子看清楚了婴儿的强大，所以他说：专气致柔，能婴儿乎？婴儿般的高度内敛的人格，像高度凝聚的物质形成的黑洞，其强大的引力场可以吸进去周围的一切。艾瑞克森似乎做到了这一点。

治疗师的阻抗来自他的人格。比如，他如果不能做到婴儿般的专气致柔，就需要自我防御，带有共性的防御来自过度依赖其理论取向。理论像是横亘在治疗师和病人之间的高墙，使彼此都看不见也听不到。佛教谈放下我执，而我执的真正原因，是我执不够。强大如释迦牟尼的人格，的确是没有什么需要防御了。

催眠不仅仅是医学手段，它还存在于我们每天的生活之中。北大的方新教授说，一个人的一生，就是不断被催眠的过程。在催眠的眼光下，很多事情的本质会一览无遗。

文化可以是催眠的一种形式。中国传统文化中的孝，是两代人甚至是几代人之间的相互催眠。在这样的催眠配对关系中，下一代人接受的暗示是：你是强大的，你是想成为自己的，所以你要隐藏你的强大而表现出弱小与顺从。上一代接受的暗示是：你是弱小的，你快要死了，所以你需要被顺从，需要无条件地占一些便宜。这一催眠，使得小的更小，老的更老，都不在相称的年龄上。仅仅一个"孝"字，就制造了关系中跨越千年的虚伪与恶意，使所有人都处于未分化的、共生的链接中。所以"孝"是一个负性催眠。正性的、更加健康的催眠是——爱。

日常的人际交往中，也时时刻刻有催眠。我们中国人习惯性的客气话是"你辛苦了"，这其实就是在催眠他人。隐藏的暗示是，我像你的一部分一样了解你。这显然也是把独立个体的关系"治疗"成了未分化的关系。而这是否也是疲劳如此渗透性蔓延的原因之一呢？读艾瑞克森可以知道，催眠的目标是使他人的心灵变得更加独立、自由和强大，而不是相反。

最近十几年，中国心理治疗各个学派，尤其是精神分析学派发展得如火如荼。这总的来说是一件可喜的事情。但我们也知道，很多问题如影随形。其中之一就是理论与实践的脱节。包括我在内的一些治疗师，有时候是穿着理论的铠甲进入医患关系的，可以想见这会有什么样的治疗效果。读艾瑞克森，实可以破我执、理论执、各种执，相信被艾瑞克森风吹过后的心理治疗界，一定是一片盎然生机。

赵旭东博士说，20世纪90年代初他在德国海德堡大学攻读学位，三年里相当多的时间是在看艾瑞克森的治疗录像。我观看过赵教授的治疗，觉得他不囿于理论的、灵动的风格，大有艾瑞克森的味道。

杭州电子科大心理咨询中心的陈洁去年去艾瑞克森的故居参加了5天催

眠培训。她说艾瑞克森能把石头的沉重变成泡沫的轻盈，而我们很多时候是把泡沫的轻盈变成了石头的沉重。精神的力量可以如此"改变"物质属性，真的令人神往。

本丛书的译者于收是我认识多年的朋友。他精研催眠20多年，此次翻译这套丛书，一定"专气致柔"般投入了大量时间和精力。在此向他致以略带嫉羡的敬意。

最后想说的是：相对艾瑞克森，我们也许更有优势，因为我们可以读他的书、看他的治疗录像，站在他的肩膀上；而他不能。在一门学科的发展轨迹上，某个杰出的人物可以空前，但不可能也不应该绝后。

曾奇峰

2015年4月20日于武汉

译 者 序

　　这套书以案例教学的形式，呈现了艾瑞克森催眠治疗的理念和"途径"，甚至包括很多催眠爱好者孜孜以求的快速或瞬间催眠技术。仅从书名看，这套书似乎是给心理咨询师，特别是催眠取向的心理咨询师学习艾瑞克森催眠治疗技术用的。

　　如果你是一位有心的普通读者，或许无须从心理专业的角度，你便会发现，本书对于所有人在日常生活中人与人的沟通交流方面都会有莫大的帮助，因为书中很多内容是在讲间接沟通和间接暗示的。间接暗示可以在平常意识状态下实施，说其间接，是因为它以绕过当事人意识认知的方式对其无意识发挥作用。日常生活中，很多人已经在自己未意识到的情况下，对自己周围的人，特别是对自己的孩子进行间接暗示，这些暗示有正面的，也有负面的。较多负面暗示的结果是孩子对待事情的态度、兴趣、方式等方面与父母的期望反差越来越大。通过阅读本书，或许你会不断地检视和改善自己在沟通交流中的负面间接暗示，会有意地练习和增加正面的间接暗示，营造良好的亲子关系、夫妻关系，增强你在人际关系中的影响力，甚至提高你的商业谈判能力。

　　如果你是一位心理咨询师，即使对催眠了解不多，你也会知道，心理咨询本质是一种沟通，是一种至少在意识和无意识两个层面的沟通。去年与曾奇峰先生说起催眠时，他再次提到在2007年说过的一句话：催眠是精神分析的"爸爸"。因为，弗洛伊德正是在学习和应用催眠的过程中，更深地"窥见"了意识深处的某些东西，并由此发展了他的精神分析理论。所有的心理学大家，弗洛伊德、荣格、罗杰斯、皮尔斯等，无不深谙催眠。通过阅读本书，或许你可以从介绍的案例中看到精神分析、完形、人本、认知等心理学流派的影子，看到艾瑞克森既博采众长，又融会贯通，还有其独特的创新性发展。当然，熟悉 NLP、意象对话、萨提亚、家庭系统排列的咨询师更会知道，这些方法的应用基础便是催眠。

如果你是一位接受过传统催眠训练的心理咨询师，或许在实践过程中会发现有些患者确实难以进入传统意义上的催眠状态，或许会发现有些患者的问题在催眠状态中已经得到了解决，但在实际生活中，问题还是会呈现。怎样把当事人在催眠中的改变整合到日常生活中，怎样与阻抗型患者打交道，怎样让患者在不知不觉中进入催眠，怎样发挥催眠的长久治疗效果，这些问题或许你可以从本书中找到答案或受到启发。

这是国内首次翻译出版艾瑞克森为第一作者的书，更是第一套以案例教学形式介绍艾瑞克森催眠的书，所以，如果你已经读过其他介绍艾瑞克森催眠的书，再来阅读这套书时，或许你可以从中品尝到更多艾瑞克森催眠原汁原味的东西，对艾瑞克森催眠的理念和"途径"有更深入的理解，并在实践中尝试加以运用。

艾瑞克森有言：学习催眠的最佳途径是体验催眠。此书的翻译应感谢二十多年来在催眠之路上与我相伴成长的诸多催眠被试、催眠工作坊学员和催眠培训合作机构，是这些年积累的催眠经验和自身体验，让我能够更深一些地理解和品味书中艾瑞克森催眠的味道。

翻译此书当属偶然，原本只为自己学习精进催眠之用，想从原著中体验艾瑞克森催眠的精妙之处。粗读原著之后，如走马观花未能尽兴，遂萌生逐字逐句品味此书之意，边学边用，历时四年多，完成译稿。在此，感谢加拿大阿尔伯特省卫生局的郭显云女士，基于5年同窗之谊，她利用对中西文化的了解和扎实的语言功底，对本书进行了精心的校对。特别感谢阎兰编辑对这套书的热忱，几费周折才联系到版权，让这套书得以出版，也感谢她的细心校对，让这套书可读性更强。

艾瑞克森催眠实在是太过精妙，作为译者，虽有二十七年的催眠经验，但囿于自己学识，翻译中有时会感到艾瑞克森的某些话语难以用中文合意地表达。译文中有不当之处，还请同道不吝赐教。

于收

2015年春于济南

序

这本书是我们早期《催眠实务》（Erickson, Rossi, & Rossi, 1976）和《催眠疗法：探索性案例集锦 》（Erickson & Rossi, 1979）两本书的续篇，借由以上两本书，第一作者米尔顿·艾瑞克森，在临床催眠治疗中训练第二作者欧内斯特·罗西。这三本书汇总起来，对催眠是什么和实现催眠治疗创造性过程的方式，提供了深度的剖析。这三本书的内容最终触及了人类意识的本质，并提出多种开放式途径，以促进在催眠治疗及更多正规研究领域中对它的探索。

间接沟通是一个总的概念，我们用它来涵盖我们已经多方面描述过的一些概念，如双层沟通、自然方式和利用方式。所有这些方式的共同特征是：催眠治疗所涉及的东西比在单一客观层面上的简单交谈要多得多。显而易见，信息的公开内容只是冰山一角。间接沟通的接收者通常不会意识到他（或她）的联结过程在很多方向被自动激活到了什么程度。以这种方式接受的催眠暗示，其结果是，自动唤起和利用患者自己所储备的独特反应潜能，以实现若非如此则无法实现的治疗性目标。在前两本书中，我们把这个过程的运行概述为*催眠诱导和暗示的微观动力*。虽说这是第一作者对现代暗示学说原创性贡献的精华，但是在本书中，我们还是要回顾一下在悠久的催眠历史中，其他作者在力图达成对间接沟通的共识时，所用过的一些方法和概念。

本书的第一章，介绍第一作者就临床催眠所做的一次历史性的重要讲座，我们从中可以看到他从老的权威式催眠到他所倡导的新的许可式催眠的转变。基于这次讲座的独特性质，有一盒语音磁带随本书一同发行。我们强烈建议，职业读者在阅读讲座的文本稿之前，先听听这盒磁带并品味一番。[①]

本书的第二章和第三章，重点放在类僵现象、意念动力信号以及第一作者的两种基本催眠诱导和催眠治疗方式上。主要关心的是实践问题，怎样诱导治疗性催眠，以及怎样唤起可应用于催眠治疗的患者储存的生活经验和无意识反应系统。这两章通篇都在讨论我们目前对临床催眠和变动意识状态主观体验不断扩大的认知外延，这也是我们前期工作的主要特点。

爱温顿出版公司提供了一部关于艾瑞克森的影片，它由斯坦福大学的欧内斯特·希尔加德和杰伊·哈雷制作，因为有很多认真的学生希望能看到第三章所阐述的艾瑞克森在催眠诱导中怎样利用反转定势在非语言层面进行创新性工作，这个影片可以帮助他们学习第三章所呈现的在催眠诱导中怎样利用反转定势。我们相信，对这种反转定势方式的进一步研究和发展，将极大地拓展我们对催眠动力的认识，并成为新一代更有效的催眠治疗方式的基础。

第四章，针对催眠的体验性学习，详细阐述了第一作者近几年特别喜欢的工作之一：通过引导专业人士进行自我体验，对他们在催眠临床应用方面进行训练。这一章中所呈现的两次晤谈，是对一个具有现代的、理性的、经过科学训练的头脑的人在学习体验催眠现象时所面临问题的详细说明。在此阐述了现代意识在试图通过努力超越它目前的限制，力图对它自己有更多理解时，所呈现出的很多现象和悖论。

欧内斯特·罗西

于加利福尼亚，马布里

[①] 由于原磁带是英文录制，并因年代较早，故未同本书一同发行。——译者注

目　录

第一章
间接催眠方式

开篇，我们通过第一作者在专业同行面前所做讲座的录音誊写，说明间接催眠沟通方式。然后，我们简要介绍我们当前对这种方式的理解，以及它在助长催眠诱导和治疗性催眠过程方面的实用价值。

第一节　心理治疗中的催眠：在海洋君主的讲座

这次讲座非常简洁清晰地呈现了第一作者催眠诱导和催眠治疗的方法。考虑到当时处于他教学职业生涯的鼎盛时期，它代表了一个重要转变：从旧的权威催眠方式，转到他首创的更宽容、更具洞察力、具有我们当前时代特征的催眠方式。从这个讲座的字里行间，我们可以看到，观念之于改变是多么重要。虽然艾瑞克森仍然很多次使用*技术*和*控制*这两个词——甚至*操纵*和*诱使*这两个词也交替出现——但很明显，从更宏大的语境看，过去一直在用的传统权威式催眠已经过时了。

在这次讲座中，一种根本性变化正在发生：人们现在已经认识到，在催眠治疗的互动中，最重要的人是患者，而不是治疗师。催眠治疗中，患者的潜能和倾向性是催眠效果差异（实际发生的）的主要原因，而不是传说中催眠师的"威力"。治疗师不是去命令患者，而是如第一作者所说"总是给他们（患者）提供一个对想法做出反应的机会，这很重要"。人们现在认为，催眠治疗师应给患者提供很多催眠体验的*途径*，而不是华丽的催眠*技术*。*技术*的概念意味着有一种特定的程序可被机械地重复运用，对每一个被试采用相同的方法，意图产生一种预先构想的和可预期的反应。*途径*的概念意味着还有别的方法可以帮助患者绕过他（或她）自己特有的习得性限制，体验到各种催眠现象和催眠性反应。

治疗师不是要"操控"患者，相反，他们在帮助患者学习用新的方式"利用"他们自己的潜能和储备的无意识技能，助长所期望的治疗结果。这一新的定位，需要催眠治疗师进一步发展观察和操作技能。相比以往，愈加要求他们学会把每个患者当作一个独特的个体去加以认可和欣赏。从本质上说，每一次催眠治疗性的互动，都是一次创造性的尝试，它需要运用某些已知的原则，但每个患者内在的无限可能性，要求必须采取一种本质性的有助于实现治疗性目标的探索方式。

这次讲座极具特色地展现了第一作者催眠诱导和催眠治疗的风格。

A. 心理治疗中的催眠：
在海洋君主的讲座

意识和无意识心理

今天，我无意对你们演示催眠，更不讨论催眠在心理治疗中的用处。但是，催眠在精神病学方面的应用，确实也适合其他医疗领域，无论是牙科、皮肤科或其他任何可能的领域。我想跟你们强调的第一个想法，是一种从临床上思考你的患者的方式。使用这个框架，令人满意之处在于它易于让患者形成概念。我喜欢把我的患者看成同时具有意识心理和无意识或潜意识心理的人。我认为这两种心理共处同一人心中，并且它们都随我一起在治疗室中。*当我在意识层面对一个人说话时，我认为他会在意识和无意识两个层面理解我的话。*这样，我无须过于在意患者进入催眠的深度，因为我发现，个体在浅催眠状态和在较深的中度催眠状态一样，都可以进行广泛而深入的心理治疗。治疗师只需知道怎样与患者交谈会取得治疗效果就行。

跟随患者的引导，学习自己的暗示方式

接下来，我想强调的是，每个催眠师都*非常有必要创造出适合自己的暗示方式*。在我自己的技术发展过程中，我创造了某些东西，我自认为那是极好的催眠技术。诱导深度催眠需多种类型的暗示，它们可密密麻麻地打满约30张纸。然后，我会慢慢地把它从30张纸减少到25张、20张、15张、10张、5张，等等，因此，我可以用整整30张纸，我也可以仅用一张纸或一个段落进行诱导。但是，我完全清楚怎样完成我的暗示，而且是怎样流畅地从一种暗示转换到另一种暗示。治疗师做了这些事情，*他就能学会怎样跟随他的患者所给出的引导。*

催眠诱导：通过类僵增强反应性

在诱导你的精神病患者或任何患者进入催眠的过程中，重要的是你给患者提供暗示的方式。例如，你们当中有人见过我演示抓握患者手腕的某种方式。当很多时候，治疗师会抓过手腕，把它强制性地举在那里。但是，我抬起某个人的手时，我特意以非常非常轻的方式去做，这样，只是有这样一种我在抬他胳膊的暗示。只是一种暗示，让他知道我想以这种或那种方式移动它。当你在抬他的胳膊，让它悬停在空中产生类僵时，在手臂的肢体接触过程中，你做得越轻，效果便越好。如果你想促使患者对你产生反应而用力地抓取患者的手臂，则很难取得理想的效果。催眠，主要是一种可以增加对所有意念的反应性的状态。让个体专注于那种反应性，不是经由试图强迫，而是通过试着引发一种即时反应——通过让患者参与引发这种反应。

与此相同，我不喜欢这种告诉患者"我想让你感觉很疲乏，很困倦，并

且越来越疲乏，越来越困倦"的方式。这是试图把你自己的意愿强加给患者，这是在试图控制患者。最好是暗示患者：他们*可能*感觉疲乏，他们*可能*感觉困倦，他们*可以*进入催眠。因为不断地给患者提供对意念做出反应的机会非常重要。

患者的反应自由：正性和负性暗示

我发现，患者通常会有这样的观念，即：催眠是一种威力强大的工具，它可以强迫他们按照我的意愿行事。我喜欢以一种让他们觉得可以*自由地反应到他们所希望的任何深度的方式*，同我的心理病人打交道——无论他们是神经官能症、情感障碍、精神病前期，还是诊断意义上的精神病患者。我从不告诉患者就此而言他应该进入深度催眠、中度催眠，还是浅度催眠状态。我还暗示他，不要告诉我任何他并不是真的想告诉我的事情。我经常会告诉我的患者，他可以*保留任何他想保留的事情*，并且一定要保留所有他想保留的事情。我一直强调这一点，是因为我想让你对正性和负性暗示有所了解。对患者说"现在，把你的全部都告诉我"，这是一个相当具有威胁性，甚至是危险的要求。相反，你希望患者自愿地告诉你这个、告诉你那个。这样，当他们开始这样做时，*他们也在开始发展对你的信任感*。

融洽关系：利用矛盾心理和自然运作模式

你时不时会遇到让你一见如故的患者，这时，你可以采取主导性态度，但你确实应该谨慎一些。在运用正性和负性暗示时，为着双方的利益，你应该试着让患者运用他自己的矛盾心理。他既自愿又不自愿从你那里获得帮助，所以，你可以用这样一种方式为他阐明现状：他可以在一个方向上得到帮助，而在另外的情形下拒绝帮助。这样，患者会发展出一种准备状态，可以随时与你同行。

那么，在催眠心理患者方面，我认为首要的是建立良好的有意识的融洽关系。让他知道你确实对他和他的问题非常感兴趣，并且如果在你的判断中你认为有必要，你也确实对应用催眠非常有兴趣。我经常遇到患者进来要求做催眠，对此，我常常用由医生开处方比由患者开处方更合适的说法来应对。当然，如果他们可以从催眠中获益，我自然乐于提供。但这时，我会要求他们同意以对他们最有益的方式接受催眠。

那么，我真正暗示的是什么？我已经暗示以对他们最有益的方式接受催眠。通常我会提前说明，催眠过程中，他们可以保有意识。但我向他们表明这样一个事实：他们可以听到墙上钟表的嘀嗒声，可以看到房间里的书柜，可以听到所有繁杂的声音，但这都不重要。重要的在于他们不需要把注意力集中在我身上，而是要集中到他们自己的思想，特别是那些快速闪过脑海的念头上，包括脑海中闪现念头的方式或顺序。[催眠暗示总是利用这样一些自然的运作模式，从不把患者自身之外的任何东西强加给他们。]

现在，催眠在某种程度上允许你以各种不同的运作方式操控[原文是*操控*，现在我们更喜欢用*利用*！]被试的个性。你可以要求患者在催眠状态回忆过去，或展望未来，或者从一个环节转换到另一个环节。常常有人试图坚持以始终不变的方式，处理某一特定问题，时间一长，患者便会开始变得过于疲乏或情绪上过于烦乱。这时，你必须知道，催眠可以让你把患者转回到某个特别的想法、担心或焦虑上，这样，就不必让患者在同一时间体验太多的痛苦或情绪不安。

问话助长融洽关系和信任

催眠在心理治疗中的用途有哪些？首先，我认为主要的，它的应用可以帮你与患者建立良好的个人关系。一旦你催眠了患者，他们往往会觉得他们可以信任你。再者，重要的是给他们一个发现可以信任你的机会。所以，我通常会向处于催眠状态的患者问一些我知道他们不会去回答的问题。我问一个问题，而且在他们可能听明白之前，我向他们说明这个问题目前无须回答，而且直到某个合适的时间到来之前，他们不应该回答。然后，我让他们想想我刚才说了什么。结果，他们知道尽管他们可以直接轻松地回答问题，但在合适的时间到来之前，他们没有想回答问题的冲动。我既在患者处于清醒状态时向患者说明这些，也在他处于催眠状态时说明，因为你是在与一个同时具有意识和无意识的人打交道。

整合意识和无意识学习

这让我们知道了催眠另一个很重要的用途。因为你是在与一个同时具有意识和无意识的人打交道，所以，患者在深度催眠状态下取得好的效果，并不意味着此后患者在清醒状态下会继续受益。必须实现对意识学习和无意识学习的整合。任何时候，只要你对心理病人进行催眠，这都应该是你要首先考虑的。你必须清醒地认识到，尽管你可以在催眠状态下解决某种心理冲突，恐惧或者焦虑，但是，如不做整合，在此后的清醒状态下，患者还是会产生焦虑或者恐惧。你可以在催眠状态下消除患者对某一特定颜色的恐惧，使其反应恢复正常。然而，当他从催眠中清醒过来后，他仍然会对那种特定颜色出现意识上的习惯反应模式。因此，整合意识学习和无意识学习是必不可少的。

当我的一个患者在恢复她的创伤体验时，她出现了对蓝色（blue）的恐惧。她曾看见她妹妹差点被淹死，而且她妹妹曾经从外表看起来非常抑郁（blue）。尽管在催眠状态中，这个患者可以拿任何蓝色的东西，可以看任何蓝色的东西，但是，在她在清醒状态面对蓝色衣服和所有蓝色物品时，意识上感觉舒服之前，她并没有真正从对蓝色的恐惧中恢复过来。她不需要对她妹妹差点淹死这事有完整的认知，但她确实需要能够觉察到，蓝色常常与感觉非常不舒服的东西联系在一起。所以在与患者打交道时，必须要决定他们需要多快、多彻底地整合他们的意识学习和无意识学习。

理性和情感的解离在处理焦虑、恐惧和创伤中的应用

催眠也可以让你切分患者的问题。例如，患者来找你，带着导致了他现在恐惧反应或焦虑状态的过去的创伤经验。你可以把他导入深度催眠，暗示他只恢复这个经验的情绪部分。过去，我曾经演示过这种现象，我让我的一个演示被试在不知道那个笑话是什么的情况下，重新体验到那个笑话的全部喜乐。结果是，那个被试在不知道那个笑话是什么的时候，就以一种极其快乐的方式大笑不止！后来，我让这个被试想起这个笑话的实际内容。换句话

说，你可以为患者把他问题的理性部分切分出去，只留下情感部分进行处理。你可以让患者在他创伤经历的情感方面非常彻底地哭出来，过一会儿，你可以让他重新记起创伤经历中真实的理性内容。或者，你可以用拼图的形式去做——这就是，让他重新记起一点过去创伤经历的理性内容，然后再体验一点情感内容——这些不同的方面不需要被联系起来。以这种方式，你让那个年轻的医科学生看到了干草叉，然后，你让他感受到他曾经经历过的臀部区域的疼痛，你再让他看到绿色，然后你再让他感觉自己又僵又硬，然后再让他感受对他的僵和硬的完全的恐惧。以拼图方式去恢复这一意外事件的各种碎片，这让你可以完整地复原整个已经忘掉的影响他在医学专科学校的表现和严重妨碍其生活的童年创伤经验［意外被干草叉刺伤造成伤口发炎］。（这些方法的详细例子见 Erickson & Rossi, 1979。）

促进康复和创伤性事件的遗忘

这使得我们可以诱发创伤经验的完整储忆，然后为它诱发一种遗忘。经常，患者来找你，怎么也想不起他们为什么不开心、不安或感到烦恼。他们只是知道自己不开心，并给你若干他们自以为有价值的合理化解释：事情不对劲，贷款压力重重，工作艰辛费力，这一切可能是与父亲的关系、与母亲的关系及自己童年经历的无意识影响的延续。你可以催眠患者，让他真正地产生退行，让他回到他的童年，让他非常清楚地忆起已遗忘事件的细节。你可以向患者保证他所提供的有助于彻底了解其情况的信息是安全的，然后唤醒患者，让他完全忘掉跟你说过些什么。患者不知道自己对你说的是什么，而你却知道。这样，你便可以引导患者的思维和语言，使其越来越接近真实的问题。你可以侦探到那些指向患者自己完全没有意识到的创伤经验的重要话语，从而可以让你理解患者所说内容的深层含意。［最后，患者将能够自觉地处理这些创伤经验。但因为有意识地觉察到这一点，对患者仍然太过痛苦，你可以帮助他间接地或利用隐喻去处理这个问题。］

学习间接方式

在这方面，你需要勤加练习，努力让患者谈论他平时日常生活中的某些事情。例如，你需要练习，试着让处于平常状态的催眠被试去谈论房间角落的光线。当然，光线本身并不重要，但重要的是你怎样引导他们去谈论光线。你可以怎么做？你只需观察他们平常的话语和闲聊时的对话。然后力争突出这样一种情形：他们冷不防说到*角落*这个词，你不解地问为什么。不久，他们就会说某个东西挺亮，而你很快就会让他们谈论房间角落的光线。问题的关键是引导他们。以类似的方式，只要你知道一点被试的创伤性过去，你就可以在那个方向上斟酌使用你的每一句话。

有助于卸载和转换阻抗的心理重新定向：助长"是定势"

在应用催眠术的过程中，你会遇到些什么障碍呢？精神病方面的患者通常是极难治疗的。他们害怕开始，他们很痛苦——他们不知道如何对待他们自己，或者他们不想成为你的患者。在他们身上，你可以运用所有不同的催眠现象。我想起我的一个患者，他来找我，耗时费力地告诉我，他只是不能与我交谈。没有什么他必须说的事情，他感觉痛苦得完全没有任何思想。我的反应仅仅是：他可以进到浅催眠中，去体验一些有趣也相当有益的现象。他承认他需要帮助，但他不知道怎样得到帮助。所以，我以一种看似随意的方式跟他说：我会刚好在这里放一把椅子，这会使它从书柜看过来大约这么远，从门看过来大约这么远，从桌子看过来大约这么远，坐在那把椅子上会感觉非常好，而且坐在那把椅子上便会滔滔不绝。我的患者倾向于同意我所说的：如果这里有把椅子，它从书柜那边看来会是这么远，它从门那边看来会是这么远，它从桌子那边看来也会是这么远。

这时候，我已经从我的患者那里引出了三个极好的响应，这让我们形成一种共识：如果他坐在这把具有如此这般关系的椅子上，他就会发现这对于他谈论自己很有帮助。当然，当他说如果他坐在那把椅子上就会有帮助时，他丝毫无须冒险——因为那里根本没放椅子！我并没强迫他幻想那里有椅子。我只是让他去想象，你们每个人也都能做到。但是，这个被试真正在做的是什么？他在没有真正明白的情况下，就同意了我的说法：当他坐在治疗室里一个不同于现在的位置上时，他就会很容易说得更自如。然后，我暗示，要真的坐在这把椅子——这把他事实上正在坐的椅子——上说话是不可能的，但是，所有需要他做的不过是搬起这把椅子，把它放到那边，坐下，并开始说话。我曾有个患者，不止一次地，搬起他的椅子，放到房间的另一边，然后立即开始讨论他的问题，并向我提供他需要提供给我的信息。实际上，他已经把他所有的阻抗留在了他坐这把椅子时的房间视角上。但是通过坐到刚才搬到那边的那把椅子上，他开始以完全不同的视角看这个房间。

我发现，无论你可以做点什么，只要改变患者在治疗室中的方位，就会对他与你的交流和检视他的问题有极大的帮助。[患者身体上和空间方面的改变，经常会有助于心理的改变。在老地方的椅子，代表患者旧的思维和反应模式。把椅子搬到一个新地方，代表患者愿意从不同的视角去看待自己，并且给他一个字面上和心理上都不同的视角。]当然，用催眠术非常容易诱发深度催眠，让患者彻底地重新定向，甚至使他们失去个性。这就是我为什么对你们所有人强调，无论你们在医学的哪个领域，与正常被试打交道都很重要的原因。花费些时间研究正常被试，这会使你发现所有不同类型的催眠现象。

哈维，不中用的家伙：人格解离和投射为治疗性改变释放智慧

自我的人格解离和投射是另外两种非常有益的催眠现象，你可以教被试在幻觉中观看一个电影屏幕，看见他的"自我"就在这个屏幕上。然后，你让他忘掉他的名字，他的身份，以及有关他自己的所有事情——这种方式看起来就像在电影院看一部充满悬念的电影，或者任何完全吸引了我们注意力的事情时，我们所有人通常会做的那样。然后，让你的患者观看屏幕，告诉他，他将会看到连续剧似的一系列事件——你可以让它们以运动图片的形式，你也可以让它们以静止图片的形式放映。

我想起一个人，一个不中用的家伙，他来找我，问题是，可曾有人能让另一个人超越那种不中用？我接受挑战去做这件事，我不得不用催眠术对那

人进行心理治疗，现场有一名很不服气的精神分析学家和一些精神病学的住院医生——其中一些正在接受精神分析。对这个不中用的家伙，我用的程序很简单：哈维有所有可以命名的疼痛和痛苦，也有所有可以描述得出的自卑心理。尽管没有显现出太多的才智，但他其实很聪明。他很胆怯，并且这正是我真正需要了解的，因为我知道他很聪明，我也知道他可以过一种非常富有想象力的生活。所以，我暗示他，他可以看见一系列电影屏幕或水晶球，他将从中看到极为重要的静态生活画面。我让哈维忘记他的名字、他的身份、他的年龄以及他作为一个人真正存在的所有事实。他什么都不是，只是一种智慧，它正在看着那些我分散在这个房间各处让他观看的所有东西。像是一些动态图片，他看到一个正在上学路上的小男孩——它们中的大多数是动态画面，他跟随这个小男孩来到学校，他看到这个小男孩正在遭受学校老师对他双手的折磨。他看到老师正在强迫这个小男孩从左手换到右手写字。他看到这个小男孩正在接受这个老师相当严厉的惩罚。某个特殊的一天，他看到这个男孩非常伤心地走回家。哈维看着并描述屏幕上的一些琐事。他看到这个小男孩正在往家走，到了家，通过大门向院子里看。在这里，他看到治安代表，手里拿着一支枪，他刚射杀了小男孩家的狗。然后，他看到小男孩在哭泣。

这时，我告诉他从这里开始，观看几年后有同样感觉涌出时的画面。他看见同一个男孩10岁时与他哥哥一起外出到树林中打猎，他因为杀死一只野兔而感到害怕。然后，他看见这个男孩15岁时躺在废弃的水坝顶上，在思考可能发生在人类身上的所有可怕的事情。接下来，他看到一个22岁的年轻人，他刚被一个女孩甩掉，感觉非常可怜和自卑。后来，他看到同一个年轻人，怀着同样低沉的情绪从法院走出，他刚刚离婚，感觉到强烈的自杀倾向和极度的自卑。然后，他看到这个年轻人28岁时失去了他喜欢的工作。最后，他看见这个年轻人30岁时感觉极为悲惨。

我要求哈维，那个智慧，回顾了所有那些画面，思考它们究竟意味着什么，哈维给我回顾和分析了那些画面。我们又谈起了对生活中所经历的创伤体验的连贯性和重复性方面的看法。但哈维并不知道他正在谈论他自己，也不知道他正在观看他自己。这样，我可以让他推测那个年轻人身上还会发生什么。他的回答是，如果类似的事情发生在他身上，毫无疑问，他会尝试自杀——一直是以失败而告终，因为他已经丧失了生活中所有的东西，并在失败的最后可能会试图自杀。"失败的最后"意味着什么呢？

　　[随后，艾瑞克森帮助哈维在催眠中解决一个问题：他将练习工整地书写，不再像以前那样自暴自弃地潦草乱涂。最终，哈维清醒时能够跟随后催眠暗示工整地书写。]"这是三月精彩的一天"，他这样写道。他看着自己写的字，双脚跳着说："我可以清楚地写字！我可以工整地写字了！"他围着那群医生一圈又一圈地走，并让他们每个人称赞他的书法。他简直成了一个喜气洋洋的小男孩。那些观众让他的欢呼雀跃给弄得非常不好意思，直到他们认识到那部分的巨大力量。

　　此前，哈维的工作是一份到处被老板踢来踢去的末流工作。哈维写下那几个字，并在那个晚上余下的时间里，一遍又一遍地炫耀他精彩的书法。我暗示他，他将一直保持那种成就感、那种个人的自豪感，而且他将会以各种重要的方式去运用它。第二天，哈维去上班，他第一次与他的老板顶嘴，并且要求提高工资。他实现了这个要求。然后他要求一个好一些的办公桌。哈维自己开车上班，他总是把车停在停车场一个特殊的地方，在那里有一个员工总是用他的车把他的车堵在里面。而这个员工的工作时间比哈维长半小时，哈维只能无助地坐着干生气，像胆小鬼卡斯帕（卡通人物）一样，坐在车里等待那个人开走他的车子。那天晚上，哈维出来对那个家伙说："听着，你这个笨蛋，我可以选择为你那讨厌的停车方式与你大干一场。你这样做已经太长时间了，而我也忍得太久了。为此，我们可以打一架，不过，我更愿意邀请你喝杯啤酒，走，咱们聊聊去。"

　　那是那个家伙最后一次以这种停车方式堵住哈维的车。哈维重漆了他的汽车，因为在车中他可以感觉到一种拥有的喜悦。他买了一套新的坐垫。他换到一个更好一些的餐馆吃饭，换到一个更好一些的出租屋居住。字迹清楚地写出他的名字，然后再写下一句简单的话"这是三月精彩的一天"，让他允许自己去感觉那极大的、孩子般的欢呼喜悦，这样一件简单的事情所带来的喜悦浪潮，足以推动着他不断向前。

我认为，如果我告诉他先平静下来，再去要求更好的薪酬，或斥责那个以错误方式停车的家伙，那肯定是错误的——因为他根本不需要别人指导他去做什么。但是，他需要动机。这就是在心理治疗和催眠应用中所要做的事情之一——**激发患者做事的动机**。他们要做的，不是你想当然地认为他们应该去做的事情，而是他们作为存在的个体，自己感觉真的想要去做的事情。人们往往更愿意从非常简单的事情做起。因为从根本上讲，人类本质上也只是相当简单的生物，所以，你应该只是启动，让患者依据其自身个性化的需要去精心运作，而不是依据你所认为的对他们有用的概念。只有在他们试图自我毁灭时，你才进行适当的干预。

间接暗示和隐含式暗示

就像我用后催眠暗示对哈维所做的一样，很多催眠治疗可以间接地完成。我经常会暗示患者"今天回家，让你的无意识心理思考所有说到的事情，所有想到的事情"。特别是，我想起一个患者，她把自己弄成一个神经官能症患者，到了户外阳光下，便会在胳膊、脖子和脸部生出严重的皮疹。她整晚抓挠痒处，直挠得胳膊、脖子和脸惨不忍睹。她来找我，因为她就诊过的每个皮肤病专家和医生都说过这是局部暴露部分单纯型痼疾。她十分确定地说，她预期我也会告诉她这是她的单纯型痼疾。于是我跟她说，我已没必要再这样告诉她，因为她已经这样告诉了我，我会重视她的说法——但我始终有资格相信我自己对这事情的判断。这样，我接受了她告诉我的，同时，我也提出了自己强烈的保留意见。我始终有权坚信自己的想法，她也有权相信她的想法。

我所给她的暗示相当简单——这就是，她应该去尽情享受她想享受的阳光，她真的应该尽情地去享受阳光，想享受多少，就享受多少。我告诉她回到家（患者当时处在中度催眠状态）躺下，用一两个小时的时间，用她的无意识想一想那意味着什么。她说她不需要，她的意识记得我所说的话。回到家，坐下来休息了一小时之后，她的反应是起床，出门到花园。但她还是不由自主地戴上宽檐帽子，穿上长袖衣服。这时，她发现在院子里，在自己的花园里劳作是那么的心旷神怡。

　　过去，她被告知，她对阳光敏感，必须避免日晒，让自己待在荫凉处，保护自己免遭日晒。而我却告诉她去享受阳光。那么享受阳光意味着什么？它意味着把你自己置于只是真正地享受而无须对抗、不需要保护的环境中。她确实非常喜欢她的花，而这些花都生长在阳光下，所以她也可以享受阳光。你看出我给她暗示中的隐含式暗示了吗？我并没告诉她要避免阳光，我并没告诉她要保护自己，我告诉她去享受阳光。她对阳光的喜爱将包含对日晒后的自己的喜爱，对睡眠中的自己的喜爱，对明天的自己的喜爱。所有我要做的就是给她一个喜爱阳光的动机。由于她是一个颇有点儿敌意和对立意识的人，我的暗示不给她留有反对的余地。她的皮疹立即消失了，正因为如此，她还嫌我的收费太高了。我告诉她："是的，我的收费是挺高，但你的享受更高，为什么因为我做得少了点儿，就不给我付费呢？"尽管她抗议我收费太高，但她还是给我介绍了10个别的患者。我已经接受了她的抗议，接受它们，是由于那是可以被她接受的。换句话说，无论患者的意见是什么，你都试着去接受，然后，你可以试着去指导［原文是*指导*——我们现在更喜欢用*利用*］它们。

退行和遗忘的应用：取得对创伤经验、记忆和压抑的支配权

　　关于退行，我喜欢首先让我的心理患者退行到某些高兴的事情、某些愉悦的事情。如果我们只是在纠正令人不悦的事情，未关注到令人愉悦的事情，我认为我们是在浪费时间。但实际上，在催眠状态，我让他们铭记：认识到以往生活中有些美好的事情，是极为重要的，这些美好的事情形成了用来判断目前情况严重程度的背景。所以，我用他们过去的快乐经验去训练他们完全彻底地恢复各种创伤经验。我让他们彻底地恢复那些创伤经验，然后我抑制它们，然后再唤起创伤记忆，然后为了患者，再次抑制它们。

　　［这种技术的潜在心理动力如下］患者带着已经遗忘的、被压抑的记忆来找你。一旦你找到那些记忆并叙述它们，一旦你让患者忆起了它们，他可以再一次运用他压抑的力量，忘记那些事情。但如果你自己抑制或者为那些

记忆制造一种遗忘，患者就会不知不觉地把这些创伤经验的控制权交给你。这意味着你可以自由地，使这些记忆在脑海中重现出来，再覆盖它，再重现，再覆盖，直到你的患者建立起足够的力量，可以面对任何特定问题为止。既然催眠可以让你很轻易地接近和控制记忆内容的重现和抑制这两个方面，患者的压抑就不大可能接管和控制这种情况。

暗示和阻抗的聚中

患者对你的态度和治疗过程决定你需要给患者什么类型的暗示。我已经在实验情境和临床情境中与很多消极的、充满敌意的患者打过交道，并且发现了各种各样应对这种特定阻抗类型的方法。患者进入我的治疗室，居然会打算与我完全对立，决意要试验一下我的耐心，打定主意决不进入催眠。我记得有个医生进来找我做治疗，见面前，他给我打过几次长途电话，写过好几封信，通过这些接触，我知道我所面对的是一个充满极大敌意的人。他进入我的治疗室，双肩耸立，下巴突出，身体笔挺地坐在椅子上，说："医生，现在快点儿过来催眠我吧。"

我告诉他，我认为他有太多的阻抗。而他说他根本不关心什么阻抗——我的工作是催眠他，而不是寻找借口，请开始吧。我告诉他可以了，我开始暗示他进入催眠。这个人对催眠有一些了解，所以，尽管我完全知道可能会彻底失败，我还是决定采用流行的直截了当的催眠技术。我用我所知道的最好的流行催眠技术做了一个小时，而他坐在那里，朝着我微笑，非常有效地抵抗着我。在我以每一种可能的方式，逐渐建立起了他的阻抗反应之后，我突然说道："请稍等会儿。"[在通过电话听到他说的话和读过他的信之后，我早就准备好了这句话。]

我走出来，到另一个房间，带一个年轻的女大学生回来，她是一名心理学专业的学生，也是我的催眠被试。我带着她进入房间说："埃尔莎，我想介绍你认识 X 医生，X 医生是来体验催眠的。埃尔莎，现在，请进入深深的催眠状态。"她进入深度催眠状态，我在她身上示范了几种催眠现象。然后，我告诉她坐下把这个医生导入催眠状态，当把这个医生导入了催眠状态，再叫我回来。说完，我走出房间。15 分钟后，埃尔莎进门叫我回到治疗室。

事实上，我做了什么呢？这个医生把他的所有阻抗都放在我身上，所以，当我走出治疗室时，也带走了他的所有阻抗。此外，你怎么能够抵抗一个处于催眠状态的人呢？而她只是在执行后催眠暗示指令。当然，埃尔莎运用了很好的催眠技术，有能力引导出令人满意的催眠状态。我常常用这种技术，去训练有特殊阻抗的患者和被试进入催眠。对我有阻抗是一回事，但你怎么能真的对一个处于催眠状态的人产生阻抗？她有且仅有一个目的，那就是把你催眠，不给你留有任何其他余地。能做到那样实在是太难了。

与有阻抗的被试间接建立融洽关系

我认识凤凰城的两个医生，对他们中的任何一个，你一整夜也诱导不出催眠来。他们都是优秀的催眠师，同时也是我强有力的批评者，因为我从来不能把他们导入催眠。一天晚上，我让他们面对面坐下，告诉他们："A 医生，你催眠 B 医生，B 医生，你催眠 A 医生。当你们在相互催眠时，自己先进入自我催眠，真切地给对方示范怎样深深地进入你希望对方进入的催眠状态。"他们都非常熟练地、非常深地进入一种催眠性恍惚中。当然，他们是在我的暗示下进入催眠状态。当他们相互诱导进入深度催眠状态之后，我接管了他们两人的情况。这是一种我认为你们都应该偶尔尝试一下的技术［原文如此——现在我们更喜欢称之为一种方式］，因为它会让你们在建立融洽关系方面学到很多。那两个医生都没想到，当他们把对方导入催眠状态后，我的指令会促进他们与我的融洽关系。我经常会利用另外的某个人把我的患者导入深度催眠状态，特别是对于那些非常抗拒并且不愿让医生催眠的患者。我通常会设法让他们尽可能地对我产生阻抗，这样，我可以把所有的阻抗都集中到我身上，不给另一个将要催眠他的人留下一丁点儿。

阻抗和惊奇技术

我解决患者强烈阻抗的另一种手段是惊奇技术。我举个例子。有个医生不远 3000 公里来找我做催眠，他走进我的治疗室，把一张支票丢在我桌子上说："这些赔偿你的时间足够了。"我听到了*时间*那个词，那张支票是为了赔偿我的时间，但他来这里是为了让我催眠他。那么，很显然，这张支票不是酬谢我催眠他，而仅仅是赔偿我的时间。这样，我就真正知道了他在那个彼时彼地将要做的是什么。尽管在意识层面，他觉得自己是在合作，但他却做了一件我所见过的最漂亮的抗拒我的工作。在他身上，我花费了两个小时，用我所知道的每一种方法来引诱 [*原文如此*——现在我们更喜欢*促进*] 他进入催眠。但我彻底失败了，最后我说："Q 医生，你已经为我的时间付过费了，而我对你所能做的全部都做了。非常抱歉，我失败了。但在你离开之前，我想让你到另一个房间，介绍你认识我的妻子，她会很高兴认识你。"

这样，我们走到隔壁房间，我叫来我的妻子，并介绍说 Q 医生正要回家，他必须马上离开，但他认为他很想认识你。然后我说："Q 医生，我希望在我们分别前握个手。"他非常优雅地伸出手，而我缓缓地抬起他的手，把他导入深度催眠性恍惚中，让他回到我的治疗室，进一步做他希望我做的事。

在你向人说过再见之后，你肯定不会再去催眠他！所以，他没有任何防范，没有任何戒备，没有任何自我保护。当我伸出手去握手道别时，我慢慢地、轻轻地、暗示性地抬起他的胳膊，引出类僵（参见第二章中类僵和握手诱导的详细介绍），此前我所给他的所有进入催眠的其他暗示开始显现效果。于是，我让他回到治疗室，与他一起花费两个多小时，消除 15 年来阻碍他应用催眠的困难因素。以前，他曾经练习过应用催眠，但陷入了他个人的创伤经验中。此后，他便再不能诱导催眠，并且实际上非常害怕它。但在我出乎意料地在他身上诱导了那次催眠之后，他又重新练习并开始广泛地应用催眠术。

催眠诱导的"*利用*"方式：使催眠诱导适合患者的反应

换句话说，我已经提到过的事情之一是惊奇技术。无论患者带着什么进入治疗室，你都要试着去利用它。如果他们带着阻抗，那就悦纳那些阻抗。以他们所希望的任何一种方式把它们堆积起来——确实把它们堆积起来。而决不能对那么多的阻抗感到厌烦。那个医生在无意识层面的确有相当多的阻抗，当时用了两个小时，我做了每一件我所能做的事情想把他引入催眠中。然后，当我把他带入另一个房间，把他介绍给我的妻子时，他的阻抗已经被堆积起来并留在了治疗室。你真的应该认识到这一点。

这样看，我似乎正在进行一种拟人化的思考，但它是一种对这些事情进行概念化的简单方法。*无论患者在治疗室呈现给你的是什么，你确实都应该善加利用。* 如果他们通过叹气、咯咯笑或在椅子里到处扭动，或做很多很多的事情想阻止你对他催眠，那么*为什么不去利用它呢*！

我有个患者，他请求我给他催眠，我也同意。催眠中，他坚持用他的脚打拍子——先用右脚，再用左脚；然后换右手，再换左手。接下来，他会站起来伸展身体，然后更舒服地在椅子里安顿下来。对于催眠他，我所要做的只是注意他什么时候从右脚换到左脚；当他换脚晚了一些时，我会适时地暗示他从右脚转换到左脚。然后，当他从左手换到右手时，我会注意他恰好在什么时候将这样做，并及时暗示他现在该换右手了，后面同样及时暗示他换到左手。当我发现他快要伸展身体了，我会暗示他该站起来伸展一下身体了。不论我在诱导他的手漂浮、横向移动、向上还是向下移动——也不论他想用手或脚打拍子，还是站起来伸展身体，这对我来说有什么不同吗？如果他想要那种反应类型，那就让他做出来好了。*只不过我真的应该心甘情愿地利用他的反应类型。*如果他想要嘲笑我的技术、我的暗示，我鼓励他去嘲笑，而且轻轻地暗示"那么现在，你大概会发现另一种非常非常有趣的暗示。但一会儿，我可能还是会出现一些小失误，但也可能你会发现那一点儿也没趣了。我确实说不准"。这样，我已经涵盖了所有的可能性。他可能认为那很有趣，也可能认为一点儿也没趣，但那时我确实不知道——他将不得不向我展示它到底是有趣还是无趣，但在这么做时，他并没意识到，他只是在遵从我让他展示有趣还是无趣的暗示。

利用日常行为和阻抗

你必须观察日常行为，并非常愿意去运用它。我曾有过一些患者，他们来我这里，花费时间来咒骂我，因为"你认为你是一个如此这般的催眠师"。

而我告诉他们："确实这样，我*确实*认为我是一个如此这般的催眠师。这里还有三两个词，你可以加上，使它成为一种更有力度的表达。"于是，我会提供几个更有力的词语，他们也会接受我的建议，首先，他们知道他们正在接受一些来自我的其他词语、其他建议。这样，我可以很容易地在他们的层面上与他们进行交流。[他们不抗拒我的建议，因为这些建议接纳、放大、利用了他们的阻抗。]

操作者常常会有这样一种倾向，认为他必须纠正患者当下的反应。其实你不必有那种态度。你要秉持这样一种理念：患者终将会获益——这个时间或许是一天，一周，一月，或许是半年，它肯定在某个合理的期间内——而不是在这个当下。必须尽力避免纠正当下反应这种癖好，因为患者确实需要向你展示他们那种独特的反应。

利用沉默：经由意识－无意识双重制约助长无意识过程

有一些患者，他们在电话里与你紧急约诊，但他们进入治疗室后却坐在那里一声不吭。你可能会对这种行为感觉难以理解。但我告诉他们，无论他们怎样沉默不语，他们的无意识心理却在开始思考，开始明白他们自己无须有意识地知道在他们的无意识中正在发生着什么。那么实际上，你正在对他们说什么呢？*你是在说，他们的无意识心理现在可以工作，而且是秘密地工作，不为意识心理所知晓*。这样，你使他们的意识心理保持沉寂，并且让他们明白，他们完全不需有意识地进行言语表达。*他们的在场，在可以听到你的距离内，这便足以让他们的无意识心理满意地工作*。我看不出有什么理由可以让你抱怨患者整小时静静地坐着。但是，对你而言，如果你不把时间用在患者身上，便是在浪费它。你无须说得太多——只需要告诉患者："当你的眼睛随意地环顾治疗室时，当你注意到这本书的书名和那本书的书名时，当你看着地毯时，当你空洞地看着我时，当你注意到外面的噪音时，让你的无意识心理自己去工作。"发生了什么？患者自己的无意识心理开始对你的暗示做出反应，你会发现意识沉寂的时间已为患者在将来——可能恰好就是下一次晤谈时——体验催眠性恍惚做好了准备。

问与答：晤谈的持续时间

问：你一次晤谈通常持续多长时间？在一次晤谈中，你喜欢让患者在催眠状态中待多长时间？你喜欢用多长时间在患者醒来后与他有意识地交流催眠中发生的事？

答：我依患者的需要去确定要花费的时间。至于患者能专心多长时间，我依我的判断而定。我为患者治疗曾持续长达16小时。我让那个患者产生吃饭的幻觉，但是，在那个时间段，我也感觉饥肠辘辘！我也曾为患者治疗12小时、8小时，比较好的是4小时，而更多的是两三个小时，这取决于患者问题的性质和紧急的程度。通常，我喜欢与患者晤谈一次仅用1小时——前半个小时可能用来催眠，后半个小时可能用来讨论。或者，我会告诉催眠状态中的患者，这个事情将会在未来的某个日子进行讨论，而且，在讨论之前的日子，他会一直感觉非常舒服。换句话说，我用催眠术控制事情在患者身上出现的方式。对于那些可以很快学会和快速调整的患者，我每周可以为他们做4次、5次、6次，甚至有时达7次治疗。另有一些患者，超过每周一次便无法整合，有时，我也曾与那些无法忍受每月晤谈超过一次的患者打交道。我给我的患者安排一种完全随意的模式，而不采用任何固定的例行模式。我让他们从每月一次转换到每周7次，每次晤谈2小时。或者，根据患者对治疗的消化能力，我也可能让他从每天晤谈4小时，转换到每周一次。

消除以往催眠经验的影响

问：有人以前被催眠过，或无意中被催眠过，但对这两种情况的催眠性体验没有一点儿印象，你会怎样与有这种催眠体验的人发展融洽关系？〔你怎样发现个体身上这种无意识的催眠状态，你用什么技术来消除已被遗忘的来自以前催眠经验中可能的禁止性暗示？〕

答：你经常可以看到，有的患者会进入一种自发的催眠中，他只是为了逃离你。预先精神紧张症和精神分裂症患者特别擅长以这种方式进入自发催眠状态，以准确地防御你以任何心理学的方式接近他们。有时候，你会遇到以前曾被催眠过，而又被告知他们不可能、不可能、绝对不可能再被催眠的人。这样，你很难成功地催眠他们。

最近，在凤凰城我举办的一个研讨会上，参会的牙科医生中有两人带来了一个优秀被试，他们告诉我，她是一个新来者，他们希望我把她训练成一个好的催眠被试。而我所不知道的是，他们已经精心给了她一些决不能让我催眠她的暗示。当我试图催眠她时，我马上注意到一件事——尽管她非常地友好，也非常合作，但是，在对我说的每一件事中，她都过分地强调："医生，我真的不相信你能催眠我，真的*不相信*！"当我听到这些话，我意识到，这不是一个真的不相信自己能被催眠的人所做的简单陈述。更确切地说，我感觉那些话是一个与她不相干或与她完全不同的人说的，那人过于断然地表达了一种信念。于是，我问她在这个团体中认识哪些成员，当然，她立即说出她认识麦耶和比尔及其他几个人。但麦耶和比尔是她最先提到的名字。我问她，她对麦耶或比尔给予的催眠暗示会做何反应？她说她会更顺利地对他们每个人做出反应。我问她，是否我的技术在某些方面和麦耶或比尔的类似。她说他们的技术与我的类似，因为我教过他们。你看出她身上先前发生过什么了吗？于是，我暗示她说，如果比尔正在对她说你的胳膊正在变沉，它们会变沉吗？如果麦耶说它们正在变得越来越沉，它们会变得更沉吗？当然，它们会变得越来越沉。我所做的一切就是让她认识到，肯定有一种先前的催眠性情境在她内心里运作。我推测出谁是始作俑者，然后再试着让她在心里把我与他们同等看待。从这种情况看，一定是麦耶或者比尔给她做过前期暗示。

在另一个场合，一个被试自愿声明"我以前曾被催眠过，从那以后，有很多医生试图催眠我，但我一直没能成功地进入催眠"。我问她，那些催眠者都是谁，这些催眠已过去了多久。"那是一个舞台催眠师，他告诉我以后不会再被催眠，所以，以后当我想要催眠时，总是不能成功进入催眠状态。"

这事发生在5～7年前的芝加哥。然后，我接连问了她一大堆问题："你记得那个剧院的名称吗？在舞台上有多少人与你在一起？看看其中你能记起多少人。你还能记起环境中其他什么情况？你是和朋友一起去的吗？是和朋友一起离开的吗？事后你去吃饭了吗？喝饮料了吗？当那个舞台催眠师走近你时发生了什么？他告诉你闭上眼睛变得困倦吗？他是否告诉你感觉非常困倦？他的声音是否与我的相似，或者，他更居高临下，更权威张扬？他告诉你现在就睡吗？他是否告诉你你的胳膊正在变硬？"我用这种方式试着唤起她记忆中已经遗忘的催眠经验的所有细节，并在当时让她把我与那个舞台催眠师一样看待。

有时，你会遇到一些曾被你的某个同事催眠过的患者，他告诉过这些患者不要再让任何别的医生催眠他们。你需要满怀同情并别有兴致地探究那次催眠情形的细节。当他们开始忆起那些细节时，他们就会开始出现当时情境下的催眠反应。当他们出现那些催眠反应时，他们就会进入催眠状态，这时，你可以给予暗示"是的，那时有人告诉你不要进入催眠状态。正如现在我告诉你将来不要*再*一次进入催眠状态一样"。但是，在他们想要接受将来不要再一次进入催眠状态之前，他们不得不先在这里进入催眠，以便接受这个暗示。他们以前的训练已经接受了。对于那套暗示，他们或许一直遵从了5年。

他们将逐渐进入催眠，接受对那个暗示的强化，但你让他们进入催眠状态后，你可以当场取消原来那个催眠指令："你将不会再因无聊的目的而进入催眠状态，将来决不会再因没有用处的、没有价值的、没有收获的目的而进入催眠。"[经由唤起以前催眠体验的记忆，你引起另一种催眠体验状态的条件反射。由于接纳和利用了不要再让其他催眠师催眠他们的警告，事实上，你改写了他原有的催眠经验，这样使他再次接受催眠成为可能。]

下面就是你们所有人在相互合作中都应该练习的一些事情。找到一个好的、聪明的正常被试。你们中的某个人把这名被试导入深度催眠，告诉这名被试不要让某某人把他导入催眠中。然后，让这个某某人在自己的心里设计改正这个暗示的语言表达方案。你可以把同样的技术用于心理治疗中。患者告诉你："过去的10年里，如果不先起床把银器和盘子至少洗上七遍，我从来没法坐在餐桌旁。"关于这些，我首先想知道的事情是，十年多以前，这个人在出现问题之前是怎么坐在餐桌旁的。如果可能，我会让他演示一下。这个患者根本没意识到我正在把他引入催眠，让他退行到十年前的那段时间。

曾有被试告诉我，他们从不认为他们会被我催眠。于是，我试着让他们进入催眠中，让他们演示他们不能进入催眠状态。以这种方式，我迎合了他们的需要。然后，我开始让他们回忆他们以前经常进入催眠状态的时间，他们迅速进入了催眠〔唤起过往催眠记忆往往会再导入另一次催眠〕。然后，我向他们指出，在催眠状态中，我是怎样哄骗他们的，我是怎样摆布他们的，并且我给他们提供一个决不要再次被我催眠的后催眠暗示指令。或者，我暗示，他们可能想弄明白，尽管他们的期望并不是这样，可为什么他们会有过一次催眠经历。以那种方式，你可以迎合他们对你的阻抗，同时当在心理治疗过程中进展到比较深入时，你可以削弱那种阻抗。催眠应用中一件非常重要的事情是：你确实应该比你的患者更了解阻抗。你应该对它了解得非常透彻，以至于无论情形如何发展，你都可以想出，你都可以设计出符合患者需要的东西。

利用睡眠或自发的催眠

〔观众中有人发现一个叫玛丽的女人睡着了，他向艾瑞克森大声报告，艾瑞克森随后召唤玛丽〕玛丽，你想对我说点什么吗？玛丽，你现在睡着了还是醒着？玛丽，无论哪种情况，请听我说。如果你的意愿是睡觉，我想让你继续睡下去。如果你的意愿是醒来，我想让你醒过来。我希望你会喜欢听我说，我希望你喜欢听我所说的话。我想让你记住，并给予格林所有他所需要的建议或劝告。我想让你记住那些他有可能忘掉的事情。不要让任何人打扰到你。只要有人试图打扰你，你都可以轻松愉快地拒绝他们。

催眠全体观众

问：在你以前的研讨会上，我说起在授课时最好能催眠整个团体。事实上，我拿不准，我是否正在被催眠。我的胳膊开始感觉有些奇怪。

答：非常好，医生，每次我讲课时，你都进入过催眠。现在保持你的坐位和你的椅子，非常舒服地拥有它。让你的后背和你的肩部变得非常舒服但充分地僵硬。你一直在催眠状态中听我的课，毫无疑问你会更好地记住它。观众中另有一些人一直处于非常好的催眠性熟睡中。

后催眠暗示的持续时间

问：通常，后催眠暗示能持续多长时间？

答：这取决于后催眠暗示。在20世纪30年代初，我与一位女心理学博士哈里特一道做过一些试验性工作。她快要动身到美国另一个地方去时，我问她，我们是否可以研究一下后催眠暗示的持续作用时间。她认为这是个好主意。于是，我说我不知道我们什么时间会再相见："可能明年，可能5年后，也可能10年后，或15、20或25年。而这就是我要给你的后催眠暗示指令：当我们再次遇见时，如果情境和环境合适，和我打过招呼之后，你会进入一种深沉的催眠性睡眠中。"

15年后，我出席一个美国心理协会的会议，我与人类学家格雷戈里·贝特森一起，我们进入一家餐馆吃午餐，正在寻找包间以便边吃边谈。他发现只有一个空闲的包间，但里面有一位妇女坐在那里。他问她我们是否可以加入。我在餐馆前边，还没能看见她。她同意了，于是他来到柜台，拿起我和他的餐盘一起放到那个包间中。

当我进入这个包间，我看见这位妇女是我15年没见面的哈里特。哈里特看了看我，又看了看那个人。我向她介绍格雷戈里·贝特森。她知道这个名字，对贝特森打了个招呼，然后进入深度催眠中。这情境和环境都合适。和我在一起的这个陌生人明显是我的朋友，他明显是我的学生，她知道他的名字，也知道他在人类学领域发表过著作，所以应该对催眠有科学兴趣。在这包间里只有我们三个人，所以哈里特进入了令格雷戈里·贝特森为之惊讶的深度催眠中。我问哈里特过去的15年各方面情况如何，她的工作怎么样，然后我把她唤醒，此时，她以为我刚刚完成对贝特森的引见。她不知道她刚才处于催眠中。毫无疑问，后催眠暗示持续15年还有效！而且，我相信，如果我再次在与她长时间不见之后见到她，并且情境合适，她还会马上进入催眠状态。

这样的事，我在许多经年未见的患者身上做过。见到他们之后，他们将很容易再次进入催眠，将很容易执行那些后催眠暗示指令。通常，我会给我的患者一些小事，一种对我和他们自己都非常好的感觉，让他在生活中作为后催眠暗示一直携带着。作为例子，我想到一个巴尔的摩的患者。只要是要见那个患者，我肯定至少要系根非常亮丽的紫色领带。那个患者第一次来找我，是因为对红颜色的病理性恐惧。我们共同的努力帮她产生了对颜色非常舒服的感觉，所以，只要有机会可能遇到那个患者，我都要系一根最亮丽的紫色领带。我的举动显示，我对颜色感觉很好，我的患者对颜色也感觉很好。这是我希望在她的生活中留下的后催眠暗示。

观众为什么被催眠？

问：如果你没有直接以言语诱导观众，为什么观众中某些个体会出现催眠性反应？是因为这些人以前跟你打过交道，所以更容易对你做出反应吗？

答：据我所知，一些进入催眠状态的人并不认识我。就我所知，我以前也没有见过他们——当然，上周日，我上一次讲座时，或许他们中一些人在观众席上。

问：怎样解释催眠诱导？

答：催眠诱导是这样的：开始时，我跟你说起无意识心理和意识心理。他们的无意识心理正在听着，他们无意中满怀兴趣地想要理解我的意思。你没见过那些迫切希望婴儿能咀嚼固体食物的父母自己做出的咀嚼动作吗？每当父母想让婴儿张开嘴时，他们自己先张开嘴，希望婴儿能够模仿这个动作。我常常发现，人们参加催眠课程时会进入一种催眠状态，以便更好地听，更好地听到，更好地领会。这里的罗杰斯医生在这种情况下总是会进入催眠，这样她会记住更多内容——因为她在全身心地聆听。例如，当你收听音乐广播节目，如果你想甄别出那些乐器，你不会看着明亮的灯或去翻书。你会闭上眼，无意识地把你的优势耳朝向音乐，你会非常小心地关闭视觉刺激。如果你手里正拿着一副凉凉的眼镜，你会把它放下，这样，就不会让冰凉的感觉使你从音乐上分心。你不需有意采取这些行动，因为你的无意识心理已经引导它们去执行了。它知道，你怎样才够最好地去欣赏音乐。与之类似，在催眠讲座中，人们会关闭他们的意识心理，这样，他们可以用他们的无意识心理听得更好。

问：观众席上现在处于催眠状态的人们能否亲身领会你对所有这些后催眠现象的描述？

答：这是一次讲座，不是对他们的个别诱导，他们对这个情况非常清楚，所有的话都是对他们的指导，这是对讲座的一般理解。

间接暗示助长无意识进程

我想说说间接暗示。就是现在，我要给观众席上某些人一些间接暗示——刚才，我眼对眼看到的那些人，他们自己也知道。在这些人的心里，已经完成了身份认同。那么，这些间接暗示是什么呢？*你们有非常多的事情想要完成，你们的无意识心理可以去处理它们，而且是真正地去处理它们。*[这时，艾瑞克森的声音已经非常柔和，他的语速变得相当地慢]*从其方便之处入手对它们进行处理，尽心尽力地去做。[停顿] 从现在往后3个月、6个月、9个月之后，可以完成大量工作。你的无意识心理真的可以真正地去处理那些事情。[停顿] 真正地处理它们。它们的数量非常多，[停顿] 你可以真正地处理它们，这适用于观众中的每一个人。你有非常多的事情可以做，有非常多你无意识心理感兴趣的事情。在接下来的几个月，接下来的6个月、接下来的9个月、接下来的12个月，你可以真正地处理它们，可以完成大量事情。所以，我希望，你们所有人，都带着巨大的无意识的喜悦，让你们的无意识心理为你们工作。*那么，我想，今天下午就到这里，好吧，每一个人都醒过来，完完全全地醒过来。

第二节　间接沟通的"利用方式"

以前的讲座虽然是作为对催眠诱导和催眠治疗中一些重要心理动力的直接介绍开始的，但到了最后，它似乎变得更像一种团体催眠的演示：观众中那些选择要体验催眠的成员，可以让他们自己进入催眠，更好地接受课程内容。这就是我们建议读者在阅读书中的内容之前先听磁带会有重要收获的原因。

要说明团体催眠或这种学习的催眠性助长方式，可能要用到几种参照框架。从催眠历史中的经典理论框架出发，第一作者用讲座的形式唤起观众内心一系列重要的*意念动力过程*。确切地说，这种意念表达明显在理性层面有效地唤起了改变听众心理状态的心理动力过程：这就是间接沟通"利用方式"的本质；谈论食物，会让我们真的感到饥饿；带有有趣案例的催眠动力学讨论，可以唤起听众真实的催眠体验。第一作者在课程演示中所做的很多描述都含有具有意念动力作用的隐含式暗示，它们可以在听众内心引起以下反应：(1) 兴趣、动机和期望；(2) 学习定势；(3) 内部探索模式和自发的无意识过程，它们可以助长催眠体验，并在某个时期内，提高听众自己的专业技能。文中我们用斜体字表示这些具有这种意念动力作用的隐含式暗示的大量描述。

现在我们说，大部分的话语、手势和描述往往具有多层含义，这是个常识。无论怎样，第一作者间接沟通的自然方式，是寻求以系统方式利用这些多层含义的最早尝试之一。他坚持认为在这个过程中他只是在遵从自然之道 (Erickson, 1958)。如果你认为大脑以一种线性的、单轨的、单一因果关系的方式处理信息，那是一种错觉，这种错觉的持续存在或许是因为，我们对线式打字机、印刷术、数字计算机之类技术性设备的普遍依赖，以及有条理地从前提到结论持续进行的逻辑论证。但这些只是工具，只是技巧。大自然的运行并不是以这种方式。大自然为了新的进化目标，在适应和利用它目前已有形式方面，是非常经济的。艾瑞克森用类似的方式帮助人们打破他们的习得性限制，这样，他们便会从更广阔的前景出发重新框视他们的生活经验。他认为，我们现在强调扩展觉察和提升意识，其本质是这样一个打破我们限制性的先入为主，以期更全面认识我们人类可能性的过程。

现代语言学和沟通理论在治疗性沟通过程中的应用，强调多层含义（元层面）可以用多种方式建构出任何表达形式（Rossi, 1973a, 1973b, 1973c; Erickson & Rossi, 1974, 1976, 1979; Erickson, Rossi, & Rossi, 1976; Watzlawick, Weakland, & Fisch, 1974; Bandler & Grinder, 1975; Grinder, Delozier, & Bandler, 1977）。神经心理学研究表明，大脑的左右半球具有不同的信息处理方式，所以，任何沟通都可以用一种以上的方式进行处理（Rossi, 1977; Watzlawick, 1978; Erickson & Rossi, 1979; Shulik, 1979）。所有这些方式的共同特性表明，人与人关系所涉及的内容远多于单一层面上目标信息的简单交换。我们所用的每一个单词、短语、停顿、句子、语气语调的变化及手势，都可以有多层含义和不同的神经心理学效应。间接沟通的研究涉及所有这些多层含义和神经心理学过程的探索研究，这些过程以无意识方式在我们平常意识层面以下自动地发生着。

艾瑞克森从童年早期开始，就对可以怎样在多个语义层面上进行日常交流有了异乎寻常的认识高度（Erickson & Rossi, 1977）。确切地说，他早就发展出了对隐含式暗示和无意识沟通方面的敏感。接下来，我们将先摘录一些他最近的谈话，他在其中指出了他是怎样发展出这种敏感的，然后，我们将概述它是怎样被用于先前在海洋君主的讲座中的。

1. 语言和暗示的艺术

E：暗示的艺术取决于词语的应用和词语多变的含义。我曾花费大量时间去阅读字典。当你看到同一个单词可以有各种不同的含义，它会完全改变你对那个单词的概念及其在语言中的用法。你可以跑得*更快*｛fast｝或握得

更紧 {fast}，还有，有些妇女挺放荡 {fast}，其中的 {fast} 意义有很大不同。改变 {change} 主意与你口袋里的零钱 {change}、兑零钱 {change}、换 {change} 马（"走将换马"）中的 {change} 有很大不同。中途换人中的"change"是一种不同的用法。换衣服中的"change"又是另一种完全不同的用法。你不是在交换衣服，而是在改变着装。这样可以不停地比较下去。有非常多的单词具有多种用法！当你开始了解它们时，你就会明白 really 和 really（用更低沉、更用力的语调说）的不同。"真实的"（really），它真正的（real）含义对一个小孩来说意味着可以把握的东西。

R：暗示的艺术和科学，很多体现在对这些多义词的了解和正确运用中，也体现在说话时声音的重音和声音的动力学特征上。

2. 催眠中的多层沟通

E：从孩提时起，我便练习在两到三个层面上与人交谈。我可以正在对一些玩伴说话，一个玩伴认为我正在说一只狗，另一个认为我正在说一只风筝，还有一个认为我在说一只足球。

R：你会常常用到多层沟通吗？

E：的确如此，现在我进行催眠治疗时，这已经成了我的无意之举。治疗性催眠可使患者更容易接受多层沟通。

R：你能提供一些它发挥作用的一般原则吗？你怎样建立多层沟通？

E：你必须对对方有足够的了解，特别是他们的兴趣。

R：你使用那些具有内涵丰富、富于联想、具有原型意义的词语，它们有多种适合个体兴趣和个性特征的用法。这就是你应用于你间接催眠沟通方式的基本原则吗？

E：是的。

3. 暗示的本质是内部响应

接下来，艾瑞克森在他关于停顿的说明中，展示了他对声音动力学很有意思的应用。这个例子为他的观点提供了清晰的证据，他认为*暗示的本质是患者对催眠师提供的刺激做出的内部响应*。这些内部响应便是间接的催眠式沟通。

E：有时，我进行催眠诱导，开始时我会说：

我不知道

这是一种否定句式，我利用它捕捉他们的阻抗，并对它加以利用，以达到建设性目的。

[停顿]

停顿是意味着："这件事情对于眼前的问题非常重要，而你却没告诉我它是什么。"

什么时候

什么时候，在这里意味着一个事件（催眠）将要发生。

你将进入深度催眠。

这是一种看上去不太像的直接暗示，因为它掩藏在"我不知道"所营造的更大的语境下。

R：你对患者使用了大量可以唤起他们内心某些*自然联结反应*的句子。*他们内心的这些反应便是催眠暗示的本质。*

E：没错，那就是催眠的本质！

R：所以，这是一种能够引起催眠的间接方式或利用方式：你提供言语刺激，它们会通过联结在患者内心唤起催眠性反应。你促使患者对自己进行暗示。

E：*是的，让他们在内心里对自己说！*

R：我们是否可以编写一本催眠词典——收录那些你所知道的可以在被

试身上引起某种可预期反应（真正的催眠暗示）的单词和短语？甚至我们根本不需要谈论催眠术，我们只需要给出某些言语刺激和手势，它们可以在患者身上引起某些具有催眠性质的反应。

E：这样一本催眠词典的应用会非常有限，因为你必须使你的词语表达与每个听者的个人特质能够合拍。[艾瑞克森讲了自己家庭中的一件趣事，说的是，复活节时他们其中一个孩子的彩蛋为什么必须由他妻子去藏，因为这个孩子不了解她的推理方式。如果是艾瑞克森藏这些蛋，这个孩子很快就会找到，因为他了解自己父亲的大脑工作方式，这个孩子在搜寻之始会先问"是爸爸藏的，还是妈妈藏的？"这件趣事表明：即使一个孩子，他也能让自己逐渐密切地适应这些反应，并且经由隐含式暗示适应不同的人在他自己身上的内部联结。这正是催眠治疗师在其工作中需要的感受力。]

4. 海洋君主讲座中的间接沟通

现在我们将简要说明一下第一作者在海洋君主讲座中介绍的几种间接沟通方式，与之同时，他在现场部分观众身上引发了相应的催眠现象。换句话说，既然观众最初就是渴望来听一场关于催眠在心理治疗中的应用的讲座，观众中的部分人在这个过程中真实地体验到了催眠就不足为奇。一场表面上关于沟通的自然方式和利用方式的客观讲座，实际上以一种间接方式引发了高催眠感受性观众的催眠体验。

隐含式暗示和否定

艾瑞克森开场第一句话，"今天，我无意对你们演示催眠……"包含着与之相反的隐含式暗示——就像所有的沟通都包含否定、否认或限制性条件一样。政治家们特别精于此道：如果他们要向公众提出一些不受欢迎的举措或他们自己的候选人，他们会先声明决不会支持一个这样那样的措施，或者声明在这个时候他们绝不是候选人。听众的意识心理可能接受这些信以为真的否定。但是，伴随这种表面接受的同时，绝大多数听众也会在无意识或元层面上，对所有否定的对立面和哪怕最微不足道的评论中所隐含的暗示进行探究和处理。当这种自动的内部探索与表面信息之间存在巨大差异时，听众将被这种必须经由他（或她）自己特定心理动力学模式去解决的冲突淹没。从弗洛伊德（Breuer & Freud, 1895/1957）到贝特森（1972, 1979）的精神病理学研究历史，记录了我们为理解这些精神动力学现象所做出的努力。

意识和无意识双重制约

在海洋君主讲座的第一段，艾瑞克森介绍了一种双重制约模式："当我在意识层面对一个人说话时，我认为他会在意识和无意识两个层面理解我的话。"少数观众会知道这是我们先前（Erickson & Rossi, 1975,1979）详细讨论过的一种精妙的意识－无意识双重制约模式。现在，很多"在意识层面"仔细聆听艾瑞克森讲话的观众，即使没能完全领会其意义，也正"在无意识层面"聆听和接受具有意念动力作用的暗示。当然，并不是所有听众都能领会这种间接沟通。主要是那些对艾瑞克森抱有强烈期待并与他心灵相通的观众，才最可能在其个人层面接受和利用他的话。

当然，事情不是这么简单，因为，有些观众可能不易受讲座人的影响，在意识层面也没有一种积极的期待和动机。但是，即使这些带有这种意识阻抗的人也会接受和利用某些提供给他们的间接沟通。显然，尽管他们有其意识意向的限制，但他们内心的某些东西还是会在无意识层面认可和接受这些正在提供给他们的东西的价值。

类僵以增强反应性

下一章主要是关于学习暗示和可以增强反应性的类僵的方法，在这一章，艾瑞克森在讨论他在催眠诱导和催眠治疗中的一个主要创新时，为观众提供了大量意念动力性暗示。类僵不仅是一种有趣的催眠现象，当我们用一种非常温和的方式诱发它时，它还可被用来提高患者的敏感性和反应性。听到"增强反应性"，很多观众将会在聆听艾瑞克森"为他们提供一个对念头做出反应的机会"这样一种当下的情境中，相应地增强自身的反应性。

接下来，观众听到他们可以"自由地反应到他们所希望的任何程度"但他们会"克制［他们］所希望的程度"，由此，"他们也开始产生某种自信的感觉"。

为了更好地呈现它们对观众以及对艾瑞克森表面在谈论的患者可能具有的沟通价值，我们可以继续用很长的篇幅分析这次讲座每个主题中的短语。但现在，读者或许更喜欢把这种分析当成一种有益的训练去进行自我练习。简单回顾一下融洽关系、心理悖论、整合意识和无意识学习、分离理性和情感等等这些依次连续的主题标题，可使读者充分理解艾瑞克森的自然沟通方式，充分理解很多观众可以用他们特有的方式自发地领会和利用的大量意念动力性联结。下一章，我们将进一步探索一些例证，以便详细说明，用可以绕过那些被称为平时正常意识心理习得性限制的方式，利用这种间接途径助长催眠性反应和体验变动意识状态的实用方法。

第 二 章
催眠诱导和治疗中的类僵

类僵，自主动作的中止，它通常被认为是最典型的恍惚和催眠现象之一。由于它的含义和意思已经一代代地发生了改变，所以这一章我们将从类僵历史回顾的概述开始。既然我们把所有催眠现象都看作正常反应的某些方面，或者是从正常反应中派生出来的，因而我们接着将简要描述几种日常生活中自发的类僵形式。当我们在治疗室看到这些自发的类僵时，它们成了关于患者内心状态方面的重要暗示线索，并且提供了一种用最自然的方式诱导治疗性催眠的重要途径。我们似乎可以从上一章推断，简单地讨论这些每天发生的类僵现象，对于开启催眠诱导，并在患者了解它之前，引起意念动力性的类僵和催眠，会是一种极好的方法。

然后，我们将介绍第一作者在正式催眠诱导中促成类僵的一些方法。因为类僵本质上是一个非言语过程，我们很多典型的现代超理性的患者，他们想要体验治疗性催眠，却又有妨碍它发展的误区，所以类僵成为绕过这种患者习得性限制的一种非常有效的手段。此外，类僵可被用作提高患者对内外部刺激细微差异敏锐感受性的手段，这样，他（或她）可以更乐于接受和执行治疗性变化过程。

虽然专业人员可能会在理性层面对接受这些利用类僵的新观念感兴趣，但只有当催眠治疗师在治疗室发展出一种能力，可以用一种实用的方式熟练地整合在诱发类僵过程中的观察和实施技巧时，类僵才会产生真正的治疗效果。因此，我们用大量可以指导从业者获得这些技巧的练习来结束这个讨论。

接着，我们将提供一个第一作者应用类僵的延伸性演示。这个演示是最近（1976）刚刚记录的，当时，第二作者有机会录制了第一作者用手漂浮的方式努力在一位盲人身上诱导催眠的过程。在这个演示中，艾瑞克森失败了；就是说，艾瑞克森使出了他全套的催眠方法去迎接挑战，而被试只产生非常少的一点点反应。也正因为如此，这个演示成了研究艾瑞克森工作的一个最佳载体。

有一个关于艾瑞克森类僵诱导方式的视听记录，它凸显了解离过程在他和露丝所做演示中的有效性，这个记录以标题"一个意念动力运动和类僵的听觉 - 视觉范例：助长催眠诱导的反转定势"呈现在第三章中。第四章中是另一个最近的类僵演示，它特别提到了一个持怀疑态度的人在学习体验变动意识状态过程中如何主观地体验到类僵这种现象。

第一节　类僵的历史回顾

在历史上，类僵被视为催眠最早的明确特征之一。埃斯代尔（1850/1957）用麦斯麦术（催眠术的另称）达到一种类僵状态，使患者可以从中体验到一种如下所述的手术麻醉：

> 我通常用下列方式着手诱导类僵，我倾向于认为，麦斯麦术在欧洲的应用相对较少，原因在于它的影响并不能马上通过从施术者的全部器官传输到他的大脑，并通过每一种可以沟通的渠道，充分地集中到患者身上。只要有足够的耐心和持续的专心，下列过程可以非常有效地产生昏睡，以至在足够广泛的领域，经由适当的指导帮助，它就可以天天获得，以达到无痛外科手术的目的。少于 1 小时的努力一般没什么效果，两小时会好一些，最完美的成功

常常跟随在频繁的失败之后，但身体的麻木感有时也可在几分钟内产生。

让患者躺下来，并让他自己静下心去入睡，注意，如果你想要做得让他不知道你的意图，你可以通过告诉他这只是一个试验来达到这个目标；因为害怕和期待会妨碍身体感觉的获得。让患者头顶靠着床头，你自己坐下，以便可以相互看到对方的脸，需要时，伸出你的双手放在他的胸口；把房间的光线调暗，嘱咐他保持安静，然后用手轻轻合上患者的眼睛，你的双手四指并拢微弯，虎口张开，慢慢地，在他的身体上方约2.54厘米的距离上，从他的脑后到胸口之间，用几分钟的时间从眼睛、鼻子、嘴、向下经由脖子的两侧，再到胸口，慢慢地离抚，让你的手在那里悬停一会儿。有规律地重复这个过程15分钟，始终在头和眼上方轻轻地吹气。然后双手可以轻柔而坚定地放到腹部及其两侧，结束纵向离抚过程——出汗和唾液分泌似乎还有助于增强整体效果。

如果要检测患者的状态，最好不是通过和他说话的方式，而是轻轻提起他的胳膊，感觉他胳膊是否有类僵的趋势。如果他的胳膊固定在你提到的位置，而且需要一些力气才能移到一个新的位置，这个过程就已经成功了，稍后，你可以轻唤患者的名字，或用东西轻轻地刺他一下，如果他没醒过来，手术就可以进行了。很难说清感觉缺失给我们带来的益处会达到什么程度：有时，催眠状态会被手术刀完全打破，但偶尔它会在手术继续进行的过程中再次获得，这时，患者不记得任何事情，只是像被噩梦打扰过，醒来不会留下任何记忆（1975，pp.144-145）。

在这一段里，有大量观察结果有助于我们目前更好地理解催眠和类僵。首先，*时间*本身是一个非常重要的条件。产生足以用于外科麻醉的催眠需要一到两个小时的诱导时间。但是，就像现在，患者对催眠体验的感受性有很大的不同，有些患者则只需要几分钟。

另一个有趣的观察结果是让我们看到了惊奇这一因素的重要性，担心和对医生意图的了解"对所需的身体效果是有妨碍的"。尽管我们知道这种"惊奇催眠式手术"在艾思特拉（注：在印度执业的医生，利用催眠进行手术麻醉）时代是多么地受欢迎，但它肯定不符合所有现代人的口味。它更显示出分心和惊奇作为催眠重要助长因素的重要性。但是，一种什么样的分心和惊奇才能对这个和那个被试都适合。如何恰当地利用已经建立起来的适合每个被试个性的惊奇，这是催眠治疗师技艺的一部分。

用类僵测试催眠状态的充分性也是艾思特拉时期的特点。在研究催眠术和它的实践性应用中，施术者对于患者情况的不确定，一直是一个基本问题。催眠"深度"的这种自然和自发的变化，使得早期催眠性麻醉似乎成了一种靠不住的现象，所以"有时，催眠状态会被手术刀完全打破"。幸运的是，催眠可以被继续诱导发生，而患者常常会忘记这整个过程。

从早期描写中，我们推断，艾思特拉相信确实有某种物理性的"麦斯麦效应"从施术者的所有器官传输到患者身上。另一方面，艾思特拉通过坚持"想象力与我应用麦斯麦术最初作用于系统的身体影响毫无关系"（1957，P246）强化了这个观点。他相信"麦斯麦磁液可以使水发生变化"，并且，麦斯麦术的影响可以通过空气传输到相当远的距离，甚至能够穿过质密的金属（1957，P246）。

像布雷德（1855）等另外一些催眠先驱，他们后来的实验表明，催眠根本不需要磁液或磁体，催眠仅仅是"一种出神或注意力集中的状态"。下面段落中的斜体字援引自布雷德（cited in Tinterow, 1970），我们用它们来强调布雷德对这种现代催眠观点的清晰表述。

1841年，那是我第一次进行实验性研究，目的是为了搞清麦斯麦现象的本质和原因。迄今，麦斯麦状态被声称是通过一些磁液的传输、或超自然的影响、神秘的液体或力引起的，它们从施术者的身体发射出来，冲击并注入患者的身体。但是，我很快就能证明这种客观效应理论的荒谬性，仅仅让被试专心凝视一个无生命物体，几分钟就可以产生一种类似的现象。这样便清楚地证明它是一种主观效应，是被试被迫长时间从事一种固定注意力的行为时，大脑基于其身心功能所产生的某些特殊变化所造成的。所以，我采用催眠或神经性睡眠这个词，描述我这种处理方式产生的现象。我越来越确信催眠状态本质上是一种精神高度专注的状态，在此期间，患者大脑的各部分可以全神贯注于一个单一观念或一个想法，致使他对所有其他事情和影响毫无

感觉或漠不关心。另一方面，当他的注意力被其他观感弄得更加分散和心烦意乱时，无论个体的大脑在清醒情形下基于其身体功能会产生什么影响，这种注意力再次集中到进行中的主题上，其结果便相应地在更大程度上得到了强化。此外，由于另一方所说的话或者在个体身上所形成的各种可感知的印象，充当了对印象深刻的个体想法和行动的暗示，为的是把他的注意力从其他地方收回，引导和固定到身体的某一部分或身体的活动上，无论在平常清醒的情形下，这种暗示和印象能够产生什么样的影响，在神经性睡眠期间，它自然应该被期望能够相应地以更有影响力的方式行事。当患者的注意力更加集中时，他脑中的想象力、信任感和期待性的想法会比平常清醒情形下更加强烈。那么这正好是所发生的，并且我认为这是检视这一主题最为智慧的方式；它让任何一个无偏见的人在理解上述情形时都会变得更加清楚、简单，也更容易，他马上可以认识到，无论是让被试凝视一个不变的、让人感觉乏味的、了无生息的物件，一个想象的物体，还是引导他看催眠师正在凝视的眼睛、伸出的手指，或催眠师其他手的动作，或者其他手法，*各种催眠或麦斯麦术诱导过程的真正目的和意向显然是诱发一种出神和注意力集中的状态——也就是说，一种独一观念状态*（pp.372-374）。

尽管布雷德对催眠的心理学观点有非常清晰的洞察，但其他研究者则在继续研究它的生理学基础。

沙可（1825—1893，法国神经学家，他以对神经系统疾病的研究而闻名，弗洛伊德曾跟他学习催眠）在他早期（1882）努力证实催眠是一种生理现象的过程中，描述了催眠的三个递进阶段——类僵阶段、昏睡阶段和人工梦游阶段。他对第一阶段做出如下描述（援引自 Weitzenhoffer，1957）：

类僵状态——它可以：(a) 主要在强烈而意外的声响以及用以注视的明亮光线的作用下产生，在某些被试身上，也通过或多或少地持续把目光固定在某个指定物体上而产生；(b) 当已经闭着的眼睛张开眼皮招致强光照射时，会接连发展到昏睡状态。到这个程度，呈现出类僵的被试一动不动，像是入迷了一般。眼睛睁着，目光固着，眼皮不眨，眼泪不久便会盈满，落到脸颊上。这时经常会发生眼球结膜甚至角膜的麻痹。四肢及身体的其他各部分，即使当时摆置的姿势相当难以维持，也可以在一个相当长的时间内，保持被摆置的姿势不变。四肢在被抬起或移动时，看起来特别轻，没有一点蜡样屈曲性，也没有被称作泥塑般的坚硬。肌腱反射消失，神经肌肉的兴奋性得到抑制。对疼痛完全没有感觉，但某些感觉还部分地保持某种程度的活力——肌肉觉和那些视觉、听觉。这些感觉活力的保持，通常能够使催眠师以各种方式影响类僵的被试，并且通过暗示无意识冲动的方式去加深他的状态，进而引发幻觉。到了这种情形，人为地在四肢，或者以一种更普遍的方式在身体不同部分所塑造的固定姿势被取代，变成了与已经产生的幻觉和冲动的性质保持完美协调和一致的多少有些复杂的动作。如果听之任之，被试很快就会退回到受暗示影响时他被摆置的状态（p. 283）。

沙可用入迷一词描述类僵早期阶段的特征，这与我们关于类僵是一种敏感性和感受性提高了的状态这一现代观点相吻合。在他的全部描述中，不足之处是没有对个体差异性给予足够的重视。不同的被试会对目光固着、流泪、感觉缺失、肢体的轻盈或坚硬和视觉、听觉及其他感觉变化等关联现象有不同程度的体验。它是治疗师技能的一个很重要的方面，可以学着识别被试在运作过程中正在体验什么样的自发改变。

许多沙可同时代的人因为不能复制他的结果，所以坚信那些现象实际上是暗示或预先教育的结果。伯恩海姆在他的《暗示疗法：关于催眠性质和应用的论述》（*Suggestive Therapeutics: A Treatise on the Nature and Uses of Hypnotism*）（1886/1957）中对于作为催眠早期阶段的"暗示性类僵"做了一番经典的、现在都几乎难以超越的描述：

这个阶段以暗示性类僵为特征。从这个角度讲，下列现象意味着，一旦患者出现睡眠相，四肢放松，这时，如果我抬起他的胳膊，它便停留在那里，如果我抬起他的腿，它也保持着那种姿势。四肢被动地保持被摆置的姿势。我们称之为暗示性类僵，是因为很容易辨认出这纯粹是心理性的，与患者所处的被动情形密切相关，他如同保持接受到的想法一样，机械地保持着被摆置的姿势。事实上，你从同一个或不同患者身上看到这些现象的多少，取决于催眠影响的深度和患者的心理感受性。最初，这样的类僵情形极少会出现。一般情况下，抬起的胳膊保持几秒钟，就带着某种迟疑落下了；或者仅仅小臂保持抬起。假如你希望整只胳膊抬起来，但它却很快又落下了。个别的手指没能保持成它被摆放的姿势，但整只手和小臂保持着固定不动。

例如，对于有些患者，如果胳膊被快速提起而不再管它，它会再度落下，但如果它被握住几秒钟，将这种姿势的意念锚定在大脑中，这样的话，它就会保持着悬停。

最后，对另外一些人，他们只能通过设计好的语言暗示获得类僵。被催眠者被告知："你的胳膊保持上抬，你的腿也抬起来"。于是，他们只能保持这样。如果什么也没对他们说，有些人会被动地保持这种新姿势，但如果他们敢于改变姿势，说明他们已经恢复了意识，那就是说，原有的感觉迟钝开始变得敏锐，并放下四肢。这时，通常他们已经醒了过来。(1957, pp. 6-7)

关于类僵，一种更为现代的观点强调，对它起作用的是*积极接受和接纳的态度*，而非"迟钝感逐渐增加"所造成的"被动情形"。那些快速轻松地对引导性接触做出反应的患者实际上是处于一种合作的、敏感的模式中。对于有些患者来说，当你给他们一种非语言暗示，让他们的胳膊保持成一种固定姿势（当时，治疗师只是轻握他的手腕，使他的胳膊以一种姿势保持几秒钟）之后，他们便会保持那种姿势，他们实际上是正在用他们的高敏感性对治疗师最为轻微的非语言指令做出反应。所以，我们可以认为，那些快速学会保持类僵的患者，他们正在体验着一种对进一步催眠治疗的赞成态度和接受定势。这可能就是艾瑞克森发展了这么多独创性类僵诱导方式的原因，在选择优秀被试过程中，他不只是为了催眠演示，也是为了诱导和加深催眠。

第二节　认识自发的类僵

第一作者关于"常见日常恍惚"的概念，事实上是一种类僵。我们经常把这些自发的类僵描述为一段时间的幻想、漫不经心或安静的沉思。在这样的时刻，人们往往目不转睛（朝向右方还是左方取决于大脑两半球哪个占优势——培根，1969）并呈现出"出神"或"茫然"的表情。眼睛通常固着于一个焦点，不转动，当然也可能闭上。脸部通常表情木呆，了无生气，呈现出某种单调呆板，貌似"熨斗熨出来的"的样子。无论被摆置成什么姿势，他整个身体保持固定不动，某些反射活动（如：吞咽、呼吸）会慢下来。这时的被试，似乎对所处情境出现了暂时性遗忘，直到他们恢复平常的现实定向（Shor, 1959）。我们曾假设，在日常生活中，意识是一种连续的流动状态，它介于平常的现实定向和短暂的微动力性催眠之间（Erickson & Rossi, 1975）。

最近对睡眠期间90分钟睡梦周期的研究表明，这个周期在整个一天24小时中都存在，这被称作次昼夜节律（Hiatt & Kripke, 1975）。贯穿于白天的想象性紧张、α波、眼动和饥饿都与这个基本的休眠－活动周期有关。极有可能，第一作者所称的"常见日常恍惚"，它实际上与生理节律周期的休眠、高α波状态和幻想部分是同时出现的，类僵往往会从这种恍惚中自发呈现。如果是这样，我们可以预期将来的研究会证实：通常情况下，在90分钟次昼夜节律的休眠阶段，催眠诱导和催眠体验将更容易被体验到。

值得注意的是，第一作者喜欢用几个小时的时间去安排重要的催眠治疗性晤谈。有充分理由相信，他能够成功地促进深入的催眠治疗，至少部分源于他直觉地选择那些生理节律周期的休眠阶段，在这个时间里，患者自发地表现出类僵、幻想和内部聚焦的趋势。我们强烈建议进行实验性探索去检验这样一种假设：在生理节律周期的高α波和易于出现幻想的那部分时间，催眠诱导可以进行得更加容易——并且呈现出更多催眠现象。

实际上，在催眠著作中，有各式各样的不同现象被描述为类僵（Weitzenhoffer, 1953）。这些现象几乎包括人和动物每一种无法动弹的形式，不管它是由入迷（一种与众不同或是令人敬畏的体验）、震惊、惊恐（突然的光亮或强烈的噪音），还是由疲劳或疾病引起的。很多作者也描述过各种在自然界似乎有生存保护意义的"动物催眠术"（称其为"强直性不动"似乎更合适）。例如，负鼠在被掠食者捕获时会"假死"，而掠食者会像放弃死物一样放弃这个猎物（Cheek & LeCron, 1968; Hallet & Pelle, 1967）。另外一些研究者曾演示过，对于动物，如何通过把它快速翻过来，按住它不动，保持一会儿，由此产生的震惊和害怕在它身上引起一种类僵（Volgyesi, 1968; Moore & Amstey, 1963）。有人也曾描述过动物和人类在面临极度威胁情形时所出现的"强直性不动"的相似性（Milechnin, 1962）。正是类僵与个体更深的非语言层面之间的联系，使得它具有这种潜在的催眠应用价值。

就现代催眠治疗的目的而言，艾瑞克森关于*类僵是一种平衡肌肉张力的功能性定义*，对于帮助我们认识它的大多数应用，或许已经绰绰有余了。下面的例子来自我们日常生活，它拓展了我们对于类僵是什么的传统认识，也为我们对它在现代催眠治疗中的应用有更深入的认识做了铺垫。

A. 写信时，人们会停顿一会儿，进行思考。在这期间，人们会忘记手中的笔，手保持一种舒服的固定姿势：类僵姿势。事实上，当意识被聚焦于内心并对内心的想法保持高感受性时，其整个身体通常会固定成一种类僵姿势。

B. 思考一个问题或难题时，人们会向左或向右扫视，并且通常会稍高一点儿，目光固定在一个地方，我们可以称之为舒服的类僵位置。另一方面，这也是个体对内心过程具有特殊敏感性和感受性的一个瞬间。

C. 全神贯注于一本书、一次讲座或电影时，人们的整个身体姿势会长时间类僵性地保持不动。人们在没意识到的情况下，其胳膊或许会被同座轻轻地推到一个新的位置。而胳膊可能就舒服地固定在那个新位置。因为我们的注意力集中在那个有趣的电影上，我们没有注意这个与我们身体姿势相关的无关刺激。对某种刺激的强烈兴趣和感受性，似乎会相应地造成对其他刺激的类僵性迟钝。

D. 在体育赛事中，整个人群经常会向前探身，以一种相当别扭的类僵姿势保持短暂的悬停。当然，这个类僵性悬停的片刻正好是一件极为吸引人的关键事件发生之时。

E. 对一个正在从事像书写、绘画、系鞋带、搅拌蛋糕、锯木板，或其他各种肌肉活动的人提一个极为有趣的问题，这个人常常会中途停止活动，以思考答案那个瞬间固定的姿势保持着类僵。实际上，是问题中止了外部肌肉的运动，以便通过注意力的内部聚焦去寻找答案。

F. 艾瑞克森经常举这个例子，爱斯基摩人怎样做到在一个冰面的小洞旁，在长达24小时或更长久的时间里，以一种舒服的类僵姿势坐着不动，等待海豹出现。像很多部落里的猎人一样，尽管从表面上看，他对所有无关的环境刺激表现得完全不在意，但他可以对适当的刺激物立即做出反应。

G. 在日常生活很多极为重要或危急的情形中，人们往往会由于入迷并保持强直性不动而变得"木呆"，因为他们在聚集其全部注意力去接收和理解那些重要事情。于是，最后就会有人喊："不要光站在那里，快叫医生！"

在上面所有的例子中，被试意识中往往都会有个缺口，好像他们在满怀期望地等待一种来自他们自己内部或外部的适当反应。在这一刻，当他们类僵性地摆成一种不动的悬停姿势时，他们是开放的，易于接受适当的刺激。这一刻，被试会接受适当的暗示，并以表面上看似自动的方式遵照执行。刹那间的意识缺口本质上是一种瞬间催眠。那一瞬间所提高了的感受性本质上就是我们用术语"催眠性"所要表达的意思。

类僵或身体不动与对重要刺激增强的感受性之间的联系是我们上面所有例子的共同特征。它也明显表现在老师对学生喋喋不休的劝告中，比如，"安静地坐着，集中注意！"。最近的研究（Dement, 1978; Goleman & Davidson, 1979）表明，这种身体的固定不动与睡梦中增强的内部心理活动周期也有联系。在 REM（快速眼动，发生在做梦的睡眠阶段）睡眠期间，绝大多数生理变量（如：脑电波、呼吸、脉搏、阴茎勃起、眼动，等等）表明，这是一个觉醒有所提高的阶段。不过相关的肌肉紧张度是降低的，这表明肌肉是松弛不动的。时常发生的类比是把催眠比作做梦，梦中心理活动似乎在轻松自动地进行着，而身体似乎停留在无活动力（类僵）状态，某些经验证明了这种类比的合理性。正如在睡眠时的做梦可能表明一种警觉提高的状态一样，醒着时的类僵是一种期待增强的状态。

第三节　助长类僵

下述任何过程都可以引起类僵：（1）吸引注意，（2）渐进式地引导身体固定不动，（3）内心探究和接纳的态度，以及对来自催眠师进一步指令刺激的期待。对接受身体的一部分变得固定不动的感受性反映了与之相应的对接受催眠师进一步暗示的心理感受性。这样，类僵就成了一种主要手段，用以促进和测量患者对适当刺激的心理感受性。

这甚至可以用一名不能或不愿以引导胳膊上举的典型方式体验类僵的被试来举例说明。

我们通常可以用间接方式引起类僵：递给被试一个东西，例如一本书，当他伸出手准备接时，半道抽回，同时给出一个分散注意力的话题。被试的胳膊将会立刻以一种类僵姿势保持悬停，像是仍然在等着接书。就在那个瞬间，当胳膊和手悬停时，患者的心理也悬停并开放着，这个瞬间的意识缺口可被催眠师在这一精确瞬间所给出的任何适当的暗示填充。

这种开放性在艾瑞克森的一次描述中得到了很好的阐释，当时他描述了他一个牙科同事不经意间利用类僵助长他的患者对放松暗示的感受性。*

"他并不试图直接让他们放松。他也不是在尝试一种训练技术。他让患者坐在一把椅子上。他问患者，他——这个牙科医生，是否可以握住患者的手腕，非常小心地把它放在椅子扶手上。他在对患者说这些简短的、不经意的话语时，就这样上下移动他的手。"

---

* 第一作者的直接引述不是出自别处，而是出自他的工作坊、研讨会以及他与第二作者一道工作时的录音带，这些引述横跨 20 世纪 50 年代到 70 年代。

他真正在做的是让患者允许他摆弄他的胳膊。于是，他继续向上一点儿向下一点儿地摆弄他的胳膊，患者从中看不出什么特定目的。当患者对此疑惑并猜测时，他差不多已经处于充分的开放状态，可以随时接受医生的意念暗示。

"在催眠中，你希望患者做的，是对意念暗示做出反应。你的任务、你的责任是学习怎样向患者陈述，怎样对患者讲话，怎样保护他的意识，怎样让他维持一种开放的状态，以接受适合当时情境的意念暗示。当牙科医生握住患者的手腕，然后慢慢地上下移动时，患者可能会感到疑惑：'他是在测试我放松的程度？他是想把我的手放在椅子扶手的末端？他希望我的手做什么？'由于患者被固定在这种高感受性的疑惑中，牙科医生可有效地给患者以暗示：'就这样继续放松，越来越放松。'那种方法持续了10到30秒。在探究——'他希望我的手做什么？'——的那个瞬间，患者已经完全准备好接受提供给他的各种意念暗示。现在，你所看到的是，我握住一位志愿者的手腕，抬起他的胳膊，暗示他们进入深度催眠中。实际上，这与牙科医生所用的技术如出一辙。我在一群人面前这样做，因为我想示范一下催眠可以非常快地达到很深的状态。我喜欢先吸引患者的注意，再让他在心理上产生疑惑：在这种特殊的情境中，他们该怎样想，怎样做。这会让患者更容易接受任何适合当下情境的暗示。"

"催眠并不是来自单纯的重复。它来自助长患者接受一个想法并对这个想法做出反应的能力。它并不需要太多的想法——它可以只是一个在适当时机出现的单一想法，这样，患者可以全神贯注于那个特定的事情。在催眠患者时，你的全部目标是吸引他们的注意力，取得他们的合作，并确信他们会做出他们能够做出的反应。"

艾瑞克森把患者的胳膊和手引导成类僵姿势的实用技术本身是一门艺术。在他关于催眠中手势技巧的文章（Erickson, 1964b）中，他描述了他怎样非语言性地诱导催眠：

"我向女孩展示我空空如也的双手，然后，我伸出右手，用我的手指，轻轻地环握她的右手腕，除了用我环握的手指产生的一种无规律的、不确定的、变化的触觉刺激模式外，还若有若无地接触她的手腕。结果是吸引了她的全部注意，她满怀期待和疑惑地注意我的所作所为。我用右手拇指在她手腕的手掌尺骨后的位置，轻轻地施加稍稍能觉察到的触觉压力，像是要抬起它来似的；与此同时，在桡骨突出的地方，我用中指在她手腕背面轻轻地施加一种向下的触觉压力，也是在此同时，我用其他手指以差不多的力度做各种轻柔程度不同的无明确暗示方向的触碰。在未有意识地把这些定向触碰与其他触碰区分开的情况下，她对这些定向触碰做出了自动反应，显然，她是先注意到一种触碰，然后注意到另一种。

当她开始反应时，在不减少其他分心触觉刺激的数量和变化的情况下，我变化增加定向触碰。这样，我改变夹杂在不断减少的非定向触碰中的触觉刺激，暗示她的胳膊和手横向和向上运动。这些应答性的自发运动、这种她无法意识到的来源让她感到震惊，当她的瞳孔逐渐扩大，我触碰她的手腕，给她一种向上抬起的暗示。就这样，她的胳膊开始上升，我轻轻地停止触碰，以至她未注意到接触的消失，胳膊继续向上运动。我的指尖快速地移向她的手指，我变换接触，以便以一种出乎意料的方式引导她的手掌完全向上翻转，然后，在她手指尖上的另外一些触碰让她一些手指伸直，另外一些手指弯曲，在伸直的手指上的适当触碰引导她的肘部逐渐弯曲。这使得她的手慢慢地靠向她的眼睛。这时，我用我的手指吸引她的视觉注意，并把她的注意力引向我的眼睛。我把目光聚焦在远处，好像要看穿她的眼睛，聚焦到她脑后，把我的手指移向我的眼睛，慢慢地靠近我的眼睛，叹气状深深地呼出一口气，我让自己的双肩放松并下垂，然后指着她正靠近眼睛的手指。"

"她跟随我的手势引导，发展出一种催眠，当我的助手想引起她的注意或意图唤起她对用英语给予的暗示有所反应时，她没有任何反应。"（p. 66）

在其他情形中，艾瑞克森是这样描述他的方法及其基本原理的：

"你非常非常轻地抬起他的手腕。你的目的是什么呢？你的目的是要让患者感觉到你的手在接触他的手腕，这就是全部目的。患者有臂力自己抬起胳膊，那为什么还要你来帮他做呢？我们的身体早已学会怎样跟从细微的暗示线索。你就是要利用这种经验。你给患者提供细微的暗示线索。当他开始对那些暗示线索做出反应时，他会把注意力越来越多地放在所有你提供给他的更进一步的暗示线索上。当他把注意力越来越多地放在你提供的暗示上时，他便更深地进入了催眠中。加深催眠的艺术无须对他大喊'进得越来越深'，而是轻轻地给予细微的暗示线索，这样患者会把注意力越来越多地放在自己的内心过程，并越来越深地进入催眠"。

"我想你们全都看到过我握住患者的胳膊，抬起它，以各种方式到处移动它。我以这种方式诱导催眠。我已经试着教过你们中的很多人怎样抓取一个人的手腕，怎样抓取一个人的手。你不能用全部的手力紧握和挤压患者的手

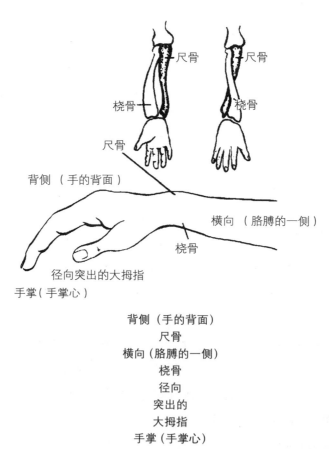

图1 手和胳膊类僵的解剖学定位。

腕。你所要做的是拿起它，以便非常非常轻地在他的手腕上暗示一种抓握，并不是实打实地握住它，你只是用拇指和食指环握他的手腕，保持轻微的接触。你仅仅用最轻微的压力暗示手腕的运动。那么，你怎样暗示它向上？你可以用拇指轻轻地施压，与此同时，你移动食指去与拇指的动作平衡（图2）。你横向移动手指，当患者把注意力集中到这里时，你再用拇指真正地抬起他的手。这本质上是一种注意力转移技术：当你的拇指非常轻地、持续不断地引导他的手向上时，你其余的手指在可能会相互抵消的多个方向上接触，并做分散注意力的动作。"

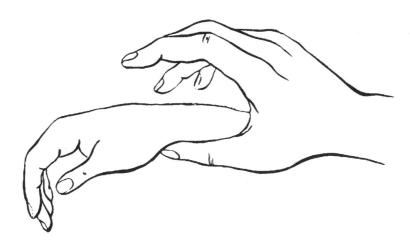

图2 类僵诱导过程中的拇指和其他手指的放置。

"另一种引导手向上运动的方式是：你的手指在患者手的正面施加一个有力度的压力，吸引他的意识注意，你的拇指放在他手的背面，只施加轻微的定向压力。对患者来说，让有力度的接触保持力度的唯一方法是一直随着你的手指向上移动他的手。与此同时，你拇指的触碰压力逐渐减轻，患者的手自动持续不断地向上运动，直到与你的手指分离。治疗师需要反复练习这个动作，因为对于扰乱患者的意识心理并确保其无意识心理定位来说，这是最快、最容易的方法之一。"

"你用那种方式抬起他的手，让你的手指到处游移，这样，患者会无意识地获得你的手游移的感觉。你希望患者从你手的游移中获得那种良好的舒服感，因为你想让他把注意力放在他的手上，并且你希望被称作类僵的平衡肌肉张力状态能够进一步发展。一旦这种平衡肌肉张力状态被建立起来并达到类僵的程度，你就会得到患者全部无意识心理的帮助。因为你能够在一只手上实现类僵，所以在另一只手上实现类僵也就有了很好的可能性。如果你在另一只手上也实现了类僵，接着，你就可以在右脚、左脚上实现类僵，进而遍及躯体、脸及脖子。一旦你实现了那种肌肉的平衡张力，你就会看到患者呈现出一种特殊身体状态，允许他自己变得觉察不到疲劳，觉察不到任何烦扰的感觉。保持平衡的肌肉张力和把注意力放在疼痛上一般很难。*你希望你的患者把全部注意都放在那种平衡的肌肉张力上，因为这可以把他的注意力从疼痛和其他本体感觉线索上转移开，这样，他便经常可以在与类僵的联结中体验到麻木、感觉缺失和阻滞性麻醉。如果你已经在患者全身实现了平衡肌肉张力，类僵已遍及全身，说明你已经减弱了存在于患者整个身体中的感觉，使其到了足以维持那种类僵状态的感觉。这时，患者便会很快对大量其他意念暗示做出反应。*"

经历过类僵诱导的被试，其内省式的解释往往都支持艾瑞克森关于这个过程是一种注意力分散的动力学观点。多数被试报告说，因为他们不能从治疗师其他手指的分心触碰和动作中，辨别出治疗师拇指所施加的向上的持续压力，所以，他们的手好像有一种特别的趋势，它自己会向上和向四周运动。治疗师细微的暗示线索和患者对它们做的反应，其发生速度之快，超出了患者意识所能跟随的速度。大多数触觉刺激和反应被小脑本体感觉系统自动中介了，这样，就绕过了患者大脑皮层水平的自我意识。

助长有阻抗被试的类僵

当我们说到阻抗时，通常，我们并不关心经典的弗洛伊德精神分析关于前意识或潜意识极力阻挡某些内容进入意识的问题。与之相反，催眠治疗所说的阻抗通常是指一种认知功能的缺失，患者不知道什么反应是必需的以及怎样让它自发地做出相应反应。例如，很多非常聪明的患者，在他们愿意让类僵发生之前，需要一些背景知识。艾瑞克森在诱导之前的谈话中提供了如下内容作为他们所需的背景知识：

E：你可以忘掉所有事情。你忘掉自己必须学着像个婴儿那样抬起你的手，你曾经不得不学着怎样移动你的手。在某个时间，你甚至不知道那是你的手。曾经有时，你不知道怎样移动它，也曾有时，你惊奇地看着那个有趣的东西［婴儿自己的胳膊］在移动。曾几何时，你试图用你的左手去触碰你的右手，你甚至不知道它是在触碰你自己。

R：你是在活化被试早期的婴儿记忆，以便利用它们产生类僵吗？

E：是的，一旦你能够在这些非常聪明、多疑的被试身上完全做到这些，他们便会承认这样一种类僵体验的真实性和可能性。

第四节　利用类僵

艾瑞克森在1961年写给安德烈·韦曾豪弗尔的信中，概述了大量引发类僵并利用它引导睡眠和催眠、评估催眠易感性以及把它作为引发其他催眠现象跳板的其他方法。以下是他整理过的说明：

类僵是一种普遍现象，它可被用作：

1. 一种测试催眠易感性的方法；

2. 一种诱导方法；

3. 一种再诱导的方法；

4. 一种加深催眠的方法。

成功引发和利用类僵的必要条件是：

1. 被试愿意被接近；

2. 适当的情境；

3. 情境宜于体验的持续发展。

用胳膊抬起落下引发类僵以诱导睡眠

艾瑞克森在给韦曾豪弗尔的信中还写道：

我曾经对在排队中或坐在餐馆、火车站、机场等地方等待的完全陌生的人进行过测试。我获得了效果极佳的类僵反应，随后的反应是震惊和询问。当时，我用一些随意的评说既为我们的互动打了圆场，又使事情得到了圆满解决。

在飞机场，只有在带着不足6岁孩子（通常这时孩子是困乏的）的父母两人都在场的情况下，我才会开始与孩子的父母进行适当的交流。我向他们介绍我是个医生，评说这个孩子是多么地困乏，从医生的角度，我怎样可以看出这个孩子快要睡了，只要孩子停止摆动和叫喊，不一会儿，他马上就会睡着。这在孩子在场或不在场时都可以说。我进一步解释说，这时你不能让孩子保持静止，你可以轻轻地移动他的胳膊。"看着，我给你演示一下"，于是，我悄悄走到候车室长椅的另一端。正在扭动的孩子看着我过来。我轻轻地拿起他一只胳膊，也可能再给他一个想要抬起他另一只胳膊的手势。我小心地抬起那只胳膊，让小孩看着那只手，然后，把手向身体方向落下一点儿，这样，当我轻轻地把手向身体方向放得更低时，小孩的眼皮就会下沉。（有时，你可能不得不接着用另一只手去完成。）当我慢慢把孩子的手轻轻地停在他腿上时，他的眼睛就会闭上，呼吸会变深，很明显，这孩子已经睡着了。我快速而随意地说："你们看，这个孩子比我想象的更困。"于是，我放下对这孩子表面上的所有兴趣，立即开始与这对父母谈论起他们自己。

我一般不会选择超过6岁的孩子和小于25岁的母亲——在社会上太容易引起误解——一般也不选择没有丈夫陪伴的母亲。但是，有一次，在一个大型机场，午夜时分，我看到一个焦急的母亲，我（正确地）诊断她患有流感，她带着4个孩子，年龄在4到9岁，全都非常疲倦、任性和过于活跃。我坐在这位母亲身边，对每个孩子都做了些适当的评论。她开始说了点什么，然后又闭上了嘴。她看上去在专心地听并饶有兴趣，所以，我解释说这些孩子已经困了，但还过于活跃，必须把他们的注意力吸引过来，他们就会安静地睡一会儿。于是，我卖弄地并且费力地从报纸上撕下两个窄纸条，笨拙地将它们系成一个结，放在地面上。孩子们安静地坐下来观看表演，然后，我把手抬到他们的身前，这样，当手下落时，他们的眼皮也会垂下。这四个孩子全都立刻睡着了，我很快转向那位母亲，用几句话给自己打个圆场，但她说，"我丈夫过来了，他刚去取了杯咖啡"。然后，她对她丈夫说："亲爱的，艾瑞克森医生刚才给我示范了儿童催眠术。"这夫妇两人都是医学博士，她已经认出了我，但我没认出她。他们两人几年前都参加过我的研讨班。那是我唯一被"抓包"的一次。

表面上保持胳膊不动引发类僵

在成年陌生人身上引导类僵的另一种方法是表面上保持胳膊不动。在飞机场，我会注意到有人坐着，眼神木呆呈空幻状态，*我把这种现象看作常见的日常恍惚*。我会坐在他旁边同样地眼神木呆，呈空幻状态，直至他开始注意到我。我会点点头，并带着欣赏的目光看着这个陌生人放在腿上的手上面的戒指。我会评说他的戒指，然后看似随意地抬起他的手以便更近地看看。然后，我以一种极为精妙的方式轻轻地解除我与他胳膊的接触，以至看起来像是我一直在握着它。当我继续评说他的戒指时，这个陌生人的胳膊就这样以那种固定的姿势自己舒服地保持一两分钟，这时，类僵已然形成。

握手诱导 *

起始：在握手的开始，我做得非常地合乎常规。然后，当我放手时，"催眠性接触"就开始了。放手的过程逐渐从有力的紧握转换成拇指轻柔的接触，小指依依不舍地收回，中指似触非触地轻拂被试的手——形成这样一种非常暧昧的感觉，吸引其注意力。当被试把注意力放在你拇指的接触上时，你转换到用小指接触。如果被试的注意力跟随着，你再转换到用中指接触，

---

* 艾瑞克森 1961 年给安德烈·韦曾豪弗尔信中的这一部分发表在《催眠实务》（Erickson, Rossi, & Rossi, 1976）中，经出版社许可，重新刊用在这里。

然后再到用拇指接触。

这种注意力的唤起，仅仅是一种唤起，并不构成足以引起某种反应的刺激。

被试准备收回手的过程受到了这种注意唤起的阻滞，这种注意唤起形成了一种等待定势，形成一种期待。

然后，几乎，但非完全与此同时（确保神经觉察能区分开），你轻轻地触碰他手（手腕）的背面，轻到只是暗示性地给出一个向上的推力。紧跟着给出一个类似的、非常轻柔的向下的触碰，这时，当被试的手既不向上运动，也不向下运动，就这样类僵地停在那里时，我轻轻地脱离触碰，轻到被试不能清楚地觉察到。有时，我也给被试一种侧面和中间的触碰，让他的手更完全地进入类僵状态。

结束：如果你不想让你的被试知道你正在做的是什么，通常你要做的无非是用一些适当的话语分散他的注意力，并貌似不经意地结束。有时，他们说："你说的是什么？刚才那一会儿，我有点心不在焉，什么也没注意到。"这让被试有点儿痛苦，这也表明他们的注意力完全聚焦并固定在手的刺激上，这让他们立刻神志恍惚，而听不到你所说的话。

利用：任何利用都会加深催眠的深度。所有的利用都可被当作起始过程的延续或延伸继续进行。很多可以通过非语言形式去做。例如，如果有被试正在茫然地看着我，我会慢慢地向下转移我的目光，促使他们看着正在被我触碰的他们自己的手，像是在说："看着这个部位。"这会加深催眠状态。这时，无论被试正在看着你，还是看着他的手，或者只是茫然的空视，你都可以用你的左手从上面或从旁边去接触他们抬起的右手——你只要仅仅给出一个向下运动的暗示就行了。偶尔，你需要向下轻轻地推一下或按一下。如果需要用点力才能推动或按动，你可以检验一下是否已经出现感觉缺失。

有几个同事不愿意跟我握手，除非我先向他们一再保证，因为当我将这套程序应用在他们身上时，他们发生过完全的手套样麻木。我与他们握手，用眼睛看着他们，缓慢地，之后突然迅速凝固我的面部表情，这时，我把目光聚焦在他们身后稍远的一点。然后，我慢慢地、令人难以觉察地将我的手从他们的手上移开，慢慢地移向他们直接视线之外的一边。对此我曾听到过不同的描述，但下面是最细致的描述之一："我听说过你，并且我很想认识你，你看起来非常有趣，而且你的握手是这样的热情。突然间我的胳膊不见了，你的表情变了，并且目光变得那么的深远。这时，你头部的左边开始消失，我只能看到你脸的右边，直至右边也慢慢地消失了。"在那个瞬间，被试的目光被固定成直直地朝前，所以，当我向左移动到他直接视野之外时，我的左脸首先"消失了"，然后右脸也"消失了"。"你的脸慢慢地回来了，你走近、微笑，你说你周六下午找我有事。然后，我注意到了我的手，并向你询问，因为我感觉不到我的整只胳膊。你只是说，就这样保持这种状态体验一会儿。"

你轻轻地触碰一下，给那只举起的右手（现在以握手的姿势类僵着）一个向下运动的暗示。与此同时，你用另一只手，轻轻接触被试的左手，引导它向上运动。然后，你让他的左手上抬，右手下落。当右手落到腿上，它就停下。左手上升的进程可以停止也可以继续。我喜欢再给它一次触碰，引导它向脸部靠近，这样，他手的某个部分就会触到自己的眼，使得眼睛闭上，你不用说一句话，就可以非常有效地导入深度催眠状态。

"还有另外一些非语言暗示。例如，如果我的被试对我在他右手上施加的暗示没有反应，这种情况看起来是多么糟糕？如果他没在看我的脸，我慢慢的、轻轻的、与当时情境有些不搭调的动作（记住，是不搭调）会迫使他看着我的脸。我凝固我的表情，重新聚焦我的目光，通过缓慢的头部动作，引导他的目光盯向他的左手，我的右手正在缓慢地、看似毫无目的地朝那里移动。当我的右手轻轻地触到他的左手，慢慢向上移动时，我的左手在他右手上施加非常轻柔坚定、刚好可使它产生运动的压力，直至它移动。这样，我便可以确定并再次确认，连同左手飘浮的触觉型暗示一起，他接受了他右手向下运动的暗示。由于他一直在与我同步呼吸，并且，在他开始吸气的瞬间，我的右手给了他左手一种向上的触碰，这种情况强化了他左手向上的运动。当我吸气时或者缓慢向上和向后升高身体和头时，无论他的边缘视觉是否注意到我身体的轻微向上运动，当我给他左手向上的触碰时，他左手的动作都会进一步得到加强。"

艾瑞克森关于握手诱导的描述对于初学者来说有点惊险。你怎样把这个过程全部记在脑中？你怎样发展出这样一种轻柔的接触和这样的技巧？最重要的是，你怎样学着把在这个情境中发生的任何事情都当作进一步调整被试注意焦点和内心卷入的手段加以利用，以促进催眠的发展？显然，发展这种技巧需要相当大的热忱和耐心。它远不是只以某种方式握手那么简单。握手仅仅是艾瑞克森实现与人接触的背景，他利用这样一个背景把对方的注意力锁定到内部，设置有利于催眠发展的情境。

艾瑞克森握手时，他把自己全部聚焦在被试注意力所在之处。最初，被试的注意力放在不期而遇的常规社交上。然后，由于在撤回时他们手的意外接触会产生刹那间的意识混乱，他们的注意力迅速地集中到他的手上。在这一点上，"有阻抗的"被试会迅速撤回他们的手，并终止这个情境。那些准备体验催眠的被试将会对正在发生的事感到好奇。他们的注意力被锁定，他们保持开放状态，准备接受进一步的引导刺激。接下来的引导接触是如此地轻柔和与众不同，以至被试的认知无法对它们进行评估，被试已被给予一连串快速的非语言暗示，使他们的手固定在某个地方（见*起始*一节的最后一段），但他们并没意识到这一点。他们的手对让他们保持固定不动的引导接触做出反应，但他们不知道为什么会这样。这种情形只是一种自动反应，它发生在完全让意识分析无法进行的肌肉运动知觉层面，因为被试先前对此毫无经验。为运动而做的引导接触与意识和认知上一个类似的缺口，在同一层面（指肌肉运动知觉层面）上得到了响应。

被试发现他们自己在不知为什么的情况下，以不同寻常的方式在进行反应。当时，他们的注意力被寻找答案或寻求某种适应的强烈探索引导到了内部。这种内部定向和探索是"催眠"的基本特性。被试会变得完全专注于内部探索，以至瞬时中止了平时对我们正常现实定向的感知觉过程。这时，被试会体验到一种感觉缺失，一种视觉和听觉的空白，一种时间扭曲，一种幻觉记忆，一种迷惑或眩晕的感觉，如此等等。在那个瞬间，被试处在一种开放状态，准备随时接受更进一步的语言或非语言暗示，它们可以在一个方向或另一个方向上去强化内部探索（催眠）。

在观众面前所做的下列示范，说明了怎样诱发类僵，怎样利用它去助长催眠体验，怎样学习其他的催眠现象。

建立融洽关系

E：你是？

J：珍妮特。

E：你一定对那个磁带录音机有印象。它尽其所能地发出了最好的哨鸣音。在像这样的一群令人印象深刻的观众面前，你感觉怎么样？

J：我怕得要命。

E：事实上，你知道，我认为他们都是非常喜欢进入催眠的那种人，你能告诉我你的感觉吗？

J：好一些了。

E：你确实像你刚才所认为的那样害怕吗？

J：不了。

> R：第一个动作是建立融洽关系——一个关于录音机中哨鸣音的幽默评述，以及一个关于她对于在观众面前评价她当下情绪状态的感觉问题。她回答说她"怕得要命"。因为是以半幽默的形式在说（回应艾瑞克森开头时关于录音机偶然发出哨鸣音的幽默评述），这表明她已经在跟随艾瑞克森的引导。他用做出一种让她感觉安心的努力进行回应。催眠开始，让对方安心和建立融洽关系是很重要的。她立刻做出"好一些了"并不再那么害怕的积极回应，这表明为正式诱导所需的良好氛围已经建立。

胳膊抬起达成类僵

E：尽管放松一点儿。我将抬起你的手，并且，我希望你看着它。

> R：在你做抬手类僵的同时，你需要她看着她的手，她的注意力正在经由这两种感觉通道被固定和聚焦。

视幻觉

E：现在，看着这只手，细细地观察它。你看到它就在那里。

R：*"看到它就在那里"*是一种双层暗示：在一个层面上，它仅仅指看见手。在另一个层面上，它是一种可能的视幻觉暗示，即使那只手已经不在那里时，却仍然看到它就在"那里"。

固定胳膊达成类僵

E：这时，我还不想让它放下。我还想让它举在那里。就这样继续看着那只右手。你可以看着你的手，就这样继续看着你的右手。我将把你的左手就留在这里。现在，慢慢地……

R：当治疗师松开手时，许多被试最初不能以一种固定姿势保持住他们的胳膊，会让它重重地落到腿上。于是，艾瑞克森给出这些间接暗示以保持胳膊的类僵。一旦学会右胳膊类僵，左胳膊也会迅速实现类僵，加深卷入。

解离

E：……你的双手会张开。非常好。我想……

R：在仔细观察的同时，慢慢地张开手，这是一个相当不寻常的任务，它往往会促成一种解离状态和自动反应。

通过提问实现内部聚焦

E：……让你观察一下你的手。你的双手正在张开。你是否愿意仔细地观察一下你的手？

R：正常情况下，我们无须这么仔细地看着自己的手，所以，这种奇特的解离态势，在一个问题的刺激下，继续发展成一种把注意力聚焦到他自己内部联结过程的催眠形式。

间接闭上眼睛

E：现在，你可以继续观察你的手，如果你愿意，眼睛可以闭着。你的双手正在不断地张开。

  R：这种眼睛闭上的间接暗示取决于：（1）她一直在看着她的手（就是说，一种视觉心理表象或幻觉将被保存在她大脑中），（2）她自己愿意。第一点是学习视幻觉的另一个步骤，而第二点往往会激发她的正向动机。如果这时她闭上眼睛以便消除这一奇特情境带来的紧张，那么它隐含的含义是她正在跟随自己的意愿。艾瑞克森闭眼的暗示已经变成了她自己的意愿，暗示完全内化成了一种自我协调的反应。

停顿提供学习自动反应的机会

［47秒的停顿］

E：如果有什么事情你想让我知道，你可以点头或摇头。

  R：双手非常缓慢地张开是一个积极的催眠反应信号。她正在进行动作的再学习——在治疗师的暗示下，从有意的自主控制到似乎由它们自己把手缓慢打开的无意识动作。

头部信号

E：所以，你可以稍微练习一下，我喜欢你非常缓慢地点头。现在，非常小心地把你的头从一边转到另一边。

  R：这是一个特殊暗示，具有多层含义：（1）她将开始学习头部的意念动力信号。（2）她将只以这种受限的方式进行沟通，这样她的绝大多数本领可以保持"睡眠"。（3）如果她想让艾瑞克森知道什么事情，仅仅通过点头或摇头让他知道，这可能意味着他们两人之间会有大量想象的或幻觉性的谈话和交流。练习"缓慢"的头部动作会让催眠反应的自动化情形得到进一步发展。

问话激发和加深卷入

E：现在，有什么你特别想学或者特别想让我做的事情吗？［她摇头表示没有］

R：这种问话让被试在这情形中感觉到被充分的尊重，感觉自己有一定程度的控制权。难道不应该允许他们的自我对催眠反应提出要求吗？这样做可以提高被试的动机，并且可以加深他在催眠过程中的卷入。

利用舒服

E：非常好，你对这种感觉满意吗？［点头表示"是"。］你喜欢感觉更舒服一些吗？［点头表示"是"。］

R：与"满意""喜欢"及感觉舒服有关的问题实际上是有力的暗示，它们可以促使被试唤起她自己与舒服有关的肌肉运动感觉记忆，并利用它们助长当前的催眠。舒服是催眠的自然特征。

用于唤醒的条件暗示

E：现在，我想让你做的是，去发现在你睁开眼睛之后，你可以让你的双手慢慢地落到腿上，并且，当它们落到腿上时，你会醒过来。

R：实际上，在这个句子中有一系列的暗示。"我想让你做的"暗示她正在跟随艾瑞克森。当她执行下面串接的三个条件暗示时，她也在增强她跟随艾瑞克森的趋势。

"发现你可以让你的双手慢慢地下落"暗示被试正在学习怎样体验手下落的自动反应。

睁开眼之后，让双手落下，这通常会给被试一种解离的感觉，因为她在尚未完全清醒时，正在看着她的双手在自动地移动。

你利用了隐含式暗示指令，这样，把清醒建立在手落到大腿这个条件之上。如果她必须"醒来"，这意味着她必定进入过催眠。

建构遗忘

E：*你感觉怎么样？　你感觉怎么样？*

J：*挺好。*

　　R：*再返回到在类僵诱导开始之前（半开玩笑地说录音机时）问的同一个问题——"你感觉怎么样？"，这常常会建构一种遗忘，忘记在这两句相同问话之间发生的催眠事件。*

第五节　总结

　　从历史角度看，尽管类僵是催眠初期定义的特征之一，我们对它意义和应用的了解，在近十年已经有所改变。然而，在早期研究者看来，类僵是某个催眠阶段所呈现出的以"意志迟钝"为特征的"被动状态"，我们现在把这种个体可以由此学会让肢体很舒服地保持平衡肌肉张力的轻松，当作一种测试被试暗示敏感度和感受性的手段。艾瑞克森诱导类僵的方式是设法抓住患者的注意力，把它聚焦到内部，唤起一种对进一步的暗示保持好奇和期待的态度。所以，对于诱导催眠和评估被试感受性来说，类僵是一种非常理想的方法。它可被用来当作建构其他催眠现象的基础。

　　类僵与遗忘和痛觉缺失－麻醉之间有特殊的联系。我们猜测，放在类僵诱导和保持期间所需微小刺激上的这种特定的注意焦点，转移并吸引了个体的注意，所以他往往会忽略其他刺激。有时，这会引起对于与类僵同时发生的事情的遗忘。当患者全部注意力都集中在类僵所特有的平衡肌肉张力微小的本体感受刺激上时，患者往往会体验到一种痛觉缺失或者身体其他感觉的麻痹。

　　与所有催眠现象一样，类僵反应的个体差异性非常大。与此相关的现象——例如：目光固着，肢体的轻盈感、沉重感或僵硬，一种自发动作的感觉，四肢好像不是身体一部分的解离，视觉和听觉的改变，自发的年龄退行等——所有这些往往都会在不同个体身上伴随着类僵不同程度地出现。这些关联现象，很多是自动发生，表面上看，是由于一般现实定向的部分缺失才导致被试体验到这种新奇的、意想不到的、令人惊讶的类僵性感应的刺激。训练有素的催眠治疗师会学着识别这些自发的、发展之初的关联现象，他可以进一步增强和利用它们去实现治疗目标。

第六节　类僵诱导练习

初学者很容易被艾瑞克森关于他非常娴熟的类僵诱导的某些描述所折服。众所周知，这些技巧是艾瑞克森在几十年的生活中，在非常痛苦的反复试验之后才逐步发展出来的（见 Erickson & Rossi, 1974, 1975, for examples）。因此，学习者可以预料，这些技艺的获得将需要非常耐心的观察和亲身实践。这些技艺持续发展，贯穿于毕生的临床实践中，并成为治疗学家对治疗艺术奉献的丰厚回报之一。

对于初学者来说，通过在大学心理学实验室或美国临床催眠协会这种机构研讨会的志愿者身上进行练习，在技艺方面获得某种程度的熟练和信心，这是非常重要的。你不应该在陌生人和患者身上练习。艾瑞克森在充分掌握了这门艺术之后，才开始在陌生人身上应用。患者有权利要求，在所有的治疗性晤谈中，他的临床医生已经具备满怀信心的、令人舒服的、卓有成效的治疗所必需的技能。

1. 通过引导胳膊上下形成类僵来诱导催眠

用类僵聚焦注意力和引导催眠，其最简单的应用，可以通过轻轻地把被试的胳膊引导到一个比眼睛水平线略高一点的位置，再让这只胳膊慢慢地下落到一个停止的位置来实现。要求被试保持头不动，仔细地看着他的手。随着胳膊下落，眼皮也下沉。当胳膊到达下一个位置，如果他的双眼还没闭上的话，治疗师可以暗示被试，让他的眼睛完全闭上。

治疗师通过学着观察和评估整个催眠过程中被试的反应，不断发展自己的催眠技巧。

a. 观察被试展示允许治疗师引导他们的胳膊向上抬起的准备情况和合作程度。当把胳膊引导到最高点时，治疗师可以迟疑一会儿，轻轻松开与胳膊的接触。那只胳膊会不会因治疗师在那里似乎迟疑了一下而以那种姿势形成类僵？

b. 被试可以多么舒服、多么顺从地遵从把眼睛聚焦在手上的暗示？这是暗示敏感度和感受性的另一个指标。如果被试的注意力出现波动，治疗师可以仔细观察被试的眼睛以便强化这种暗示。这助长了被试和治疗师之间的融洽关系，也训练了被试跟从治疗师的暗示。

c. 随着胳膊的下落，治疗师可以通过表面上保持接触的同时轻轻地脱离接触再次测试类僵。被试的胳膊会停下并自己保持一种固定的类僵吗？它会以治疗师移动时相同的速度继续向下落吗？以上两种现象都表明被试正在令人满意地跟随着，但静止的类僵应该是催眠潜力更为敏感的标志。

d. 被试在看着他们手的进度，到什么程度他们开始呈现出眼睛和面部的催眠特征？……空洞的目光、眨眼、瞳孔的扩大、流泪、一种柔和与越来越平淡的面部表情，等等。

e. 治疗师学着判定被试对进一步暗示的期望和需要的程度。所有的父母、老师和治疗师都能认得出，当有人想要提问题时，他会表露出皱眉，嘴部的某些皱纹和紧张，急于插话，眼睛固着的眼神，轻微地屏息，等等。在那个瞬间，非常适合于治疗师以暗示的方式提供这种将会增进恍惚或各种催眠现象或治疗性目标的指令。

治疗师最初只是通过观察这五个阶段中的一两个来进行学习。随着他们对整个过程的逐渐熟悉，了解了各种被试可能的反应范围，治疗师就能够更好地评估更多观察到的现象，并对每个被试以最佳的、个性化的方式进行诱导。

治疗师怎样表达他们的言语暗示，才能助长这种通过引导胳膊上下进行诱导的催眠？显然，治疗师要花费一些时间，学习怎样利用先前提到的各种催眠形式。治疗师可以首先利用这些形式（事实陈述、复合陈述、条件性陈述、问话，等等）中的每一种，去暗示舒服、放松或胳膊抬起及下降过程中的任何一种现象。下面举几个例子：

那么，那只胳膊将会怎样舒服地

关于舒服的*问题*会助长舒服的感觉。

停在这里？

同时暗示胳膊将会以一种类僵的姿势保持不动。

你正在看着那只手

一种事实陈述，助长一种"是定势"。

并且

一个复合诱导，引出后面跟随的暗示，

你无须再看见其他任何东西。

暗示一种幻觉，对所有东西视而不见，而手被说成一种不做的形式。如果被试是在催眠状态，并接受了这些暗示的字面意义，他将看不见除了手之外的任何东西。其实，并没有什么东西消失，只不过是大多数被试不会知道自己曾接受过负性视幻觉暗示罢了。

当你的胳膊继续下落，到达一个静止位置时，你会感觉越来越舒服。

这是一种条件暗示，舒服是以持续不断的、不可避免的胳膊越来越低为条件。这也是一种*事实陈述*：当我们把胳膊放到一个静止的位置时，我们通常会感到越来越舒服。*静止*（resting 也有"休息"之意）一词通过联想为所有舒服的感觉定下了基调。

2. 通过把胳膊导引成一种固定的姿势达成类僵

借由引导胳膊向上，然后非语言性地诱导它自己舒服地以一种固定的姿势产生类僵，这代表类僵诱导技巧的另一个阶段。这需要用到第一个练习中的观察能力，也需要用到用*引导*的和*干扰*的接触对被试的胳膊和手进行定位的新技巧。治疗师诱导这样一种类僵所用的方法，在策略运用上的个体化差异与被试反应上的差异一样，都是非常大的。初学者开始时可以仿效本章所概括的艾瑞克森的用法，但是，他们很快就会找到他们自己的方法，知道为了形成一种定位式类僵，应该怎样放置、移动被试的手。你可以试验很多创造性的变式。例如，治疗师也可以不用拇指实际地去抬被试的手，而只用另外四指在他手的桡骨凸起部（拇指边上）侧面轻轻向上擦过。这样非常轻地向上擦过，有可能不为被试所觉知，但它可能被当作抬起手和胳膊的暗示性线索。

由于被试一旦放松，胳膊就会变得沉重和柔软，手就会落回到腿上，所以用冗长的话语来保持这种定位式类僵就显得非常重要。

它保持在那里会是多么地舒服？我不是在告诉你把它放下。

它完全靠自己停在那里。

胳膊就慢慢地固定在那里吗？

你不必移动它。

学习诱导类僵时，在用志愿者进行练习的过程中，获得被试的反馈对治疗师来说是很重要的。到什么程度时，治疗师可以进行干扰式接触，以便使被试察觉不到治疗师实际上正在用拇指引导他的胳膊移动？到什么程度时，被试会在胳膊上获得解离的感觉？感到似乎是它自己在移动。到什么程度时，它似乎已不是其身体的一部分？有什么其他的催眠现象常常会自然地与类僵相伴出现？治疗师怎样能够学会识别它们？治疗师怎样能够助长和增强对每个被试身上这些相关催眠现象更深层的体验？

在治疗师把手诱导成定位式类僵过程中，干扰式接触应用得是否成功，一种有趣的测试方法是让被试闭上眼睛。当被试睁开眼对胳膊呈现一种奇怪姿势而显露出一种自发的诧异时，说明治疗师已经成功干扰了他们动觉定位的感觉。当被试越来越困惑于这种感觉时，他就会逐渐越来越多地失去一般现实定向，并开始顺从地体验催眠。

3. 移动的类僵

移动的类僵代表类僵技术的另一个阶段，治疗师给被试的胳膊一个运动的方向之后，它会在治疗师松开接触后由它自己继续朝那个方向运动。治疗师学着辨识什么时候被试的手和胳膊开始很容易地围绕手腕、肘、肩转动，利用这种放松的反应，给胳膊传递一种示意。然后，治疗师轻轻地脱离接触，不让被试觉察到。当他们看着自己的胳膊舒服地悬停在那里时，大多数被试会很容易地体验到一种"不现实"或解离的感觉。

这时，治疗师给被试以充分的温暖和感同身受的支持是非常重要的。

那可以由它自己非常舒服地去移动。

你只需去享受它带给你的那份惊奇。

就这样继续观察你的手，这不是件很有趣的事吗？

对于那个有趣的动作，你可以随意地分享，想分享多少就分享多少。

随着这个动作的继续，被试的卷入在不断加深，这时，治疗师可以设计另外一些言语，指导胳膊、手和手指移动。当两只胳膊都卷入时，治疗师可以让它们以一种催眠诱导和加深的传统动作，相互围绕着转动。

一旦被试有了肢体自己移动的经验，或者亲眼目睹一个这样的实例，无须实际地抬起胳膊，只是通过在胳膊边上轻轻地向上拂过，示意一个抬起的动作，其敏感性就会大大增强。治疗师甚至可以运用这种改进了的"拂过"，用手掌或指尖从被试的肘部开始，从小臂下面沿着他手背附近进行"离抚"。这向被试示意一个轻轻向上的动作，他的胳膊会像粘在治疗师的手上似的抬起来。有了这番体验，多数被试会继续对越来越轻的"离抚"产生反应，直至治疗师完全不需要接触，而只是在被试的胳膊上方3~5厘米的高度上"拂过"让它抬起来。这时，无论治疗师的手移到哪里，被试的胳膊和手将会完全跟随到哪里。对于敏感的、易于合作的被试，治疗师的动作甚至可以更加地简洁，以至最终仅仅一个"意味深长的眼神"或轻微的手势就足以让被试的胳膊飘浮起来。

听没有经验的被试述说他们的手和胳膊为什么会跟随治疗师移动是件很有趣的事。一些被试会说，他们感觉到有一种"联结""一种磁力""一股暖流"或者"一种神秘的力量"在牵引着他们的手。更有甚者，一些被试会闭上眼睛，用眼罩有效地遮住双眼（遮掩得非常有效，他们无法透过眼罩或通过眼罩下面的缝隙偷看），即使治疗师与他们之间没有实际的接触，但他们的肢体仍然可以跟随治疗师的动作。看起来似乎真的有某种神秘的磁力存在！我们可以很容易地理解早期的研究者怎么会产生这样的信念。我们会怎样解释这种敏感的跟随反应呢？这个问题至今尚无定论。被试是在对治疗师手的热量或者声音做出反应吗？被试是感觉到了治疗师手的移动所带来的空气的流动吗？是因为这些以及另外一些因素的组合吗？

由于有如此高的敏感度，通过加入与肢体移动相关的现象，治疗师可以很容易地进行更深入的实验。到什么程度，被试会体验到刺痛感、温暖感、冷感、压力感、麻木及其他感觉？到什么程度，他们的视觉和听觉会发生改变？

4. 握手诱导

在数百个被试身上完成上述练习之后，治疗师现在可以准备进行握手诱导。在首先体验了先前所描述的艾瑞克森式催眠方法之后，现在，治疗师将会找到与催眠进程每个步骤相协调的他们自己个性化的变式和方法。

艾瑞克森在握手诱导中加入了另外一个维度的*混乱*，他称之为"心不在焉教授的例行程序"。当艾瑞克森开始以那种轻柔的、迟疑不决的方式松开手时，被试会自然地看着艾瑞克森的脸和眼，试图弄明白对于正在发生的事心中升起的疑问。这时，艾瑞克森通过把目光聚焦在被试脑后稍远一点的地方，来增加他们的混乱感。目光接触的探寻徒劳无果，被试就会产生一种特别的感觉，如同视而不见或"被看穿"一般，现在，随着对于当下情境混乱感的增加，他的疑惑也在增加。这时，艾瑞克森通过无条理地喃喃自语，进一步增加这种混乱，如此一来，被试就会拼命地想弄明白这个"心不在焉的教授"在试图说些什么。当被试出现整体上的类僵性平衡，出现专注的、追根究底式的注意时，在这个精准的瞬间，艾瑞克森就会施加一种清楚的、简洁明晰的暗示，这会让被试当成结束这种令人不安的疑惑状态的手段而迅速地抓住。

5. 类僵的电子监视：催眠体验的二因素理论

虽然，当今科学思想的钟摆，已经倒向认为催眠状态不存在什么客观度量的观点，但测量类僵的科学传统已有很长时间了。早在1898年，赛迪斯就公布过非常清楚和令人信服的脉搏记录仪的记录，显示出正常清醒状态时与催眠期间体验类僵时脉搏的区别。最近，瑞韦兹（1962，1973）公布了在类僵诱导期间经历典型变化时身体的直流脑电活动（通过高阻抗记录仪测量）扫描图。第一作者从很多年前开始，就在他的临床实践中，把高阻抗记录仪（带有贴在前额和一只手掌上的无极化电极，输入阻抗范围从10-1000兆欧）当作一个便利的、令人信服的指示器，显示催眠期间发生的客观变化。一个非常聪明的、正常的24岁女性被试在其第一次催眠诱导过程中的记录呈现在图3上。记录（A）开始部分不稳定的快速跳跃是平常清醒时的意识特征。跳跃的每一个脉冲似乎都与一种向上摆动有关，这个脉冲一完成，它就下降。在单纯的放松、冥想及催眠期间，由于被试放弃了主观控制大脑和身体的努力，记录仪的记录线条变得平滑，并且通常会明显地下降（B）。在图3中，可以看到在催眠诱导开始的一段时间里，记录线条有些缓慢上升，因为此时被试在努力地注意治疗师的话语（C）。随着催眠的加深，这些便会消失，这时记录仪显示一段带有低振幅慢波的典型的平坦的低位平稳时期（D）。随着催眠体验的增多，甚至这种低振幅的跳跃也会消失，变成平滑的直线记录。只要被试身体不动（类僵），内心保持平静，记录便没有峰值和谷值。当被试开始起心动念或移动身体时，峰值和谷值通常就会在记录仪上被记录到。唤醒期间也跟着一种典型模式（E）。醒来时的快速跳跃通常出现在比初期基准清醒水平要高一些的水平线上。在记录落回到平常水平之前，这种较高水平的记录会保持几分钟。

让人们把这种记录仪当作催眠的有效测量方式接受的困难在于，无论被试是在放松、冥想、还是睡眠期间，也不管是否正式诱导了催眠，只要被试

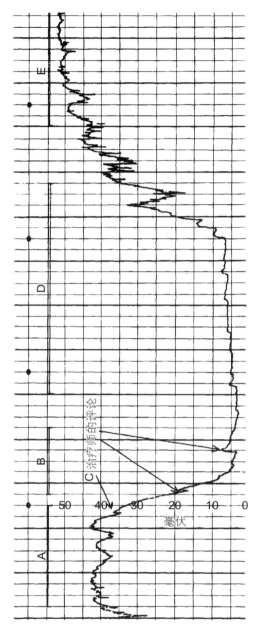

图 3：类僵过程中身体直流电压的电子监测——垂直轴线上的毫伏数，水平轴线上每分钟 0.5 英寸[①]的时间刻度：(A) 平常的清醒状态；(B) 放松时直流电压的下降；(C) 对治疗师话语的瞬间反应；(D) 类僵过程中典型的低活跃性；(E) 是比 (A) 更高水平上的典型的清醒模式。

[①] 1 英寸等于 2.54 厘米。——译者注

平静下来，这种平滑的直线记录就会出现。所以，我们要提出催眠体验的二因素理论。第一个因素，必须有一种开放和接纳的状态，在这状态中，被试不做任何自主的努力去干扰他们自己自发的心理活动和治疗师的暗示。像图3显示的那样，瑞韦兹的测量，或许就是这种平静接纳状态的有效呈现。第二个因素可以被称为"联想的卷入"。这是催眠治疗师借以调动和利用被试的联想、心理机制和心理技能助长催眠体验的过程。我们把这个利用被试自己心理联想的过程看作"暗示"的本质。催眠暗示*并不是*一个曲意迎合或在被试脑中植入什么东西的过程。催眠暗示是一个以超出被试平常情形下自我控制的方式，帮助被试利用他们自己的心理联结和能力的过程。

那些有机会使用适当电子设备（奚斯－施林伯格 SR-255B 型带状记录仪是合适的选择）的学生和实验室工作人员，可以探测催眠体验与身体电子监测的直流电压之间许多有趣的关系。曲线的深度（图3中的D区）与"催眠的深度"正相关吗？人们会发现有些被试在直流电压曲线处于没有任何上升的低位期间，能够说话。这样的人是更好的催眠被试吗？除了类僵以外的其他所有催眠现象都有其特征性的曲线吗？曲线处于低平台（D）部分期间，更容易诱发经典的催眠现象吗？

催眠诱导中的类僵应用示范

在盲人被试身上诱发手的漂浮

Z 医生是一名受过心理治疗专业训练的盲人被试。当时她50岁，她从两岁起双目失明。她找到艾瑞克森想确定她是否能凭借催眠回忆起她早期的某些视觉图像。特别是，她是否能够学着回忆起她母亲脸的图像？这是她与艾瑞克森的第一次晤谈。她被介绍到第一作者这里以后，她允许他对这次晤谈录音。这次晤谈从闲谈明眼人与盲人在机能方面的不同开始，期间，艾瑞克森讲述了他在与残疾人打交道的大量实践中所见闻的一些趣闻逸事。然后，艾瑞克森随兴所至地开始了这种诱导，如同整个谈话中一个自然的部分。

读者应该事先知道，这是第一次诱导，并且只有极小的反应。实际上，Z 医生感受非常迟钝，以至艾瑞克森在应用手漂浮技术进行诱导时，不得不挑战性地使用了他极为丰富的词语库。这些冗长的言语表达值得初学者在催眠中仔细地研究，因为：（1）它们提供了一个极好的示范，示范了情形需要时专业人员必须能够组织的广泛的语言形式；（2）它们清晰地揭示了艾瑞克森在诱导过程中，当他探索适当的概念，使其能够帮助 Z 医生独特的个性学会体验手的漂浮时他积极的思维过程。艾瑞克森的诱导语言不是程序化的，也不是充斥陈词滥调的"喋喋不休"，而是建立在他对此时此地正在与之相处的"活生生的"被试的精神动力进行深入观察和缜密思考基础之上的一种表达。

构建接纳态度和探索定势

E：现在，你能否双脚并在身前，笔直地坐着？把手放在腿上。肘部舒服地放在身体两边。学习与催眠有关的某些东西，本质上也是在学习你的体验方式。*你不知道在你的感觉中，从意识状态到无意识状态，变化究竟是怎么发生的。*

> R：你通过强调她会学到她自己的体验方式，对一个专业的同事诱导催眠。你因此建立一种可能对她非常适合的学习和探索的定势。但是，你立刻又指出"你不知道"变化是怎么发生的。这个隐含式暗示是，她的体验性学习将不会是那样一种平常意识的智力学习，那种非常典型的专业训练。

引发混乱的间接方式：唤起期待、感受性和一种对闭合的需要

E：那么，我的无意识状态，心理方面的这个事实……你知道怎样系鞋带，但如果让你按次序详细说明这个动作过程，你却并不了解它们。［停顿］

> R：这个部分，你从两个卖关子的短语（"那么，我的无意识状态，心理方面的这个事实……"）开始，好像在为接下来的做准备，但是，我想

知道的是，他们会不会错误地领会你的句子结构？

　　E：这是一种技巧。没有人喜欢迟疑。[这时，艾瑞克森做了一个非言语的示范，他的手伸出去，然后在桌面一些小物件的上方迟疑地徘徊。因为他那只胳膊有部分麻痹，当艾瑞克森最终设法捡起一个小玩意儿送给他时，罗西明显地感觉到一种宽慰。]你瞧，我知道你很乐意接受它，因为当你看到我努力地捡起它时，你产生了一种接受和渴望的态度。

　　R：这种卖关子的短语在患者那里引发一种期待和接受的态度，因为他们想要抓住点什么，他们想让一种闭合发生。

　　E：是的！他们想让一种闭合发生。他们会想："为什么你这该死的不完成你的句子？"这也是这种混乱技术的基本原理。

　　R：患者在意识层面只知道有种让他们感到困惑的不确定和混乱。他们并不知道这实际上是你间接引发混乱的方法，这将自动引发期待的态度、感受性以及对闭合的需要。他们将准备好接受你所给出的任何可以解决闭合需要的暗示。

失去身体适应能力是催眠开始的标志：
疑惑和不知道易于形成探究定势

　　E：*你不知道在发展催眠方面身体的适应能力是什么。*[Z医生未做任何改正姿势的努力，逐渐笨拙地滑向她椅子的一边。]*我必须留意你身体反应方面不同的适应能力。现在，对你来说无须着急，无须匆忙。*

　　R：她开始失去身体的适应能力，这显示她已经处于变动意识状态。在诱导的最初几个句子里，这是你第三次告诉她某些事情她也不了解，在整个晤谈过程中你不断地进行强调。

　　E：*你并不知道所有这些事情，但你想知道某些事情，不是吗？*

　　R：这再一次在患者心里引起一种期待和渴望的态度。

　　E：*它也意味着有些事情会在这里学到，尽管我还不知道它是什么。*

　　R：通过诱导疑惑和不知道，你发展了一种探究定势，患者想从中学习更多你正在暗示的东西。

不做：间接暗示达成放松和舒服

E：你只是简单地等待，*你让我去夸夸其谈*。我会适时地问你一些问题。而且，当它在你身上变成一种自然的感觉时，你会做出回答，并且是以你自己的方式。[停顿]

E：当你在等待，并且知道你不得不等待时，你不妨很舒服地等待。我并不是必须告诉她去放松。

R：噢，所以你在这里暗示舒服，而并不直接要求放松。

E："你让我去夸夸其谈"暗示你不需要做任何事。

R：这种不必做任何事情的态度，正是你想在患者身上看到的，因为催眠的达成是在一个自动的或无意识的层面上。这就是催眠反应的确切定义！

E：是的。

迎合患者的个性：一种唤起自发无意识过程的间接方式

E：现在，我将唤起你对自己手的注意。有一些记忆与你的手、与你的胳膊、与你的肘部有关。只是无法描述所有那些记忆是什么。现在，我将向你描述一下你的反应。

E：你对自己刚才怎样坐在椅子上有什么记忆？

R：用言语来描述每一个单独的肌肉动作是不可能的。但你为什么在这里提出这个问题？

E：因为她是盲人，她不得不依仗椅子对她小腿等处的感觉。

R：所以在这里，你其实是在调整你的诱导语言，使之适应她独特的个性。

E：是的，她必须弄清楚她正好在椅子前面，还是在椅子旁边。基于过去的记忆，她将会知道她的肘部与椅子扶手的关系，但是，因为她从两岁就已经失明，到如今，这些记忆全都自动地处于无意识层面。

R：对一个看得见的人，你不会用这些特殊的语句吗？

E：是的，不会！我会说一些他们可以看，但却看不见的东西，譬如系鞋带，扣大衣纽扣。女人是怎样戴胸罩的——先右边？先左边？还是两边同时？

R：你为什么要描述一些患者可以做，却不能有意地用言语词汇详加描述是怎样做的一些事情？

E：这种知道是无意识的知道，无意识心理知道，但意识心理却不知道。

R：这是你间接激活和助长她对自己无意识过程信任的一种方式：你强调了很多她无意识心理知道但意识心理却并不知道的事情。即使她的意识心理没对你的问题做出反应，她的无意识心理却会有反应。正因为如此，你的问题和对她反应的评述，唤起了她一系列自动的、无意识的反应模式，它们理所当然成了助长催眠反应的原始素材。

意识反应和无意识反应的不同：唤起期待

E：当你从脸向后撩头发时，你手的动作确切地说是一种意识的心理定势。无意识以不同的方式移动手。我将再次把你的注意力唤回到你的手上。我想让你等待，直到其中一只手开始非常缓慢地向脸部移动。是哪一只手？你自己将会发现。

E：当你观察教室里的学生，你会注意到这些不同。某个学生可能会带着一种故意向后撩她的头发，那是在说"我希望这狗娘养的立刻结束课程"。于是就会有那个向后撩头发的下意识动作，表示他们在注意你。

R：同样的反应以不同方式表现，可以表达不同的东西。催眠治疗师逐渐能够认识到意识管理的故意反应与意识心理在别处忙碌时由无意识促成的或多或少的下意识反应之间的区别。这种情况下，你指出她手向后撩头发时的动作是在意识层面，这样她会认识到无意识的动作将是不同的。

E：通过让她"等待"，你建立起一种对"有事情将要发生"的期待。这是安全的，因为她会等待，直到她的手开始抬起。她现在正带着手将会抬起的期待在等待。

R：这是她内心在做的事情，而不是你。你不需多管闲事。

E：是的，她的整个生活经历使得她不得不小心谨慎地处理每一个动作。

R：为获得成功的催眠体验，她需要松开警觉的意识心理与身体运动之间长期的历史性联结。

虚假选择：涵盖所有反应可能性的双重制约

E：将会有种选择。

E：这是一种虚假选择。实际上是没有选择，因为在接下来的三个句子里，我剥夺了"选择"，先抬起来的可能是右手，也可能是左手，但是，不管哪种方式，手总要抬起来！

R：因为是你在决定会出现的反应，对她的自我意识来说，这是一种虚假选择。如同你在下一节所做的，当你提供这些涵盖所有可能反应的选择时，你是在建构一种双重制约，把选择权留给她的无意识，让它去选择一种反应方式。

"乒乓"：弱化意识以助长无意识活动

E：可能是你的右手，也可能是你的左手。如果你是右利手，它可能是你的左手。如果你是左利手，它可能是你的右手。或者，它也可能是你的优势手。你确实并不清楚。

E：此时此地，她的意识心理必定会前后跳跃——右，左，右，左。

R：这是在做什么？这样她就会跟随你？

E：是的，她一直在跳跃。你让她保持在一种想法不断变化的状态，这样她的无意识心理将会取而代之，因为她的意识心理在前后跳跃。

R：你在与她的意识心理打乒乓球，你用这种方式使她的意识心理弹来弹去，使其不断弱化，从而允许无意识取而代之，并且确实让某只手漂浮起来。

E：没错。

等待以便建立期待

E：*你就这样等待，让你的无意识心理去做选择。并且慢慢地你将会逐渐意识到手开始变轻。*［*停顿，这时，并没出现显而易见的动作或明显的手的抽动或手指的细微动作。*］*它会觉得有些不同。*［*停顿*］*你在肘部感觉到一种趋势，一种将要反应的趋势。你可能会开始觉察这一点，也可能觉察不到。*

E：在这里，我说"你就这样等待"，这是再一次建立一种某些事情将会发生的期待。

R：这种期待的态度使得患者准备从无意识层面完成某些事情。这是患者应有的理想的心理治疗态度，因为一旦绕过意识心理僵化的错误定势，疗愈将从内心深处发生。这是你这种方法的特征：当患者还不那么容易产生反应时，就让她"等待"。这种等待会自动建立一种往往会助长反应发生的期待。

E："它会"是在给出一个明确的指令。

R：尽管这听起来好像你只是不经意地。

E："一种将要反应的趋势"是一个很难捉摸的句子。

R：这是一种万无一失的说法；不管发生什么，她的反应都与你的话相符。

E：你说得对，不管发生什么，患者都信任你。"你可能会，也可能不会"这是另一种万无一失的说法。

弱化意识定势以助长自发反应

E：*只有你的无意识心理逐渐明白，这就足够了。*［*停顿*］*它会乐意呈现出越来越多的显性选择。*［*停顿——并没有出现明显的动作*］*等待并且乐于等待 *** 某些你一直不曾觉察到的事情正在发生。你的血压已经发生变化。这是你没觉察到的。你的血压已经发生变化，这对所有被试来说都是理所当*

---

* 多个星号表示出版时考虑到经济的原因省略掉了一些段落。

然的事。［*停顿——她手上出现一些微小的动作*］

E：用"只有你的无意识心理逐渐明白，这就足够了"这个句子，我在有效地赶走她的意识心理。

R：你正在弱化意识定势，暗示它们与无意识的关系并不重要。

E：我不是在逼迫她。我们都在等待。等待什么？等待某些事情！她甚至并没意识到，这种等待正在对她施加压力，促使某些事情发生。

R：期待性的等待往往会促使无意识做出反应：每当我们弱化某些习惯意识定势时，自发的反应趋势往往就会变得越来越明显。

间接联结助长意念动力反应

E：你的手正在做出更多一点的反应，*很快，你的肘部就会开始动作。***** 你可以觉察到你呼吸的速度已经发生了变化，呼吸的模式也发生了变化。现在你的心率已经发生了变化。我通过我所擅长的对你颈动脉的观察了解到这些。我也可以从脚踝处的动脉观察到。有时我也可以从太阳穴处观察到。

E："很快，你的肘部就会开始动作"。你怎样让你的肘部开始动作？要厘清这些话的含义，她必须开始思考她的肘部；这种思考正是意念动力反应弯曲移动肘部的开始。

R：以煽动的方式简单地谈论动作，是一种助长动作反应的间接方式：这就是意念动力反应。

E："你可以"意味着我在给予她许可。我也是在命令她。在平常谈话和儿童游戏中，"现在你可以看"是什么意思？"你看！"。

R：但是，它听起来并不像是你正在下命令。

多层含义：助长无意识过程的悖论是艾瑞克森催眠方式的本质

E：但对你来说，重要的是去发现你的手慢慢地向上抬起。这在一只手上会有明显的优势让你知道它。你会非常地耐心，因为你的无意识正在第一次学着如何接管，有意地对另一个人做出反应。***** 你的身体一直在无意识层面以多种方式进行反应，但你并不知道。当你第一次遇到某个人，你的某些肌肉收缩，某些肌肉舒张。你对不同的人反应也不同。[一只手看起来有点儿向上抬，抬起大约1厘米。]现在，你的手正在抬起，离开你的腿。*向上抬起，而且，它会抬得越来越高。*

R：在这里，你实际上说了两件不同但又非常接近的事情——手的漂浮和手的优势。优势这个词，在这个上下文中可以指手的优势（右利手或左利手），也可以指你的一只手正在漂浮过程中取得优势。至于她理解成哪种意思都没问题。

E：她按哪种意思理解都没问题；正面朝上我赢，反面朝上你输。当我说"你会非常地耐心"时，我是在利用盲人早已学会了"耐心"这个事实。

R：你通过不经意地提到她信以为真的事情来增进融洽关系，她不得不同意你所说的。你正在利用一种对所有盲人都有效的事实陈述，建立一种"是定势"。

E：她自己对此却不知道。

R：所有她所知道的就是感觉与你立场一致，但她并不知道你对事实陈述进行超心理学应用是怎样做的，也不知道你为什么这样做。

E：用有意地这个词。对她来说，这是个崭新的想法，因为她原先认为你只能用意识心理有意地接管。

R：在这里有一个有趣的悖论：自发运作的无意识心理将有意地接管。这种悖论往往会立即弱化患者的意识定势。对一个想要体验催眠性恍惚的人来说，这是一种非常关键、非常重要的学习：让无意识去接管，让无意识居主导地位，以便允许潜在的治疗性反应潜能逐步显现。这就是你的催眠方式的本质，不是吗？

E：是的。

R："你的身体一直在无意识层面以多种方式进行反应，但你并不知道"，这是一个非常安全的句式。当你这样说时，它听起来意义深远且含义丰富。当然，这往往会进一步助长无意识进程。

意识过程助长无意识

E：现在想象它正在开始向上，开始向上……

R：当你让她"想象它正在开始向上"时，你实际上正在取得她意识意念作用的支持，帮助实现无意识的或不由自主的漂浮。好像意识的动机或能量真的能够贯注到无意识中去助长它的学习一样。

E：是的，它就像当时西部牛仔电影中的英雄向一个坏蛋吼道："留神你的后面！"他通过意识层面的一声大喊，在无意识层面唤起一种惊恐的转头反应。

强调个性以促进自发反应

E：……或许你会感觉它正在向刚好位于你头顶上方的某个目标移动。[停顿] 头顶稍高一点的地方。现在，肘部快要准备好了，手腕将慢慢抬起。现在你所有的学习都带有一些小心谨慎。一种缓慢、一种精确逐渐渗透到你的学习模式中。这是学习的一小部分，在这里面，你不必学着负责，而且对这个来说，并没有什么必须遵守的固定模式。它只不过是一类自发的事情。对于你来说，肌肉施力的自发性已经被训练成了一种姿势和谨慎。这是一种将不得不被改变的情况。[Z医生的手数次明显痉挛性地向上跳动]

E：盲人动作的目的相比于明眼人更具目标导向性。明眼人可以任由自发动作的实施，因为他们能够看得见。盲人的动作完全不同于明眼人。因为它更具目标导向性，"感觉到它正在向刚好位于你头顶上方的某个目标移动"的暗示更适合那些盲人。

R：在后面关于动作缓慢和准确的句子中，你再次让自己的语言表达适应她独特的个性。一个因故从两岁失明的盲人，她势必已经学会在身体动作方面的某种谨慎和更多的目标导向性。

E：我在定义她学习的精确模式，并且在告诉她不必固守着它。单词"自发的"对她来说与"无意的"和"解离的"有重要联系。对盲人来说，这种（自发的）动作通常是灾难性的，因为他们不能像明眼人一样及早（根据现场情形）进行修正。

R: 某些动作，对可以自动地用视力去修正和控制的人来说是正常和自发的，而如果由盲人去完成，由于他们没有视力协同的自动反馈控制机制，这些动作就会成为解离的和无意识的。在明眼人身上"正常的"，对盲人来说则变成"解离的"，这一点非常重要，且意义深远。在感觉过程和连续变化的随意—不随意（解离的）反应之间存在着一种紧密的联系。

增强自发性和个性

E：现在，你正在取得更多进步！［停顿］正在展现你自己独特的手臂漂浮模式。你正在展现的肘部动作明显不同于明眼人的动作。那是你的肘部动作模式。非常好，因为你的胳膊已经升起。你开始想知道，什么时候，你的手将完全离开你的衣服。或者你会想知道，哪只手会先离开衣服。它正在脱离与这里、那里的接触。甚至我也不确定你是否知道是哪只手，但这并不重要。［停顿］

R：你的暗示在明显地发挥作用，因为这种向上的痉挛性的跳动，这种迄今最强的跳动，像是要对你正在说的话产生直接反应。你迅速地强化它，当然是通过评论她的"进步"去强化。

E：没错。我强调她的肘部动作不像明眼人那样。我是在再次强调她的个性和自发性。当我承认我并不知道哪只手在浮起时，这意味着唯有她正在体验和学习的东西才是最重要的。

停顿唤起内心问题，它可经隐含式暗示弱化意识定势

E：你的学习模式可能会阻止把你自己的意识排除在外。［停顿］把你的意识排除在外并没什么不妥，它（指意识）是不必要的。你已经被经验训练得非常意识化了，好像在这种情况下，意识是那么地重要。而实际上你正在完成某些事情。它正在越来越多地向上升。如果你认为意识化是你学习所必需的一个部分的话，你已经完成得足够好了。［停顿］对我来说，重要的是你以你所能用的任何方式去学习。而且我很清楚，你的任务是学习自己的反应

模式而不是与我雷同。[某些上升的动作是显而易见的。]它正抬得越来越高！你的无意识心理已经在移动这只手。它已经使肘部移动了，[停顿]而且它正在改变与你衣服的接触。

R：这里你正在直接暗示对意识可能的排除或阻挡。

E：是的。

R：你正在通过查找是什么原因造成她"非常意识化"的训练，去继续弱化她的意识心理，并且也在告诉她这是一种不同情境。催眠是一种完全不同的情境，你对自己意识的精心训练这时根本就不适用。

E：在这一部分停顿的时间里，我在给她时间去询问她自己："我为什么应该意识到？"我在告诉她这是不必要的。在她仔细思考时，我停在这里（第二次停顿）。你可以看到小孩子的活动向来无须完全的意识觉知。在晚饭桌前，小孩会问："我可以去看电影吗？"当他在等待大人对这个很有趣的问题做出回答时，你看到他拿起一杯牛奶，端到嘴边，只有当杯子真切地触碰到他嘴唇时，他才微感惊讶地意识到，有杯牛奶在这里等着他饮用。你可以看到这类事情一而再、再而三地在孩子们身上发生。

R：孩子们倾向于不自觉地做一些事情，而无须意识觉知。

E：是的，在无意识层面。

R：在催眠中，你利用的是无意识层面的运作。

手漂浮过程中的推和拉

E：现在，或早或迟，会有一种来自你无意识心理的推力。它将会推着或者拉着你的手向上。[停顿]实际上，你正在不断增加你的经验。在某种程度上，你有一种双重目的，这非常好。你有种学习比你所能意识到的东西多得多的倾向。你可以意识到某一些，而对另一些却毫无觉知。

R：诱导中，通过囊括"推着或者拉着"两种方式，你正在涵盖多于一种的反应可能性；你正许可她去利用她从其早期生活经验中非常牢固地建构到内心深处的各种各样的反应模式。

E：她的双重目的是：（1）学着在运动层面产生反应，（2）无须意识觉知。对一个盲人来说，对所有"运动"保持一份意识觉知是非常必要的。盲人必须觉知到某某东西正好距我的肩膀、后背、大腿等处有多远。[艾瑞克森身体力行地进行示范。]而明眼人有边缘视觉，他甚至都没什么察觉他在用它处理这种问题。盲人必须把他们的动作目标明确地导向成一种有意识的行动，与明眼人的动作相比，这是一种完全不同的动作类型。现在，在手臂漂浮中，我在要求她学着做没有任何目标的动作。

当你向被试询问手的飘浮时，有些人的经验是好像有一个力在推他们的手，另一些人的经验则像是在拉。而盲人非常清楚拉和推分别是什么。他们把这个与目标定位的目的联系起来。这样，你把那种对推或拉的了解单独划到非目标导向的范畴。

R：非目标定位正是我们在催眠中想要的。

手臂漂浮过程中有些迟疑的试错学习

[Z 医生的手向上漂浮了几厘米，尽管它有些迟疑地在空中上下晃动，实际上，它一直在"积极地尝试"，甚至当它猛然落回到她腿上时也是如此。]

E：*抬得越来越高，再快一些。现在它正在非常非常顺利地向上抬起。你的头正在非常缓慢地朝它弯下去。*

E：这种有些迟疑的上下晃动，反复试错，是所有学习的典型模式。你试图做些新的事情，但是有很多努力半途而废——

R：——在你能自动地平稳抬起你的手之前。

E：通过强调"更快一些"，我把她的注意力从"抬起"转移到速度问题上。

R：所以，这是在暗示它将抬起，现在的问题只是以多快的速度抬起。

自发的头部动作是催眠的一种标志

E：*正向你手的方向弯去，随着你的头向下弯，你的手将很容易抬起。非常缓慢地向下弯，手在慢慢地抬起，去迎向脸。*[停顿。Z 医生的头向下弯确实是一种非常缓慢的微动作！罗西医生不得不非常仔细地端详 Z 医生，以确定它确实正在发生。]

E: 你是怎样把手移向脸的？［罗西医生做了个示范: 头不动, 手直接移向脸］

R: 噢！你的意思是催眠中有点儿不同: 在催眠中, 人们往往也会把头同时移向抬起的手。所以, 当你看到头在向抬起的手移动时, 你可以把它看作一个催眠产生的标志吗？

E: 是的, 坐在你餐桌边的客人可能不会向你要第二块面包。你可以看到他不向你要, 但他的头移向面包, 他的眼睛看着, 嘴唇微微张开。他不是在用言语说想要。

R: 这位客人一般也不知道自己正在做什么。那些头、眼睛和嘴唇的动作有时是不知不觉发生的。

E: 是的。

R: 所以, 在催眠中这些头部的动作是无意识的。这就是为什么你用头部的动作当"是"或"否"的信号要比用手指的动作更好的原因; 头部动作被更多地建构到人的身体中, 所以它可以更容易在无意识层面发挥作用。

E: 说得对。

节奏诱导: 把意识"悠悠"进治疗师的节奏中

E: 慢慢地向下弯, 向下, 向下, 向上, 向下, 向上, 向下, 向下, 向上, 向下, 向上。［停顿］你的头弯得越来越低。你的手指似乎在准备脱离接触。更多轻微的抽动, 某些手指将会脱离。抬起。抬起。［停顿］

E: (头)向下, (手)向上, 向下, 向上, 如此等等, 我在做的是把她的头部动作和手臂动作联系起来。这如同患者思维中的悠悠球, 他们不能稳定自己的思维。他们不能认为"现在是向下, 现在是向上", 因为我已经接管了那种"上"和"下", 现在它在按我的节奏进行。只是他们并不知道这是我的节奏。他们进入了治疗师的节奏中。

R: 让患者进入治疗师的节奏是很重要的, 因为这使她能够接受终将随之而来的暗示。

E：说得很对。我正在使她脱离她自己习惯的心智模式。

R：在你的整个过程中，哪一个步骤是最关键的？

E：但我不会说"我将告诉你什么时候吸气，什么时候呼气"，因为这样你就让她清楚地意识到她自己的节奏！我催眠过的一个孩子，她父亲应用医学催眠术给她做过催眠。当她父亲向她询问我们催眠方式的不同之处时，她回答道："爸爸，你告诉我去睡觉，而艾瑞克森医生是轻声地对我说睡觉"。你跟随孩子的呼吸节奏，然后你再改变你的节奏并让孩子跟随你。我们都有非常多的节奏，而节奏是一种非常强大的力量［见《米尔顿·艾瑞克森催眠文章集锦》第一卷中"呼吸节律诱导"的详细描述］。

R：因此，我们可以把节奏作为一种诱导催眠或加深催眠的方法加以利用。它特别有效，因为：（1）它是间接的，这期间，被试并不知道他的节奏正在被利用；（2）节奏在我们身体中都具有其自然的生物学基础。当我们与被试的节奏同步（不论是呼吸动作还是语言模式等）并且逐渐成功地改变它时，我们便是在改变一种非常深层的功能，并可能由此获得深度治疗性改变的效果。

增强催眠性学习的隐含式指令

E：当你的右手抬离时，你对催眠就会学到很多。

R：在这里，当她的右手抬起来时，你通过说她"就会学到很多"巧妙地利用她想学习催眠的渴望和动机。这是一种隐含式暗示指令，它可以增进一种内隐状态的学习。等到她的手确实抬离了衣服时，她肯定已经学到了一些东西——即使学到的不多，只是有些——也不管学到的多么少，它将因你对她的鼓励性表达"你就会学到很多"而得到有力的强化。因为这种强调和鼓励，她所学到的那一点点将会成为以后学习的基础。

佯装权威暗示

E：只不过你自己不会知道你已经学到的是什么。但是，它的数量会相当大，你可以自由地加以运用。如果你想弄明白"非常好！一次不错的狞动！"是怎么回事，马上便会有另一次狞动发生。[停顿]

R：你用"只不过你自己不知道"这个句子，来保持对催眠安全性的新的学习体验，避开意识心理的怀疑定势所带来的抵消和破坏性影响。

E：是的，并且这是一种直接的权威性陈述，只是它听起来不太像。单词"只不过"减弱了权威的意味。甚至，当你进行直接暗示时，你用非正式的小词（只不过）、表示可能的词（可能、或许），并巧妙地运用否定（它将……，不是吗）去消除非常具有患者习得性限制特征的常见怀疑，以此对直接暗示进行典型的伪装。

无意识狞动的即时强化

E：你的头正在弯下一点儿。手在抬起[Z医生的手呈现出一次显著的、更强的向上狞动]非常好！又一次狞动！[停顿]令人惊奇的是，为什么会发生这种痉挛性动作？作为身体学习的一部分，常常会有痉挛性动作发生。

R：对一次显著的、向上的无意识狞动进行非常适当的即时强化，比你所能说出的其他任何话语都重要，所以在这里，你迅速进入你自己源源不断的冗长话语流中。

E：是的，我可能在跟她说些什么，但我立刻把话题转向了她的反应。

R：带着强烈的兴趣和自信小声说出的这个短语"非常好"，这已经成为那些观察过你的工作并得到过你第一手真传的美国临床催眠协会成员的惯用语。有一次，当我在你给我做的催眠中体验到这个短语时，我感到一种爆发性的、纯粹的、充满活力的愉悦感，它激发我到达一个顶点，在那里似乎什么事情都可能发生。

E：是的，这就是在适当时机应用强化的威力。她动作的这种痉挛性是所有学习的一个特征——它通过患者的自发动作真实地让他们知道这一点。

平常学习和临床再训练的沉着

E： 学习流畅动作和让事情缓慢发生不是什么令人痛苦的事情。［停顿］
*非常好。抬起！所有它自己要做的，就是向上。*而且现在它已经延伸到你的
小臂和肘部。［停顿］

E：［描述让学习如同其自然过程一样缓慢发生的重要性。例如，口
吃和说话困难的孩子，经过一段时间的再训练，教他慢一些说话，他可以
学会正常说话。］学习说话流畅的问题在于你是否愿意慢慢地学。所有
的小孩子都可以学会说话，是因为他们常常愿意花费一年或两年时间去
说"喝—水（drink of water）"而不是"dink a wa-wa（重叠water的第一
个音节）"。

R：实际上，在说话、走路、阅读、数数、拼写等方面，正常的学
习需要难以数计的神经元、肌肉和感觉器官的协调一致。大脑神经链
接的重组在不断地发生，并贯穿终生（Hubel, Torsten, & LeVay, 1977;
Changeaux & Mikoshiba, 1978; Greenough & Juraska, 1979）。这就是为什
么这种技能通常需要多年去发展的原因。因此，在临床再训练中，我们
必须强调，一段正常沉着而有耐心的学习时间，将使真实的神经组织发
育和重组成为可能。有时，这种耐心也是催眠训练所需要的。我还记得
你第一次对我使用手臂漂浮诱导——在我的胳膊完全举起来之前，实际
用了一个小时的时间。但是，很多催眠体验方面真正的学习，实际上发
生在常常被看作是在为进一步工作打基础的那一个小时里。

手臂漂浮的拉力

E：*肘部的拉力会不断增强*［停顿］

R：这使我想起一个事实，成功的手臂漂浮需要胳膊中的某些拉力。
实际上，罗伯特·皮尔森医生以一种手臂漂浮的变种形式引发所需的这
份拉力——他让患者从指尖轻轻地停在大腿上开始。在这种形式中，自

然会有更多的用以抬起手臂的拉力，所以，只用指尖接触大腿。

E：我知道，我教过他这样。

用只有无意识才能执行的暗示弱化意识定势：
让意识和无意识各忙各的任务

E：现在，无须我对你说些什么。我必须说的话，你已经听到了。［停顿］你的学习经验会记住这些话，并且你可以在脑海中一遍又一遍地重现。［停顿］而且当我的话语流经你的记忆时，使你的反应符合你的记忆。［停顿］

R：在这一小节，你正在指导她内化你的暗示，并把你的话与她自己怎样做出反应的记忆联系起来。当然，她或许实际上并没自觉地意识到怎样让她的反应符合她的记忆。你正在给她只有她的无意识才能执行的暗示。通过这种方式，你间接弱化了她习惯的意识心理定势，以利于无意识或自发过程的发展。当她的意识心理在她的记忆中持续推敲你的话时，这种无意识过程就会发生。这样你同时给她的意识和无意识赋予了不同的任务。

处理意识心理并弱化习惯意识定势：用嵌入式指令增进学习

E：你正在以这种方式增进你的学习。［看到手部一个小的痉动，停顿］非常好。［看到手部又一个小的痉动，停顿］非常好。［停顿］

E：这是一个嵌入式指令的例子。这里，我对学习做了一种概括性陈述，但我用了"增进"这个词，这使之成为一个指令。

R：事实上，是你的声音在"增进"这个词上的强调加上此前一个短暂的停顿，使"增进你的学习"成了一个指令。这真是难以置信，一种如此轻微的声音变化怎么能使语义发生如此巨大的改变。这种语义的改变是如此迅速和出乎意料，以至意识心理通常无法理解它们，它通常无法领会这种隐含式暗示，因此无法再去思考和否定它们。这是你应对意识心理的技术的本质：用这样一种在未被注意到的情况下快速穿越意识防御的方式给出暗示。这些暗示最终停留在被试的前意识、无意识或记忆库中，它们在那里可与其他联结相互作用，对其治疗性工作发挥作用。

这样，意识心理不得不在不完全知道它是怎样发生的情况下，从内心接受一个既成事实。

涵盖和增强所有可能的催眠性反应：无意识联结和治疗性暗示

E：*现在不久，你会把手的动作与你头部可辨识的动作联结起来。*［长时间停顿］*非常好。你正在试着调整你整个的小臂、肘部和手。*［停顿］*我可以看到这个动作，我也可以感觉到它。*［停顿］

R：这是一种很吸引人的并列："现在不久"意味着一种反应可以现在发生，也可以在不久之后发生，这取决于被试的准备情况。用这两个词，你已经再次设法涵盖了所有可能性，并且对任何时候所发生的反应都可起到强化的效果。

E："现在不久或稍后，或者比你所思考的更早"，则是另一种用法。如此一来，你就真正涵盖了所有可能性。你已经给了他们充分的许可去"思考"，尽管他们并没注意到你已经给了他们那种思考的许可。他们正把注意力放在了"现在"或"不久"或"稍后"。他们忽略了"思考"。

R：这种"思考"的巧妙嵌入，是你这种技术的另一个例子，它把你的暗示以这样一种意识心理未认识到的方式与他们自然在做的事情联结起来。但是，这种未被注意的联结在你的话语与他们的无意识之间建立了强有力的联系，这样，你的话最终将在无意识层面中断他们的内部心理过程。稍后的时间里，你或许可以利用这种联结让他们"思考"某些他们通常情况下不会思考的有益于治疗性目的的事情。

在盲人和明眼人身上的类僵：手臂漂浮暗示的失败

E：*对我所做的不用在意，也不必上心。*［这时，艾瑞克森移动身体更靠近Z医生，开始用手接触她稍稍漂浮起来的手的下缘。他正在给出一个漂浮的触觉信号，但并未让自己的手真去抬它。］*我不需任何帮助。*［停顿］*我做什么是我的责任，你无须以任何方式纠正或更改它。*［停顿］*它不会干扰到你。*［停顿］*它将是我为了让你慢慢意识到在你身体适应过程中已经发生的某些事情而做出的一种努力。*［停顿］*在无意识层面保持那种抬手的努力，不用*

关心我做什么。[停顿，Z医生的手似乎并未接受他的触觉暗示去保持向上和进一步抬起；相反，在他给出手抬起的暗示后，她的手落了下来。]我正把你的手放在这里。[艾瑞克森更坚定地把她的手以一种类僵姿势放在她的大腿和头部之间，轻轻地把它抬到那里保持一会儿，然后，他尽可能不被察觉地撤去他手的支撑。大多数被试，无论他是否在催眠状态，通常都会把这当作一种暗示线索，让手以那种姿势保持悬停。然而，Z医生似乎并未领会艾瑞克森让她保持那个姿势的非语言暗示，在几次尝试中，她的手不是马上落到腿上，就是一两秒之内就落下了。]我不把它放到别的什么地方，只放在这里。而你无须修正它或改变它。你正在慢慢地开始明白[停顿]，你并不知道我所说的"改变它"是什么意思。[Z医生的手在艾瑞克森摆置后继续飘落到她腿上。然后，当艾瑞克森再次摆置她的胳膊时又停顿了一下，但它再次快速落了下来。]这是一种修正，一种改变。[停顿]现在我把那些手指留在那里。[现在，她抬起来了两三个手指，尽管她的其余手指还停落在腿上，但艾瑞克森对自己已经感觉满足了……停顿。甚至这些手指也不能保持它们的位置，以至艾瑞克森不得不重新摆置它们。]

R：为什么你要求她在这一点上"不用在意，也不必上心"？

E：当你接触盲人时，与你接触明眼人时是不一样的。盲人被迫尝试着给这种接触赋予某种意义。你与阿拉伯人交谈时，你不能直视他的眼睛，因为他会认为这是一种冒犯。在南美的某些地方，人们会站得离你很近，让你觉得像身贴身，但你不能移开，否则他们会认为是一种冒犯。盲人也有他们自己的文化，明眼人不知道接触对于盲人意味着什么。

接触对于盲人意味着"做点什么"。你将用手做的事情是什么？你的手因某个目的被触到。但这时的那个目的是什么呢？她找不出任何目的。通过与大量盲人被试打交道，我已经了解到，类僵对盲人来说是一件极难达成的事情。但对明眼人，即使在一个一点儿都不明白你的话是什么意思的人身上，类僵也很容易达成。

R：你认为这是因为在盲人身上，手的放置和移动总是有一种目标定位——一种目的导向。在这里，尽管你知道它（类僵）或许根本就不会发生，但你还是在尝试着诱导它。

E：是的，这一小节是带有说教目的的。任何从事治疗工作的人都应该了解人类反应的范围。

R：当你坚定地说："我不把它放到别的什么地方，只放在这里"，这似乎是在不说"请让手维持这种姿势"的情况下，你所能做出的尽可能直接的一种暗示。只不过实际情形是，你用尽可能间接的方式来进行暗示，这样，意识心理将以其自身特有的方式，尽可能没有暗示痕迹地去做事。

E：她其实并不知道我所说的"改变它"是什么意思。

直接权威暗示的失败是一种悖论性的催眠迹象

E：*那里，就停在那里！就停在那里！*［艾瑞克森再三努力着，试图让她把那只胳膊保持在空中。］它正在否定你所受的全部教育，就在那里让它保持向上，向上，向上！向上，向上，向上，向上！你在不断地学习。［办公室外，艾瑞克森的几只狗正在狂叫，但至少Z医生似乎一点儿都没注意到它们。只是罗西医生默默地惋惜它们干扰了录音］

R：*在极端情形中，甚至艾瑞克森也会非常大声地喊出一个直接的权威式命令"就停在那里！"。但全都没用！她的手还是重重地落回到腿上，又成了松弛休息的姿势。她不会听从一个直接命令让她的手自动地保持在空中，这个确定的事实表明她已经处于一种变动意识状态。*

你已经从一种间接的许可模式转换成直接的权威命令，但这时，她不会用一种自主反应来听从于你。这种甚至在自主层面都不会有反应的奇特的刻板，可能正是作为催眠特征的精神运动延迟的一个标志。实际上，由于狗的狂叫，你异常独断的干涉，刚好在她耳朵上方的空调器时开时关的嘀嗒声，一种喧嚣混乱正在发生，但她全然无觉，这是典型的催眠反应。那些狗从未这样烦扰人。我不知道它们是否感应到了你的大声而试图加入你的防卫？

利用自然心理机制和心理局限

E：但你可能不知道你已经学到什么与催眠有关的东西。你可能并不认为自己学到了什么。你的无意识心理会知道它已经学到了。[停顿]

R：这是你绕过意识多疑态度非常典型的方法。在意识层面，患者可能不知道他已经学到了一些东西。意识心理的特征就是意识不到隐性学习、无意识联结的形成等事情。你利用关于人类学习的这个基本事实、这种基本常识，当作助长她对训练的接纳性态度的基础，这种训练是为了获得出现在下一段的无意识信号。你利用意识心理自然局限的有利因素，诱导一种有利于无意识反应或催眠性反应的定势。我认为你治疗工作有效的根本因素在于：你利用自然的心理机制和心理局限以意识控制系统无法做到的方式引导反应能力。

催眠诱导中的双重制约：有效意念动力头部信号的判断标准

E：所以，我将提出一种情形，并且在这种情形中，我们会一起等待回应。如果你的无意识心理知道你已经学到了一些东西，你会慢慢地点头说是。如果你的无意识心理认为没有，它会慢慢地摇头说不。现在，我们将等待这个答案。你的无意识心理是否已经学到一些关于催眠性反应的东西？[长时间的停顿]肯定的答案是点头。否定的答案是摇头。迄今为止，你已经得到的是一个轻轻的点头，一个轻轻的摇头，意思是：我不知道。无意识心理的确具有非常多被压抑的知识。这就是为什么我们称之为无意识的原因。现在，慢慢向下移动你的头，向下直至你的下巴碰到你的衣服。不要太快，就这样慢慢地。[停顿]现在我想对罗西医生说明一些他应该注意的事情。但你无须在意我对罗西医生说些什么。它对你将毫无意义。

R：通过暗示"如果你的无意识心理……会摇头说不"，你使用双重制约来诱导不随意的头部信号。这是那样一种简洁情形，它实际上会诱导或加深催眠状态。你的双重制约往往会从无意识中引发一种自发的或解离的（不随意的）反应。其实当答案出现时，它是"是"或"否"并不重要。事实是，一种不随意反应的出现意味着被试已经进入了催眠状态——即使仅仅是暂时性地出现不随意反应。

E：是的，他可以点头说是，也可以摇头说不，或者做出各种其他形式的动作去表达介于这两者之间的"我不知道"。这种动作，只有当它们是被缓慢且重复地做出时，你才可以将之视为有效。当它们动得很快且没有重复时，这意味着它们来自意识心理。催眠的"是"是一种重复性动作，它可以持续一分钟。

没什么必要中断这个过程，因为在催眠状态中（的单一专注，使得在某段时间内）再没别的事情发生。而在清醒状态中，还会有些别的事情发生，它们会中断和代替"是"的反应。

盲人不可能把一种视觉评价与点头联系起来；只有明眼人会有那种理解。所以，一个知道点头和摇头意味着什么的盲人可以做出动作，但他在做时，并没有意识认知，他不知道正在发生的是什么，因为他从没获得过视觉方面的联结。

在这个患者身上，点头变得缓慢而悄无声息，因为它不必有意识地觉察到它。只有观察者需要看到轻微的、缓慢的动作，因为只有观察者才能为它赋予某种意义。它的发生表明无意识确实懂得却不知道怎样点头去迎合视觉的需要。

明眼人可以低下她的下巴触到衣服。这可以视为一件有意义的事情。礼貌地鞠躬可被看到和理解，它却完全无法被盲人理解。对于盲人来说这毫无意义。要求她用下巴触及她的衣服，是在要求她做一件没有任何视觉意义的事情。唯一可以意识到的意义是用她的下巴去感觉衣服。

R：那是她所得到的唯一的线索，接触，但不带任何视觉意义。

E：现在，如果唯一可理解的线索是用下巴接触衣服，那么，头向下多远才能触到呢？在她达到这个目标之前，她没有任何线索。似乎那个过程将是非常的长。

弱化意识定势：没有任何意识参照的任务

E：［对罗西医生］位置是不确定的，是迷失的。探索活动的需要是［对

Z 医生，注意到她的头向下的细微动作］向下、向下、向下。［对罗西医生］你看，那里的动作，那种缓慢的流畅性是意识心理所无法做到的。这表明没有意识心理的引导。［对 Z 医生］再向下一些。［对罗西医生］时间感会发生改变。［停顿］［对 Z 医生］更进一步地向下。［对罗西医生］据我判断，时间会被感觉到压缩了。

R：是的。

E：［对罗西医生］尽管有时时间会被拉长。稍后，你肯定会从这个被试那里得到印证。［对 Z 医生］进一步地向下，持续不断地向下，直到你的下巴碰到衣服。［停顿］它似乎那么长，那么遥远，但最终你会使你的下巴触到它。

E：动作是不确定的，目的是迷失的。我正在让她为我做些我可以理解的事情，但对她的意识认知来说，它已经失去了所有意义。她的意识心理对此没有任何参照对象，而且她并不了解。

R：这是弱化意识定势的另一种方式。患者在催眠中会有意识，但通过让它们执行它们无法理解的任务，通过让它们忙于它们没有任何意识参照和目标定位的反应中，你暂时弥补了他们左脑意识惯常行为模式的无力。或许以这种方式可以让我们更好地了解催眠究竟是什么：催眠是一种左脑意识或自我的正常组织和结构功能最小化的意识状态。与最近研究相符，我们会认为，它是典型的被弱化的左脑的组织功能。（Erickson & Rossi, 1979; Watzlawick, 1978）。在这种极少条理化的状态中，意识可以保持它的接收功能，有时还有它的观察者功能。我不知道这是否类似于禅宗和佛教信徒所追求的"无心"状态。正是在这种高接受性的状态中，患者的防御和错误的限制性意识定势和态度被暂时中止。在这种状态中，心理是敞开的，准备接受治疗性暗示的种子，随后，它一定会在它自己无意识联结过程的中介下发芽。

通过给予许可获取控制

［长时间的停顿，这时 Z 医生的头开始向上抬，动作轻微到几乎觉察不到。］

E：你的头现在开始向上抬，不需要经过我的许可，向左一点点，更容易、更舒服地抬起一点儿，更容易，更舒服。***

R：头部动作以你不曾预料到的方式自发地改变方向。此时，你立即用你的言语表示认同，告诉她，它的动作"不需要经过"你的"许可"。

E：你等待那个动作，然后你谈起它，这样，盲人就会知道你在注意着他们。这是他们能够知道的唯一方式。描述它也就是给它以"许可"。

R：通过给予"许可"，你也获得对它的控制。通过给患者许可这种看似矛盾的做法，你获得对症状的控制。（Watzlawick, Beavin, & Jackson, 1967）

隐含式暗示催眠效应的间接延伸：从已知转为未知——促进创造性

E：通过感觉你的手，或你的小臂，或你的脖子，或你的大腿，或你的小腿，通过把注意力先放在你身体的一部分，然后再到另一部分。最后，［停顿］感觉头部的舒服。［停顿］感觉精力充沛的感觉。现在，在催眠学习的过程中，你知道自己学到了什么并不重要。［停顿］重要的是知识的获得，当适当的刺激出现时，让它做好利用的准备。

E：我前面主要说的是手的漂浮和头部的点头，现在我正在说起她身体的其他部分——似乎是在延伸，但很明确，我正在把它们与我关于手、胳膊、肘部、头的催眠暗示联系到一起。但是，我不是跟被试说"会有联系"。当我说"我看到你已经丢失了你右手的两个手指"，我同时也在说（隐含式暗示）"但你并没丢失你左手的手指"。

R：所以，在这里，你实际上正在把对她头和手所做的催眠性工作延伸到她身体的其他部位，但对那种效应没有给出任何有意的暗示线索。催眠效应的延伸只能发生在无意识层面，因为意识心理无法领会你的联结所隐含的含义。

你下一个事实陈述"在催眠学习过程中，你知道自己学到了什么并不重要"，它有可能通过暗示能够对适当刺激产生合适反应比简单的知道更重要，来弱化她的习惯意识定势。这便有可能将学习功能从知道的意识系统转换到对无意识反应进行中介的未知过程。这种从已知到未知不断的重点转换是你催眠方法的典型特征。你不认为你理所当然地了解自己。所以，通过不断地唤起这种未知，你在不断地打破患者意识定势的限制，为无意识的创造性打好基础。

患者希望结束催眠的信号

E：现在，我知道你想醒过来，非常缓慢地逐渐醒过来。还没有完全结束。我想让你学着去享受，［停顿］感觉在你身体各个部位有什么样的催眠感觉。

R：你怎么知道被试什么时候想从催眠中醒来？是人们开始坐立不安时吗？

E：经验会告知你这些。［这时，艾瑞克森用训练幼儿排便打比方。当妈妈感觉到幼儿正在以某种方式向上看和扭头看四周时，她会马上把孩子抱到便盆上。"他是在寻找便盆吗？"罗西问。"不，不是的。"艾瑞克森回答，"孩子在四下观望，他在疑惑，骨盆中的压力是从哪里来的。对于孩子来说，他需要一些时间和生活经验来定位他自己的身体感觉——内部功能的定位往往会来得晚一些。"］

第一次催眠，被试喜欢进行到一定程度，然后，通过他们的动作和表情的变化、噪音的变化、身体紧张度的变化、呼吸快慢的变化，他们以某些方式告诉你他想醒过来。你可以观察正在交谈的两个人，突然你注意到其中一人对交谈失去了兴趣，你会看到两人的兴趣都不复存在了。

确认催眠：学着保持催眠时的身体感觉

E：你不可能马上在所有的部分获得所有的感觉。这是一个学习的过程。［停顿］我想让你在觉得清醒时，一旦做好准备，马上以自己的方式开口说："我醒了。"

Z：我醒了。［她在重新调整身体时，用低缓的声音说。］

E：你是怎么知道的？

Z：当然，就我所知我一直是这样，噢，不过我知道，譬如这只手［停顿］它有种感觉，它像是被抬起过。但我不敢动我的手指去说它"是"还是"不是"，因为我不想破坏它"是"的这种幻觉。然后你说手指正在离开衣服，它确实非常明显。

E：你不能一下子学到全部。你采用分段方式进行学习。

R：你将会知道你已经失去了你身体的某个部分：就是说，你身体的某个部分变得沉重、感觉缺失，或者有种"手脚发麻"的感觉。所有这些感觉反应的变化都是催眠的标志，并且，身体的不同部分会在不同时间表现出来。治疗师必须确信，患者知道他们所感觉到的任何变化都是在朝着催眠方向发展。

E：是的，这便是让他们描述那些感觉的目的。这种描述确认了催眠。

R：当她说她"不敢动我的手指……因为我不想破坏它这种幻觉"时，她正在经历一种对那些正在学习体验催眠的高度理性化的被试来说非常具有代表性的体验。她想保持她身体的不动，她的类僵，以此来体验这种催眠的感觉变化。这种类僵保持着一种轻度解离的"不知道"，这是催眠体验所需要的。现在她主动中断她自己的左脑取向模式，给更多奇异有趣的右脑体验一个坚持它自己的机会。第四章中的被试 Q 医生，更详细地阐释了这种学习体验催眠的现象。

催眠中感觉变化的自然发现

Z：稍后，当你试图让它逗留在那里以后，它不会坚持向上，但它还是那样非常舒服地逗留着［她的手腕轻轻地搁在她腿上，只是手指向上抬起］。直到你告诉我感觉非常的舒服，突然之间它累得落了下来。

E："突然之间它累得……"，这是一个重要的学习。你还能回想起什么吗？

Z：是的，若不是你说我的头正在比它的自主动作更慢地下垂的话，我会说它的下垂是自主的。或许它刚才是这样，它某种程度上在随着我的呼吸发生变化。我的意思，我并不想对它说什么，真的。我开始让它自主地下垂，我想，是因为你告诉我这样做。但我并不知道为什么它下垂得很平稳。

E：你知不知道它为什么下垂得很平稳实在无关紧要。你想到这样一种使自己的头部动作与呼吸同步的主意，这非常好。

Z：对于呼吸，我确实注意到了——开始时，你说过它已经发生了变化，但我却没有注意到。不过稍后我确实注意到了，当头部开始向下垂时，这时的呼吸更有点像睡眠时的呼吸。我的意思是，它是一种更为放松的呼吸。

E：这一部分包含了许多来自盲人的精彩陈述。她正在试图告诉你那些动作对她的意义，告诉你她是怎样感受现实的。

R：你无法确知，你关于舒服的诱导将在她那里产生怎样的放松效果，因为那是她自己独有的个性化反应。或许这就是为什么她的手没能浮起或保持一种类僵的原因——她太放松了。但这也是一种非常重要的学习吗？

E："突然之间"意味着她突然注意到在催眠和更清醒的情况下她感觉上的强烈反差。

R：我知道了，这是她对自己体验到一种催眠效应的确认，这是一种催眠的自我确认。

E：一种独立于我的话语的确认！通常你不会把你头部的下垂与呼吸联系起来，但盲人会。你环顾四周，看看房间里是否还有其他人，而盲人是通过听呼吸的声音。当她说"我不知道为什么它下垂得很平稳"时，她是在再次确认催眠的状况。她不理解变化的动作。她知道她自己的动作，但这里是一种全新的动作。

R：她不理解变化的动作、对她的习惯模式来说陌生的动作，你把这种不理解描述为一种催眠情形。这支持了我们的分析，催眠是一种情境适应，这时患者习惯和熟悉的心理定势——他们左脑意识心理的结构功能——处于最小化的状态。

E：她承认"这时的呼吸更有点像睡眠时的呼吸"，这是对催眠的另一种确认。

现代意识心理确认催眠的问题：体验的变化和时间扭曲

E：非常好，你确信你现在完全清醒吗？

Z：是的。

E：毫无疑问！

Z：是吗？刚才你不知道时间被压缩了还是被拉伸了，但现在我不知道它是否是两者之一，当然，我真的不知道。

E：你认为现在会是什么时间？

Z：我什么时间到达这里，你知道吗？

E：是的。

Z：噢，我认为已经过了半个小时。

E：平常你对时间估算得怎么样？

Z：有时非常好，而有时我会估错两个小时。我想它通常取决于我是否在做我熟悉的事情。当我在做熟悉的事情时，特别是在进行有趣的讨论或与小孩子玩耍并且没有计时装置时——这时，我会估错了时间。

    R：在这部分及前一部分，你都包含了一些经验的说明，那是对非常理性的患者进行初始访谈所特有的。由于她特有的局限，她的左脑试图表明它在所有的时间里是多么清醒地处于平常状态中。你试图通过搜寻时间扭曲迹象，对那个评估提出质疑。我认为你们两人可能都是对的，你们两人各有各的方式。她的左脑从某种意义上说是对的，因为在它的观察者功能中，至少偶尔它是"在场"的，是"正常的"。但是，她的左脑意识不到：在"催眠"中，由于它平常的某些指导和控制功能的搁置，其他功能模式（所有典型的催眠现象）可能以其观察者功能无法了解的方式呈现出来。作为催眠治疗师，你的任务就是以某种方式确认那种变动体验的发生，前提是不引起她左脑的注意，以免它转而阻止这种变动体验发生。为此，你采取行动，试图经由改变催眠中的时间感觉去确认催眠。

    E：是的。盲人不会形象化地描述时间。他们通过运动和努力的数量，通过疲劳的有无和程度去描述时间。这也可以与兴趣和意愿画等号。

你可以用让人厌烦去延长时间，也可以用勾起人的兴趣来缩短时间。盲人绝不可能用视觉线索去表达时间经验，所以这完全是两回事。他们会用呼吸的次数去计量时间，就像你在炎热的夏天会自动地用吞咽的次数去计量你喝的饮料一样，只是你未意识到。

催眠中变化了的感觉：触觉

E：现在，在不做任何改变的情况下，我想让你留意感觉上的不同，你两只手上的感觉会有些不同。［停顿］你能描述一下这种不同吗？

Z：我们可以清楚地知道两只手的位置有所不同。左手手指有种奇怪的感觉。

E：非常好。

Z：可以说是一种感觉缺失的感觉。

E：非常好。

Z：除此以外，它还感觉到似乎有什么东西缠绕着它们。这很难描述。

E：你的左手与右手有些不同。这种不寻常的感觉有多长时间？

Z：我不知道。我以前没注意。当一只手应该要抬起时，它却不在那里（因为感觉缺失）。但毫无疑问，只要它能够做到，这只手肯定会抬起来。

E：那是盲人的描述。在她能够注意到手的感觉之前，她第一次以地理定位的方式描述手的位置。明眼人可以看到自己的双手在哪里。他用不着确定他手的位置，他可以看到他的手。那种视觉定向非常迅速，甚至他都不知道他做了什么。盲人则必须用生理上的感觉去确定他手的位置。

"手指有种奇怪的感觉"——她在这里指的是什么？盲人怎样感觉事物？我必须留意这个手指的感觉。这个手指，和这个手指，和这个手指。明眼人无须把注意力放在区分某个手指与另一个手指的感觉上，他不需要这样做。而盲人则必须这样。如果你是一个盲人，你的手会如何去感觉？手是用来接收东西的感觉器官。如果你的手"被缠绕"起来，你怎样去感觉？

R：因此，那是另一种催眠效应。如果它感觉"好像有什么东西缠绕着"你的手，你会无法正常地感觉和接收触觉信息。这样，由于催眠的原因，她非常重要的触觉器官被封闭了起来。

E：这只是一种粗略的封闭，因为她还可以感觉到缠绕，只是由于催眠而产生了感觉的变化。

R：但是，即使对于明眼人，这些感觉、知觉和认知的变化也都是向你表明对催眠情况的确认。这也是为什么你无须挑战或进行其他种类测试的原因，因为这些感觉的变化都是催眠的标志，他们的体验都已经告诉了你。

作为盲人与明眼人之间感－知觉差异线索的语言：疗愈和爱

Z：紧张在那里，在肘部，凉爽在手掌那里，这告诉我，胳膊的那个部分已经在向上抬。但整只胳膊不会抬起来。

E：噢，好吧。那么，你认为那种抬起的奇怪之处是什么？

Z：没有什么。我的意思是，它似乎没发生什么，但我感觉它发生了，这是怎么回事？

E：通常，当你感觉你的胳膊抬起时，它就在抬起。

Z：并不总是如此。我必须偶尔摆动一下手指，来确定我的手究竟在哪里，因为我已经试了又试，想看一下我能否催眠我自己。而且如果我把那只手伸在那里，把思想集中于手或某个东西上，我不能确切地知道它是不是［正在漂浮］。

E：非常好。让我来说明一个你将要遇到的问题吧。你已经学会依靠自己的耳朵辨别方向，譬如，运动的汽车，人的出现，声音传来的方向。如果你不知道怎样像明眼人那样产生自发的动作，那么，你将很大程度地受制于如何确定空间位置。但你可以产生自发动作，你刚才就已经做过。

Z：你是说我刚才点头了？

E：是的。

Z：实际上，我不知道你会把这称作自发的。

E：它不是被称作。

Z：是的，它不是被称作。

E：它就是自发的。而且你非常清楚身体的动作。

E：这是盲人的语言。肘部的紧张和手掌的凉爽，通常没有哪个明眼人在感觉上会如此敏感。注意她"必须偶尔摆动一下手指来确定自己的手究竟在哪里"！这是一个鲜明的例子，说明了盲人确定位置的方式。这就是为什么我告诉你说语言是言近旨远的。

R：整个这一部分是一个例子，说明了话语对不同人来说意义不同。要处理有身心缺陷的人、天资异禀的人、社会和文化背景各不相同的人的这些不同的意义，催眠治疗师需要多么敏锐的感觉和娴熟的技能啊！我们似乎都有自己的特殊语言：巴别塔（《圣经》中的通天塔）就在此时此地。我越来越认为，我们的日常交谈，因为没有注意到这些差异，可能是一幕幕错误百出的喜剧，剧中我们在不断地反射彼此的投射和个人独特的意义。很难发现真实的关系。但当它进一步发展时，我们确实会有那么一些特别的息息相通的瞬间，允许那些令人惊奇的有效反应发生——疗愈和爱。

发展新的诱导技术：催眠被定义为一种利用无意识反应进行沟通的技术

E：但那真的并不重要，因为它是一种新的学习，学习如何进入催眠。你不必知道你所需要的这些学习。你可以获取知识，却用不着依靠意识去弄明白它是什么。*** 小孩在有机会注意到喝了多少水之前，他的身体已经知道他畅饮了几口。你明白吗？所以，就像孩子无须知道他喝了几口水一样，你也无须太注意自己的学习。***

R：是这种过度警觉和身体动作方面额外的训练，使手的漂浮成为一种非常不适合应用于盲人被试的技术。这为新诱导技术的发展提供了额外的启发。诱导技术通常围绕着催眠师如何与被试内心以某种自动方式发生的反应系统建立联系进行。被试在他的意识心理和通常控制某些非自主系统的无意识之间，并没有太多的联结。但是，有一些联系，催眠师可以注意到，并出乎被试预料地加以利用。

E：是的，我认为是这样。盲人依靠动作和触觉定向，没有什么视觉线索可寻。明眼人则依靠视觉线索而忽略动作和触觉。

R：所以，对明眼人来说，动作和触觉更具自发性，催眠治疗师可以更容易地获得对它们的控制。这就是为什么你发现手的漂浮和类僵的方法，在对那些正常的明眼人进行催眠诱导中，是如此有效。

E：你设法找出那些对个体来说独特的东西。例如，跟一个对谈话治疗不感兴趣的口吃患者（他已经接受了他的口吃）打交道，你使用流畅的言语诱导他进入催眠会遇到很多困难，如果你假装你自己也口吃，则会容易很多。

R：如果治疗师也口吃，他就获得了更好地进入口吃患者自己联结模式的途径。

E：没错！当然你必须确信你做出的口吃样不致太表面化。你做得看起来像是你不是很确定要说些什么或该怎么说。但不要让人觉得你在设法装着口吃。

R：与有强迫倾向的人在一起时也这样吗？

E：你以一种强迫的情不自禁的方式去表述事情，这样将会助长诱导。换句话说，你吸取了从患者身上所察觉到的个性化风格和文化。对于农民，你可以说一些乡村语言，对律师，你可以说一些法律术语。但不要太冒失。

R：你使你自己适应患者的心理背景。

E：催眠是一门沟通的技术，借此你可以使后天已经获得的海量知识储存得到利用，其可用性主要在于这种自动反应方式。在催眠中，我们可以直接调用这些学习，它们已经落入了可自动获得的知识领域。

R：所以，你可以通过从现在正在以自动或半自动方式发挥作用的被试过去的知识中学习怎样识别和利用它们，从而发展出任意数量的新的催眠诱导技术。

通过问话构建催眠性遗忘

E：你认为现在是什么时间？

R：在这里，你不经意地插入这个关于时间的问话，是想把她从手的主题上转移开吗？她似乎有点儿焦虑情绪，所以你做了一番重要陈述，然后在她可能质疑之前，再把她的注意力转移开。这样，你的陈述便保留在她内心深处——使她的意识偏见没有机会去质疑和进行可能的否定。

E：是的。这是你快速转换主题的方法：问一个问题。这里还包含着其他意思。你问一个问题，然后在被试给出答案之前，你再说很多意味深长的事情，然后你再回到原来的问题。这样你就给这些意味深长的话语盖上一条"毛毯"，你已经用括号把它括起来了。这是一个非常重要的产生催眠性遗忘的原理，它可以防止患者的意识心理否定这些意味深长的暗示。

R：因为这是治疗师精心构建的，所以，我们称之为结构性遗忘，以区别于文献中经常讨论的自发遗忘或暗示型催眠遗忘。

E：在这一节，当我第二次问她是什么时间时，她不得不返回到几个小节以前最初问那个问题时的情境中。（见"现代意识心理确认催眠的问题：体验的变化和时间扭曲"一节）这样，发生在两句相同问话之间的所有事情如同被毯子盖了起来。

问与答的心理动力：困惑促进创造性的涌现

E：那么，你的下巴刚才没有触及你的衣服，是吗？

Z：是的。我有些好奇，我甚至不知道它是否能够触到我的衣服。

R：从最后一部分开始，你不让她回答你的问题，为什么？

E：这样你可以通过问而不答，让她维持一种不平衡状态。你是在让他们满怀希望地伸着手（等待）。

R：你是在让他们的意识心理维持一种不平衡状态，你在维持一种期待和接受的态度，这样你可以施加会被他们迅即抓住的重要暗示。

E：是的，他们将更好地记住它们。

R: 你不给人们通过回答问题去闭合体验的机会。

E: 就是这样！因为问题一旦被回答了，它就闭合和消失了。

R: 就不会再有学习发生。你使所有问题保持开放，使学习保持在一种高效状态。这是你应用困惑的一个方面：保持患者的习得性局限处于不断的变化中，这样无意识就更有可能带着新的、更具创造性的反应加入进来（Rossi, 1972a, 1973b）。

通过遗忘确认催眠

Z: 还有，我想问你，哪个下巴？

E: 刚才我对罗西医生提到了遗忘。

Z: 是的，你提到了意识的遗忘，我认为你的意思是说我将不会记住，但我不知道，这是否确实是你的意思。

R: 你又没有回答她的问题"哪个下巴？"。

E: 她在那里处在自我意识中。她并不知道她实际上看起来像什么，她的体重是多少，她并不能真切地知道。她在那个问题中，她是在告诉你："我不知道我的下巴看起来像什么。我听说过双层下巴、三层下巴。但我不清楚我的下巴看起来是怎样的"。这是一个无意识的问题，暴露了她对于自己的身体缺乏了解。

然后，我返回到遗忘的主题。自始至终我想让她发展尽可能多的遗忘。

R: 为什么？

E: 因为我在她无意识中的沟通越多，她作为一个催眠被试就会越好。

R: 你能获得的遗忘越多，被试就会越好。所以遗忘不仅是催眠的一个判断标准，它还可以助长将来的催眠工作。是因为它是一种自发的或非自主反应的功能吗？

E: 是的，它正在由你引起并由你识别，它正在变成他们个人体验的一部分。患者不再对催眠有任何怀疑。

"我不知道"定势助长遗忘：对意识和无意识不同的声音轨迹——
间接催眠诱导

E：现在你已经失去了你身体的感觉，在你的下巴向下运动的过程中，你从右向左摇晃。

Z：是吗？对此我一点也不知道。

E：你改变了你呼吸的方式——有时更多地在右边，一会儿又更多地在左边。所以我知道你并不了解你确切的身体定位。现在，向下移动你的下巴，触到你的衣服。

R：从催眠结束以来，她越来越多地在说"我不知道"。我不知道你是否是有意在她身上产生这种效应。["我—不—知道"用斜体字表示是为了方便读者更容易注意到。]

E：是的，通过告诉他们他们不知道，并问一些他们无法回答的问题，你让他们说"我不知道"。这样，他们形成了一种"我不知道"定势。

R：它的价值何在？

E：我们发展出一种"我不知道"定势去助长催眠性遗忘。它是一个要求，让被试不要知道，但她没能有意地听到这个要求。直接说"你将忘记这些"并不可取。他们将会因"为什么我应该忘记它？"而回想起来。但你可以说："你可以不记得它，你可以不知道它"。这给出的是许可，而不是命令——也不是询问。它只不过是一种观察，却表达出了话语的焦点。

R：你可以通过中断她意识方面的认知和定向，助长催眠并引发遗忘。

E：是的，我似乎把这个个体一分为二，分成意识和无意识。当我在说某事时，我可能在对他的意识说，也可能在对他的无意识说。我改变我的声音轨迹，我把头向一边倾斜去对他的意识说话，向另一边倾斜来对他的无意识说话。

R：是当被试处于催眠状态时？

E：在引导催眠和被试已经处于催眠状态时都可以这样做。

R：在对意识和无意识说话时，你让头处于不同的位置，这样一来，人们会渐渐地对此形成一种条件反射。

E：是的，她对此却无从了解——因为这个方法非常微妙，他们注意不到。这最多被看成治疗师的一种作态。被试也可能会观察到你催眠某个人的情景，他可能只是认为你已经形成了某种特殊习惯，自然的把头从这边晃到那边。这个正在观察的被试这时不知道他为什么突然变得昏昏欲睡，但他开始感觉到了催眠的效果。正是我说给另外一人的无意识听的事情，使正在观察的被试变得昏昏欲睡，因为它同时也在作用于他的无意识。你知道，沟通不只是语言，也不只是观念。它是声音刺激，听觉的刺激，并且它似乎指向某个地方，（例如：卖关子短语、重复，然后跟着一个完整的句子）让患者在那里等待。

R：例如，那些卖关子短语将会留在患者的无意识中，不是吗？

E：是的，因为意识心理无法给它们赋予什么意义去关闭这扇门，结束关于它们的这部分内容。你可以运用长毛狗的故事，它们是一种非常奇特的技术。人们不知道你什么时候才会讲到那个该死的故事结尾。

R：他想听那个该死的结尾！

E：是的，即使这个结尾正在使他昏昏欲睡，他也想听！一个结尾、一种完形的闭合令人极度渴望。而很可能这个闭合是"闭上你的眼睛"。我曾把长毛狗的故事用作一种催眠诱导技术。

无意识层面的催眠确认：分心和遗忘

Z：现在你想让我正常地向下移动它。［她这样做着］

R：这表明她敏感地觉察到了她在催眠时和平时头部动作的差异。

E：只不过她自己并不知道她对你透露了这一点。通过不同的反应，她显示出还有另一种类型，还有完全不同的一回事，那就是催眠。

R：你做得非常间接，没有让她的意识心理公开承认这证明她处在催眠状态中。为什么？为什么不利用这个有利条件——告诉她这是一个催眠的证据？

E：我根本不谋求她意识心理的承认。我不会让她的意识心理抓住任何可以怀疑的事情！你远离怀疑。

R：在这次晤谈的最后，我有种挫败感，因为她没感觉自己真的进入了催眠。但是，当患者显露出催眠迹象却不承认时，你并没有什么挫败感。

E：如果有催眠迹象，他们的无意识心理会知道。我不必证明它！太多的催眠师试图挽回自己的面子。我瞥你一眼，就知道你是个男人。难道我必须去证明你是个男人吗？这完全是在浪费时间，而且它会激起患者的敌意。

R：如果试图给意识心理提供催眠的证据，你就是在给它提供更多的弹药，让它稍后与承认催眠的想法做斗争。

E：是的。

R：顺便问一句，这个催眠有多深？

E：浅度到中度。事实是她对当时的狗叫声毫无反应——你有反应，我有反应，而她没反应。

R：你不受干扰性刺激的烦扰？

E：是的，最重要的事是催眠。如果患者想听高速路上的车流声，那就听吧。它们一直处于我的听力范围内。所以我不必让我的声音来与那些狗叫声、车流声、路过的汽笛声竞争——它们没有引起我声音强度上的变化。当有汽笛声时，如果教授不得不提高自己讲课的声音，这会比不提高时更容易让你记住汽笛声。或许大厅外有些喧闹，但你不用提高你的声音，也不表现出任何注意到这些喧闹的迹象。在讲课时间的最后，你单独问一下学生："你们知道刚才课堂外那些喧闹是什么吗？"他们回答："什么喧闹？"。

R：他们对此产生了遗忘，因为他们不得不把全部注意力更紧密地放在你身上。

E：没错。你根本不给他们听、反应或思考它的机会，因为他们不得不全神贯注在你身上。喧闹只会使他们更需要把注意力放到你身上。这意味着他们必须经过一个把那种喧闹排除在外的过程。这样，不经任何方式的语言暗示，你就可以制造一种遗忘。你对喧闹的反应是一种消极反应。

R：正是这种没有反应导致了遗忘。你不让外面的喧闹有任何引人注意的能量，所以它不会留存在记忆里。

E：是的，当你意识到外部喧闹时，你有很多机会去测试它。

用优势拇指问题弱化意识定势：学习间接催眠方式的困难

E：你是右利拇指还是左利拇指？

Z：某种程度上我是右利手，但对于拇指我不太清楚。

E：把双手放在头的上部，让手掌挨着手掌，然后把手指交叉。把手放下。现在你注意到你的左手拇指在上。你是左利拇指。

Z：是这样吗？

E：但我知道这事，是因为你刚才正以那种姿势坐着，你的两个拇指是那个样子。

Z：我平常交叉手指的方式就是这样，但我根本不知道右利拇指、左利拇指的定义是什么。

E：非常好。我知道罗西医生正在寻找。

R：是的，我是在找。

E：我正在训练他的观察力。

R：是的，艾瑞克森医生正在仔细地训练我进行观察。[随着Z医生和罗西医生之间的彼此了解，他们在进行着一些友好的交谈，晤谈到此结束。在结尾的评述中，艾瑞克森随口提到Z医生在她的时间评估中大约有半小时的时间缺失。]

E：在这里，我已经使她转换到一个完全不同的参考框架，远离催眠、远离遗忘，并且还非常有趣。她以前接受过指令，现在她仍然处于接受指令的高准备度状态。她仍然在接受指令，并且对此饶有兴趣！

R：关于某个人是右利拇指还是左利拇指的问题是最为隐蔽的，你把它纳入标准操作程序中。患者的意识心理通常不知道这个问题的答案，但他们的无意识心理知道——正如在眼不看的情况下交叉起来的手和手指所证实的那样。你沉默的隐含式暗示是：他们的无意识心理比其意识心理知道得更多，并且这由他们自己的反应所证实。你通过讨论，不厌其烦地反复说明这种隐含式暗示。无意识的隐含式暗示是一种更有效的赶走傲慢意识心理的手段。

E：是的。我希望你开始对什么是催眠式沟通有了一定程度的了解。

R：当然。如果我还没有，那是由于我自己的局限性，丝毫不会是因为你做得不够。它对我来说是一种努力，让我从只是学着接受信息的精神分析训练，转变到适应你的方式，与他人在间接层面积极地进行沟通。学会促成患者参考框架的改变，而不是简单地处理他们的无意识内容，这是一项很艰难的工作。你持续不断地在间接层面进行工作，你在那个层面上帮助患者重新框视其意识心理内容。传统心理治疗通常只是对意识内容进行处理，而不是这样一个对那些内容进行重新框视的过程。他们以完全直截了当的方式在客观层面问答问题，而不是把患者吸引到元层面，以便为他们挖掘更多他们可用的潜能。这种方式的有效性很大程度上取决于你的巧妙。如果患者清楚地知道你在做什么，它就不会有什么作用。

在最初应用这种方式的努力中，我得到的结果相当糟糕，因为我用得不够自然。患者马上感觉到我不是在回答他们的问题。出于这样或那样的原因，我当时提出一些难以理解和回答的问题，也在用隐喻交谈，等等。但我不是在重新框视他们意识心理的内容，我只是完成一种倒退：他们变得警觉（并有点恐慌）了，不知道出了什么事。

附言：建立在无意识机制上的间接催眠学习

E：这第一次晤谈，Z医生真的学到了很多，尽管在那时这还不太明显。大约一周之后，她随意地向艾瑞克森夫人说起，出于某种未知的原因，她可以更容易地在街上行走（walk on the street）了——在某种程度上，这与沿着街走（walking down the street）有些不同。这更容易一些！

R：她已经学会了更多地依靠无意识机制。她学会放开意识控制。在这次晤谈中，你终于使她明白了！

E：“我通过了！”她太高兴了，她有了一种全新的在街道行走的经验。

R：她真的学会了放开。那时，你并不知道她会以什么方式去体验她新的催眠性学习，但你知道某些事情将会发生。

E：我希望她学会运用自己的无意识。我不知她会在哪里、在什么地方运用，并且我也不准备告诉她她可以在哪里、在什么地方运用。

R：你让她的无意识找出它自己的方式。

E：她非常惊讶，急切地想与我们分享。她还注意到她坐的那把椅子有些不同。

R：事实上，她的身体正在用更多的自发性对它做出不同的反应。据我所知，她确实有一种非常僵硬的禁锢自己的方式，但现在，这一切正在逐渐软化。

E：的确如此，她正在更多地以明眼人的方式体验坐和走。

R：现在，她有了更多不经意的自发性，她更多地依靠无意识机制，而非有意地指导每个动作。她不知道那就是她来找你的目的，但那是她正在得到的。这是一个极好的间接催眠学习的例子：凭借催眠中这种最理想学习的发生，催眠治疗师松动了患者过度僵化的意识定势的抑制作用，然后任由创造性的无意识，在那些最适合患者的领域，以它自己的方式，在那个时间自由地改变反应。

第三章

催眠诱导和治疗中的意念动力信号

第一节　意念动力运动和信号的历史回顾

纵观人类历史，人们早已以多种形式发现、遗忘和再现了意念动力运动和信号的秘密。大脑似乎能够在意识控制之外发出信号进行回答或反应，这一直以来是很神秘的。因为神秘，人们常常把它与超自然、魔法或那些与上帝有关的"超能力"联系起来。我们无法为意念动力运动和信号书写一部完整的历史，因为在这个领域有很多必要的研究人们都还没有做。但是，我们可以粗略描述一下这段历史的三个主要时期。

第一阶段：古代和中世纪的预言、占卜和巫术

第二阶段：谢弗如和19世纪催眠的意念动力运动理论

第三阶段：20世纪意念动力运动和信号的实验和临床研究

第一阶段：古代和中世纪的预言、占卜和巫术

如果我们认为历史上所有那些似乎有目的的动作和反应，不用平常意识的参与便可得以完成，那么我们将发现我们自己就有大多数经典的催眠反应方式。这些就是所谓的自发性——似乎不用平常意识便可得以完成的有目的的反应。从古时起，一些诸如梦游症（睡眠中行走）、幻觉（视幻觉和听幻觉）、预言和自言自语（自动说话）、鬼画符（自动书写）、附体（多重人格）、神秘仪式和舞蹈症（自发的身体动作）之类的现象常常被人们归因于巫术。人们经常把它们与身体和精神的健康水平联系起来。当人们发现所有常规意识反应渠道都无能为力时，人们就会发现某些人类平常意识范围以外的力量、能量或知识是有治疗价值的。

在耶稣诞生前的古代，这类治疗方法得到了很好的发展。著于公元前1500年的《埃伯斯纸莎草古卷》便描述了神奇的咒语和仪式，它们使患者进入可用于治疗的变动意识状态。埃及的伊希斯（埃及神话中的生育女神）和塞拉皮斯（古埃及地下之神，其崇拜者曾遍及希腊、罗马）的睡眠神殿以及公元前约400年希腊供奉阿斯克勒皮俄斯（天医、医术之神，阿波罗与克吕墨涅的儿子；为宙斯所杀）和阿波罗的睡眠神殿，都利用了梦游状态去实现疗愈。

在中世纪，当生理医学无法提供任何帮助时，"触摸治疗"被当作一种信仰治疗的方法加以应用。圣大阿尔伯特（约1206—1280，德国经院哲学家）、帕拉塞尔苏斯（1493—1541，德国瑞士医生炼金术士）和弗卢德（1574—1637，英国人，医学家、著作家、哲学家）曾利用咒语、信仰和磁力进行治疗。但是，所有这些方法都有一个共性，它们都被贯穿在中世纪的众多作者认定为一种想象（Ludwig, 1964）。今天我们可以知道意念动力和意念感觉反应是这些想象效应的基础：一个念头可以引起与之关联的动力（行为）和感觉反应。实际上，身体某个部分移动的念头引起了身体那个部分未被觉知到但可以测量到的动力反应；坠落的念头可以激活自主神经系统的焦虑反应；柠檬这个词，可以很容易地在很多人身上唤起对它的想象和感觉反应。

医生、神父和先知，他们拥有必要的自信，他们把他们的能力当作神圣或超自然力量的通道，他们能够激活他们患者内心的这种信仰。反过来，患者的无意识过程经常能够发现和助长内部象征和意念动力过程的需要以产生疗愈效果。理性的左脑心理无法理解这种治愈是怎么发生的。今天我们可以说这种治愈是由与身体和身心过程有着密切关系的右脑的无意识过程所促成的。与这些无意识治愈相关联的意象的、神话的、象征的、占星术的、非理性的、看似空想的信念系统，让我们现代科学的心智头脑来理解，似乎是完全错误的。但是，很有可能，这些早期的象征系统，是右脑心理非理性形式的反射或投射，它们产生可导致真正治愈的心理动力转换。荣格关于炼金术、早期诺斯替教（相信神秘直觉说的早期基督教）和神秘系统的研究，似乎是现代仅有的严肃对待这种可能性的系统研究（见荣格文集，第8、9、12、13、14、18卷）。

第二阶段：谢弗如和 19 世纪催眠的意念动力运动理论

第一阶段，意念动力和意念感觉反应被当成一种"特殊力量"的显现，它开始于远古时代，只是暂时性地结束于1854年，这一年，谢弗如发表了关于灵摆和占卜装置的实验性评论文章。在这篇评论中，他提出了一种正确解释，他把意念动力运动解释为由被试未觉知的想法调动起来的微小的肌肉反应。当然，我们说第一阶段"只是暂时性地结束"，是因为即使在今天，对于这些运动，无论它们的来源是一种特殊的精神灵感，还是一种无所不知、一贯可靠的"无意识"，很多人仍然坚持认为它们本质上来源于魔力。但是，从谢弗如时代开始，有识之士就已经知道，尽管意念动力运动和意念感觉反应因为在它们的运作中是自发的而未被觉知到，但这些反应的机制存在于被试内部。

我们关于意念动力运动历史的第二个时期，是19世纪麦斯麦术和早期催眠术的传统时期。谢弗如的工作为布雷德和伯恩海姆等临床研究者准备了时代精神，他们认识到催眠和暗示的基本性质可以用意念动力和意念感觉活动去解释。伯恩海姆的提法（1886/1957）如下所述（斜体字是作者的）：

可以确定的事情是，催眠中暗示感受性高的被试具有把接收到的意念转变成行为的特殊的才能。在通常情况下，每一个出现的念头都会受到头脑的质疑。意念在被皮层中枢感受到以后，会扩展到邻近的脑回细胞，它们特有的活动就是兴奋，大脑的灰质部分所产生的不同机能开始发挥作用，一个终止于接纳或中立的复杂心理过程对这种意念进行精心推敲、寄存和分析，如果有理由，大脑就禁止它。与此相反，在被催眠的被试身上，念头转变成行动、感觉、运动或想象的过程被极为快速积极地完成，理性的抑制作用还没来得及反应。当理性介入时，它已是一个既成的事实了，它常被用惊奇表达出来，并由于其结果是真的而得到确认，而且没有什么干预措施能妨碍它进一步发展。如果我对一个被催眠的被试说："你的手保持握拢"，它一表述出来，大脑便会立即执行这个念头。听觉神经所感应到的这个想法在皮层中枢被接收到，一种反射便会立即从皮层中枢传递出来，到达运动神经中枢，与屈伸中枢前端相对应。然后，就会出现意念动力反射兴奋性的提高，它可以引起从想法到动作的无意识转变，又不被意识觉察。

当我对这个被催眠的被试说"你的鼻子有种痒的感觉"时，会发生同样的事情。通过听觉产生的念头，会反射到嗅觉中枢，唤起一种敏感的鼻子痒的记忆－想象，因为以前的印记已经创建了它、留下了它的烙印并隐藏了起来。如此一来，这种恢复过来的记忆感觉可以强烈到引起打喷嚏的反射作用。（这一段包含了第一作者关于催眠暗示利用理论的精华）此外，还有意念感觉反射兴奋性的提高，它导致了从想法到感觉或者到感觉意象的无意识转变。

视觉的、听觉的和味觉的想象会以同样的方式随着所暗示的想法而相继产生……

一般来说，暗示的机制可以用下列方式来总结：反射作用的意念动力、意念感觉和意念知觉兴奋性的增加……意念反射的兴奋性在大脑中不断增加，致使任何接收到的念头，不经过有能力阻止转变发生的大脑控制部位——高级中枢系统，而迅速地转变成行动（1957, pp. 137-139）。

谢弗如在他的《占卜魔杖》（1854）中，记载了很多意念动力现象的表现形式，但很难说它们全都起源于哪里。例如，其中说道，在中世纪，德国黑森林有个传统，孕妇用一根线悬吊着她的婚戒，置于她腹部的上方，可以检测子宫中胎儿的性别。在一个方向上明显的自发运动显示一种性别，而另一个方向的运动则显示相反的性别。显然，这是我们现在所称的谢弗如摆锤的先驱。

亚历山大·道威是一名美国殖民地时期的"巡回"牧师，他进到一个小镇主要的酒吧，去侦查那些偷盗者和谋杀者。他会让所有在场者把他们的手掌放在吧台上。他会说起最近当地的犯罪案件，然后忠告他们会出现的结果，那就是：有罪的人将不能保持他的食指平放在吧台上。或许让那个有罪的人现出原形的会是拇指或小指。这个程序无疑有资格算作一种早期有正式记载的最简洁的低成本测谎仪，无疑也是我们今天所用的手指信号方法的先驱。

英国维多利亚女王时代的"读心术"游戏，即使现在仍然是魔术师和"通灵师"看家本领的一部分，它也属于我们意念动力信号的范畴。"通灵师"声称他们能够读心。他可能会要求房间中的所有人选定一个用以集中注意的物体。然后，他进入房间，并选择其中一个在场者做他的向导。"通灵师"轻轻地抓起向导的手腕，允许自己被带到房间的任何地方。经由敏锐地感受向导手腕、手和胳膊的非自主意念动力运动，"通灵师"很快就能确定他搜索目标所在的区域。把向导自发的微动作（向导本人及任何其他在场者意识不到）当作他的探测器，通过随着它前后摆动，"通灵师"很快就能精确地猜到那个物体。他声称能够读出这群人的思想，实际上，他只是读出了那个向导的意念动力运动。

很显然，意念动力运动是显灵板这类现象形成的原因。施术者的无意识或部分意识意愿，被未被意识到的意念动力运动，从被轻轻放置在显灵板表面的指尖，传递给活动的指针，它通过指向不同的字母或单词，就可以拼出一个预言。在一种更神秘的方式中，秋天的蓍草棒或者抛硬币也都具有意念动力的成分，连同心理学的投射过程，它们促进了《易经》这类古代占卜术的应用。

这种传统做法，在经历了几百年甚至几千年之后还保留了下来，这恰恰是因为他们可以在适当的情境下，促进有趣和有价值念头的唤起——这些念头是无意识的或仅仅部分明白的，但它们可以通过这种传统做法投射成意识完全明白的。这种传统做法的问题是，所获得的反应，有时被当作某种终极"真理"——无论是来自上帝、超自然力量或者现代概念的无意识——被不加批判地接受了。事实上，意念动力反应只不过是个体的另一个反应系统而已。没有任何先天理由认为意念动力反应比其他的反应系统（如逻辑思考、直觉、感觉、做梦等）更令人信服。不过，在很多个体身上，意念动力反应可以提供一些令个体意识心理"惊讶"的信息。这只是说，"令人惊讶的信息"在个体的系统之内，但并未完全被意识心理认出来或思考过。所以，这些令人惊讶的意念动力反应，可以为个体提供一条通道，通往那些他们没意识到或因各种原因被阻挡在意识之外的他们自己内部信息的源头。意念动力反应不需要比其他反应系统更符合逻辑，但它们可以反映出其他的信息来源，可以引导某些个体在某些重要事情上做出更适宜的选择，因为他们此时可以从他们的系统中得到更完整的储存信息。

当然，意念动力信号不能被当作重要决定的唯一信息来源。它只是对某个决定有所贡献的众多的信息来源之一。但是，当个体*什么也不知道*，或当个体的*意识心理非常混乱*时，意念动力反应可以发挥更重要的作用。当理性思考、直觉、感觉等均无助于个体时，那么意念动力信号可能就成了做决定仅有的清晰而敏锐的信息来源。但即使在这种情况下，来自意念动力反应的信息，还是应由治疗师根据对被询问者的一般感觉和总体认识，去进行比对和衡量。

正如理性思考、直觉、感觉、做梦等，对于反应来说，上述每一种都有独特的信息来源，所以意念动力信号可能来自个体的内部源头，它们未被其他任何反应系统发掘过。目前，我们还未准确弄清这些源头是什么，正如我们明显不知道所有这些源头对其他反应系统（理性思考，等等）所起的作用一样。因为很有可能意念动力反应在个体内部有其独特的信息来源，不过，重要的是，我们要继续探索它们，发展新的程序，更敏感、更准确地接收它们，并用充分的手段验证它们。

第三阶段：20世纪意念动力运动和信号的实验和临床研究

19世纪催眠和暗示的意念动力和意念感觉的表述被带到了20世纪，并为很多现代实验性工作奠定了基础。第一作者在1923年作为一名本科生时就已经开始了他对催眠现象的研究，他当时在威斯康星大学（Erickson, 1964b）赫尔的实验室里工作。这些研究帮他们开启了一个科研项目，最终导致赫尔的一部重要著作《催眠术和暗示感受性——一种实验方法》（1933）的出版。那次研究工作是试验性地用发展中的实验心理学方法研究催眠现象，并把催眠的理念与基本的学习理论和行为主义整合到一起。例如，当意念动力运动证明不发声的或"隐含的语言"实际上是思想的动力基础（Watson, 1919）时，它实际上为行为主义学派提供了很多理论依据。韦曾豪弗尔（1953）曾回顾过这个时期意念动力运动和催眠术的试验工作。他的部分概要如下所述：

暗示感受性的心理生理学基础是意念动力作用，其本身是一种条件反射。

暗示感受性亢进的生理基础是：(a)神经兴奋的增强（同质性亢进）；(b)抽象的条件作用（泛化或异质性亢进）。

意识状态的催眠性改变，其心理生理学基础是大脑不同皮层区各种选择性抑制与兴奋的组合，导致一种意识的解离，除非有暗示明确指定的某种情形，否则它会抑制除催眠师声音外的所有刺激。

通过暗示感受性亢进和意识解离，催眠师的话起到了实际刺激物的效果。也可以说，他的声音变成了被试心理过程的延伸。这样便打开了各种各样感知觉变化的通道（p. 259）。

可以看到，这些观点与将近100年前伯恩海姆的那些表达非常相似。用词已经稍有改变，但本质上把意念动力运动看作催眠现象的基础，在这一点上是相同的。集中研究意念动力运动，是基于它们对于行为主义基本理论和催眠术的重要性。但20世纪早期的学院工作者或试验工作者，他们对于在现代临床工作中具有非常重要意义的意念动力*信号*，尽管似乎有所知，却未曾进行过研究。

第一作者说，他对意念动力信号最初的认识是从他还是个孩子时在农场里开始的。猫在玩耍时，它的尾巴会前后缓慢地、大幅度地摆动，而当它感到危险时，它的尾巴会做出一系列快速、短促的抽动。在猫扑向一只倒霉的老鼠之前的那一瞬间，它会完全停止活动，类僵性地摆出一副整体专注固定的姿势。艾瑞克森还注意到同类事情也发生在棱子鱼身上，平常它们有节奏地扇动自己的鳃鳍，而当它们在抢夺一小块食物前，它们会突然停止一会儿。动物界的意念动力信号几乎是普遍性的，并且似乎也经常被提到——好猎狗的关键点、灵长类动物的手势，等等。

意念动力信号，从纯粹反射性的和无意识的，延伸到那些带有"意识意图"的，前面所提到的那些鱼和猫的情形无疑是第一种，第二种譬如灵长类动物的手势，它们甚至可以学会记号、手语的意义，在实验室里，经过训练后，它们甚至可以学会更多。

从自动书写到手的漂浮再到其他适当的意念动力信号，第一作者对意念动力信号发展的这种演变，可以追溯到他的文章《关于手的漂浮和其他意念动力技术的历史记载》（Erickson, 1961）。我们将把这篇文章的相关部分引用到第三节"助长意念动力信号"中，它可以被当作对目前工作的介绍。这篇文章表明，到1938年第一作者已经深刻地领会了头和手的信号动力本质，并在试验和临床上应用它们。在我们已有的资料中，关于这种意念动力信号最早的书面记载是1945年艾瑞克森《与医科学生的非正式交流》的录音誊本，交流是在密歇根州埃勒维兹的维尼郡医院举行的。我们将在第三节"助长意念动力信号"中，介绍这些誊本的某些部分。

在我们已有的资料中，关于意念动力手指信号应用最早的书面记载是1952和1953年在洛杉矶举办的催眠研讨会的录音誊本，当时是由艾瑞克森、理克龙和波尔多克斯担任导师。在这些场合，理克龙介绍了他应用手指信号确定什么时候麻痹出现（1952年研讨班），并探查心理创伤事件（1953年研讨班）。然后他把他的观点发表在《一种揭示无意识内容的催眠技术》中（LeCron, 1954）。

第二节　识别自发的意念动力信号

我们已经回顾了第一作者早期对自发意念动力信号所做的观察如何为他的后继者在催眠工作中发展头和手的信号奠定坚实的基础。他童年时在农场对动物的观察，让他形成了一种心理定势，他把它用于检测那些他早期在赫尔实验室的试验性被试身上、那些坐在教室里的学生身上，以及最后那些他治疗的患者身上所呈现出来的非言语形式的信号反应。如果我们现在对关于非语言沟通模式的一般文献进行概述，也只是为了一个目的，那就是促使读者把这些现象当作训练他们感受能力的一种方式来加以研究，让他们能够更敏锐地感受到发生在人际互动中的那些自然和自发形式的意念动力运动和信号。随着读者不断训练自己寻找那些日常生活中的非语言信号，他们便会发展出适当的心理定势，在试验性临床情境中去认识它们。

在日常生活中，我们可以观察到非常丰富的非语言信号现象，它们可以发生在任何交谈或交易当中。这些信号很多已被伯德惠斯特（1952, 1971）以新"运动（kinesis）"科学的形式研究过。这些信号涵盖了从明显的反射动作到人们用手势和身体反应去修饰、诠释或改变其言语意义的元动作（Bateson, 1972, 1979）。近些年，围绕着"身体语言"（Fast, 1970; Goffman, 1971）这个概念已经发表了大量著作，实际上它的出处是达尔文的早期著作《人类和动物的情感表达》（1872/1955）。催眠治疗师可以研究这本著作，掌握更多不同的反应系统，了解患者以这些重要沟通形式所发出的信息。透过这个观点可以看出，在心理治疗中扮演了如此重要角色的传统语言沟通形式实际上只是冰山一角。所有身体语言形式都可被视为意念动力信号系统。这些信号系统的来源不包含传统的语言沟通，所以它们提供了关于患者整个系统的新的信息来源。

日常生活反应中含有大量意念动力信号形式。下面列举了一些更为明显的意念动力信号形式，你可以在临床情境下对它们加以识别和利用：

A. 在日常生活中，点头和摇头在以一种自动的和完全无意识的方式频繁地进行着。新娘子惊奇地发现，她丈夫早晨刮脸时，仍处于半睡半醒状态，却在想象性对话中点头和摇头。销售员仔细观察他的客户：当客户无意识地点头表示"是"时，当然这动作可能非常轻微，销售员便继续这个话题，当客户无意识地摇头表示"不"时，销售员便快速地转换话题。每个说话者都会看着听众中那些点头表达赞同的人。聪明的政客只接受那些点头表达赞同的人提问。

B. 从小学初期开始，举手和与之关联的脸部和身体动作，已被根深蒂固地视为赞同或想要回答或问一个问题的信号。随着我们不断长大，这些动作在其运行中变得更为简捷和自动化。准备开口说话时，人们会抬起头，润湿嘴唇，向前倾斜身体，聚焦目光，等等。父母、老师或专题讨论小组的领导会立刻认出这些信号并回应那些想说话的人。大部分有情人会在一瞥之间认出他们所倾心的对象即将要说的是"是""不"还是"也许"。

C. 意念动力信号在体育运动中扮演了重要角色。如果击球手能够提早认出来自掷球手的某些意念动力信号，知道他将掷出什么类型的球，他将取得巨大的优势。通过学会"读"对手团队的身体语言，了解他们将要采取行动的信号，这样，在任何竞技体育中都可以获得很大的优势。

D. 在日常生活中，即使我们的动作实际上提供不了任何帮助，我们也会自动地把我们的身体移向我们期望事情发展的方向。所以，汽车中的乘客会把他的脚放在一个想象的制动器上，掷球手会向球应该飞行的方向倾斜身体，拳击赛的观众会用他们自己紧握的双拳进行开打前的想象性击打。

E. 第一作者相信，在很多情形下，在观察体育赛事的准备工作时，通过观察运动员进入场地并为比赛做准备时的无意识意念动力信号反应，他能够预测出这名运动员会赢还是会输。在预备性热身练习期间，潜在的赢家是那些表现出向内关注和有明确自我定向感觉的人；潜在的输家是那些亦步亦趋模仿赢家或以某种方式跟从其他带领者的人。

第三节　助长意念动力信号

第一作者对他逐步发现意念动力信号的过程所进行的回顾，为学习怎样在临床情境中助长它，提供了很好的指引（Erickson, 1961）：

"1923年夏天，在别的之外，第一作者开始对自动书写感兴趣，他先让被试脱离催眠状态，随后通过后催眠暗示去做。这更便于把有助于自动书写的暗示当作一种对天真被试进行催眠诱导的间接方法加以应用。但这种诱导技术即便成功，也被证实在大多数个案身上实在太慢也太费力。你可以对它加以改进，可以暗示被试不用书写，铅笔尖将只是在纸面上下移动，或从一边移到另一边。稍后你会发现，这样得到的垂直或水平的线条，可以成为教导难诱导的被试进行自动书写的绝佳方法。"

"几乎从第一次实验开始，你就可以发现铅笔和纸是多余的，意念动力的活动才是要考虑的首要因素。于是，作者用他妹妹伯莎作为第一次实验的被试，用一种简单的手臂漂浮技术诱导出一种梦行式催眠。从那以后，这种原型技术的很多变种才被发明出来，此前，许多据称为不同的催眠诱导技术，其实只不过是从意念动力活动的基本应用中衍生出来的，并不像有时人们天真地认为和报告的那样是一种程序的变化。或许在所有这些意念动力诱导技术的变种中，更普遍有用的是：（1）简单、直接的手臂漂浮，这可能是由于视觉的参与，（2）轻微地、有更复杂节奏的手的漂浮，在这个过程中，视觉和回忆频繁地参与，引起音乐听幻觉的意念感觉反应，并发展出一种梦行式催眠……"

"在进行这项工作时，书写者一点儿都不认为动觉回忆和想象是一种催眠诱导技术，但它导致了一项系统而有用的研究，可以探索把任意一种感觉形态当作诱导催眠性恍惚过程中的一个基本过程加以应用……"

"在这项关于意念动力技术的早期研究被报告给威斯康星大学研究小组约15年后，另一项研究开始了。这项研究从观察开始，特别是在有争议议题的演讲中，听众中有些人会随着对演讲的同意或不同意无意识地缓慢点头或摇头。你可以注意到，有些患者在说明他们的问题时，会不经意地点头或摇头，而这与其实际的言语表达恰好相反，这些现象使这种观察得到了进一步的证实。这些内容丰富的临床表现表明我们可以把这种类型的意念动力活动当作一种催眠技术使用，特别是对于那些有阻抗的或难诱导的被试，当然它也可以很容易地被用于单纯一些的被试。"

"实际的技术比较简单。向被试说明，他只能通过点头或摇头来表示肯定或否定的回答。此外，也向被试说明意识和无意识两者可以各自分别进行思考，而这种思考不一定需要一致。随后就问几个问题，它的措辞要求它的答案与被试可能正在思考的事情无关。譬如，'你的无意识心理是否认为你会学着进入催眠状态？' 就是一个这样的问题。问完这类问题之后，你告诉被试要耐心地、被动地等待将形成'无意识心理'答案的头部动作的回应。快速有力的反应表示是'意识心理'在回应。一种缓慢地、轻微的、甚至有时被试自己都未感知到的头部动作，形成一种来自'无意识心理'的直接沟通。随着反应，类僵不断发展，催眠迅速随之产生。"

"或者，作为一种简单的变化，你可以暗示一只手的漂浮表示'是'，而另一只手的漂浮表示'不'，两只手的漂浮表示'不知道'，然后问上面的问题或者一个类似的问题。催眠状态的发展与漂浮的发展是同步的，而与答案的意义无关。"

"这些技术对那些想要接受催眠的患者、那些可以从中受益的患者特别有效，但不适合那些抵制正式的或明显的催眠诱导努力的人，也不适合那些需要让自己的阻挡性阻抗被绕过的人。应用意念动力技术的根本考虑不在于它们的精巧或新奇，而仅仅在于这样可以引发肌肉动力活动，无论是真实的还是幻觉的，作为一种手段，它把被试的注意力固定并聚焦到了内部的经验性学习和功能上。"（pp. 196-199）

第一作者认为，如果这种意念动力信号确实是自发的和无意识的，患者应该是以这样那样的方式处于催眠中或困惑中了，所以他们将没有机会去观察他们自己的动作。正是因为如此，他经常更喜欢寻找无意的点头或摇头，因为这时患者基本不可能去观察他们自己。令人惊奇的是，甚至在不经任何正式的意念动力信号诱导的情况下，患者也会非常经常地点头或摇头，对他们自己的语言性陈述进行否认。它常常是一种*非常缓慢的、轻微的但持续不断的点头或摇头*，由此可以辨别出这种动作来自无意识层面。这些缓慢而简短的动作可以与*幅度大而快速的*头部动作区分开，后者被更有意地当作一种强调方式来使用，突出他口头上正在表达的是什么。

只要有可能，第一作者更喜欢利用患者自己自然的意念动力信号形式。在日常交谈中，无论患者所做出的自然和自动的动作是什么，因为它们所具有的元沟通价值，都值得我们去研究。除了头部和手部明显的动作外，眨眼（慢的或快的）、身体的移动、腿部的动作、胳膊的姿势（例如，两臂交叉是一种"防御"），嘴唇的润湿、咽口水或皱眉等脸部线索，以及嘴与下颌的紧绷，都可以被当作对口头表达内容的评注去进行研究。

理克龙对手指信号和谢弗如摆锤的类似应用描述如下（LeCron, 1954）：

> 我会告诉处于催眠状态中的患者，我将问他一些问题，他的无意识会通过抬起或摆动食指来作答，右手食指表示"是"，左手食指表示"不"（如果患者是左利手，最好颠倒过来）。如果被问到的问题无意识心理不知道，右手拇指抬起来。如果被问到的问题无意识心理不愿回答，左手拇指动一下。最后一点非常重要，因为它通常可以消除有可能妨碍任何其他反应的阻抗……

> 除了被暗示的手指反应之外，治疗师可以通过设置一些无意识动作识破有意的手指动作所制造的歪曲和隐瞒。治疗师可以通过暗示当手指（或口语）给出任何错误的答案时，一只手，可以是右手，将会抬起来实现。治疗师应尽量说明白，这样一种手的动作将会发生，但患者不会意识到它在发生。

> 这种问话技术的一个有趣的变化是谢弗如摆锤的应用，用一个闪亮的戒指或其他物件系在一根8～10厘米长的线上。用拇指和食指捏住线，像钟摆一样摇晃，胳膊完全地伸展，或肘部放在大腿上不动，或胳膊放在椅子上。甚至在清醒状态也可以获得摆锤动作给出的答案，当然如果能利用催眠状态更好。三分之二以上或更多的人，会在清醒状态产生反应。这种技术变化是非常有益的，因为它不需要进入催眠状态。那些不熟悉催眠的治疗师将会发

现，他们用起来也会非常得心应手。

摆锤的运动有四种可能：顺时针转圈或逆时针转圈，沿身体方向前后摆动，左右摆动。最好能允许患者的无意识心理根据他自己的选择去自行选择运动形式所代表的答案。这只不过是让无意识去选择四种运动形式中的一种代表"是"，另一种代表"不"，第三种代表"我不知道"，剩余的那种代表"我不想回答"。（pp. 76-79）

谢弗如摆锤应用的其他细节可见于韦曾豪弗尔的书中（1957）。极少发现有人应用谢弗如摆锤不成功的。当出现困难时，通常是因为不是任何人的反应模式中摆锤的动作都那么明显。研究表明，对被试来说，通过看到摆锤的摆动，来得到一种明确规定的反应模式是非常重要的。这表明，谢弗如摆锤查明它的反应来源相比于头、手或手指信号更靠近意识，在后三种反应形式中，对于得到明确规定的反应来说，意识觉知并不重要。

谢弗如摆锤和手指信号看似并不需要任何正式的催眠诱导。事实上，他们所需要的聚精会神本身就是一种诱导催眠的手段。即使对一个新被试，通常几分钟的专注之后，手指信号就会很容易地取得效果。当然，一定程度的学习和训练还是需要的。开始出现的动作通常是缓慢而迟疑的。手指常常会轻轻地颤抖，并且有时它会奇妙地移向一边，朝中指移去。这些动作可被当作真正自发反应的一个判定标准。似乎，带有意识目的快速移动的手指应该受到治疗师的质疑。治疗师会叮嘱被试要花费一些时间去让那些手指自己移动。当然，偶尔会发现有被试反应极为敏感，以至他的手指会以令人吃惊的大幅动作突然快速动起来。

当过了一会儿动作还没有出现，治疗师会注意到尽管明显的动作没出现，但他的手背会有些颤抖和抽动。这一点应该向被试指出来，要求他放松并学着让手指自己动起来。有时，在开始的几分钟，当被试感觉好像手指自己想要动起来时，他可能不得不通过有意地动动它，去"帮助"它抬起来。在手指信号的学习过程中，被试常常会首先在"想要"抬起的手指中感觉到一种意念感觉反应。这些意念感觉反应可被当作学习手指动作的一个起始阶段而受到鼓励。

在手指信号中，一种奇妙但绝不罕见的事情是，在对问题做出反应的过程中，何时另外那些没有被赋予反应意义（是，不，等等）的手指会动。这种反应的意义是什么？显然这是在呈现一种规定可能性（是，不，等等）之外的反应。奇克和理克龙（1968）曾经报告过，这种反应可能意味着"大概"或"也许"，或者对这个问题不明白，或者不能够确定答案是肯定还是否定的。它经常意味着这个问题是模棱两可的，并且必须以一种能够避免双重含义，避免仅按字面意义进行反应的方式进行改述。有时，被试会对这种额外的、与众不同的反应意味着什么有所预感。曾有被试报告，这种反应有时与他们感觉或思想中一个重要转变是一致的。所以，治疗师有必要找出这种反应的含义。如果这名被试拿不定主意，那么进一步的意念动力问话可以帮他发现它们的含义。这种额外的反应对特定的个体来说常常具有持久不变的含义，它们可以起到信号的作用，表明催眠在加深，表明一个梦、一个重要的回忆、一个未被治疗师发现的相关想法或领悟等正在开启。这种独特反应系统的自发显现——令被试和治疗师都很惊奇——是意念动力信号真实自发呈现的另一个标志。

一旦建立了某种形式的意念动力信号，善于观察的治疗师就会注意到，即使他没要求意念动力反应，有时它们也会自发地运行。在交谈的后期或在后期的交谈中，患者可能根本没意识到他们正在配合言语互动给治疗师意念动力反应。概括地讲，意念动力信号的发生与其他所有学习方式一样自然。有时患者会非常好玩地报告说，当他们在做白日梦、阅读、听讲座或听音乐、驾车、入睡等活动时，发现意念动力信号出乎意料地发生了。就是说，自发的意念动力信号往往发生在人们体验到一天中那些短暂的我们称之为"常见日常恍惚"的自我专注的时候。

第四节　助长意念感觉信号

意念感觉反应形成了一种独特的信号系统，你可以用各种有趣的方式对它加以利用。它们可以出现在身体的任何部分，并且你可以用很多不同的方式体验到它——温暖、凉爽、压力、刺痛、针刺感、发痒，等等。意念感觉信号可被患者用于自我了解，但由于它非常自然，这种信号不会传达给治疗师。如此说来，意念感觉信号在患者想要探索某些隐私性的事情或者当他们还没准备好表露给治疗师时会具有独特优势。不管怎样，当意念感觉反应取代意念动力信号发生时，治疗师可以向患者说明这一点，并鼓励他们以一种私密的方式继续其内部探索。稍后，患者将会就怎样把这些素材与治疗师进行沟通做出他们自己的选择。

所以，意念感觉信号可以当作沟通过程中的一个中转站。意念感觉反应可能是来自无意识层面最初的、原始的身体信号。一旦被发现，它们可帮助个体慢慢意识到那些正处在向意识层面浮现过程中的事情。这些信号帮助个体意识到某些重要的事情正在发生，即使他们并不确切地知道那到底是什么。所以，人们应该稍微停顿一会儿，并准备好接受那些需要关注的新的感觉和认知过程。从这个视角可以看出，意念感觉信号是怎样一方面融合到情感领域中，另一方面又融合到身心反应中的。例如，所有焦虑的身体迹象都可以被视为意念感觉信号形式。脸红是一种自相矛盾的意念感觉反应，它甚至可能在向自己发出信号之前，向他人发出信号。

第五节　利用意念动力信号

毫无疑问，对催眠体验来说，意念动力信号是被发展出来的最有用的指示器。它在每个人身上都很容易建立，而且可在实践中被应用于探索患者和治疗师感兴趣的所有情境。下面我们将简要列举一些它的应用范围。

1. 诱导催眠

任何一种意念动力信号的简单要求，都需要被试以一种催眠诱导的方式，固定和聚焦注意力。刚开始，治疗师可能发现，除了经由潜心研究被要求允许这种或那种意念动力或意念感觉信号发生的被试之外，再没有什么更好的方式去学习识别催眠发展过程中的细微迹象——身体固定不动、面部肌肉松弛、面部呈现"熨烫出的"或了无生气的表情、固着的目光、呼吸、脉搏及眨眼和吞咽等反射的迟延、仅按字面意义反应、舒服感，等等。如果没有使用其他正式催眠诱导形式，治疗师将会发现，一旦意念动力信号时期结束，往往会出现许多从催眠中醒来的信号。这样，大部分被试往往会通过身体动作，重建他们的*一般现实定向*，这种动作提供了与清醒状态有关系的动觉反馈。他们往往会重新调整他们的姿势，弯曲并捏紧他们的手指，伸展身体，重新聚集他们的目光，环顾四周，调整他们的双腿，等等。这时，被试可能会报告说，他们已经以一种多少有些减弱的形式，自发地体验过大量经典催眠现象（遗忘、退行、感觉缺失、时间扭曲、梦行状态、感知觉的改变，等等）中的每一种。

2. 催眠加深

对于一个感受性较高并完全做好准备探索催眠或内心体验的被试来说，从意念动力信号到一种更深的催眠状态只有短短的一小步。治疗师可以简单地询问被试是否愿意更深地进入一种放松或内部专注的舒服状态中。如果收到一个肯定的信号，治疗师告诉被试，继续深入，直到他的无意识对这个舒服的状态感觉满意，并且当达到这个状态时给出一个肯定的信号。这时，治疗师可以利用其他任何一种经典方式（手臂漂浮、闭眼、搭乘自动扶梯下降、四肢的沉重感和温暖感，等等）去加深催眠，并且利用意念动力信号去监测每个加深步骤的效果。

在过去的几年，第二作者修改过一种用于催眠诱导和加深的手部信号形式，使它既适合于治疗师学习应用催眠程序和间接暗示，也适合于他们那些第一次体验催眠的患者。这种"移动手"的方式，其特殊意义在于，它允许患者自己的无意识在决定催眠的深度以及用信号指示正在体验的是什么方面，扮演重要角色。由于催眠治疗师用这种方式可以非常轻松地应对初期可能遇到的几乎任何意外情况，下面我们将详细说明其中在下面的章节中可能用到的部分方法。

3. 用"移动手"的意念动力信号方式进行双重制约诱导

第二作者原创性地修改了"移动手"的催眠体验（Weitzenhoffer, 1957），以创造一种双重制约式催眠诱导方法，因为大量研究已经证实这种现象很容易体验。例如，用《斯坦福催眠感受性量表》某一项目的直接暗示去诱发"移动手"时，70% 的被试"做到了"。此外，关于它是怎样实现的，其可观察的维度，对于判断正在确立中的催眠的性质具有诊断价值。希尔加德（1965）描述过他的一些观察："用一种缓慢的并带有某些抽动性的动作移动他的手，这是较高感受性被试的一个特征。这种反应可以是快速的或猛烈的，例如，两只手可以向两边移动，直到两只胳膊在身体两侧伸展开。较低感受性的被试在胳膊开始移动之前，或者一个动作在经过非常短的距离之后被阻止时，经常表现出相当大的延迟。这些方面当然需要列入课题进行定量研究，但即使不经研究，有经验的催眠师也会很快察觉到那些与达成的催眠状态相关的动作。"（p. 104）

下面我们将呈现一个一般性的示例，它展现了第二作者在意念动力信号的监测下，使治疗师能够始终与患者的体验相谐调，通过小心运用间接暗示，助长很多经典催眠现象体验的方法。

经由意念动力形式的双重制约，用事实陈述进行催眠诱导

R：把你的双手这样放：两手掌相对，相距约 20 厘米。［治疗师双手举到他脸的前方 30 厘米左右的地方进行示范。胳膊和肘部不接触任何东西，使双手和双臂可以自由地移动。］现在我们知道人的身体有种磁场。我不知道你是否真的会体验到你两手间的那个磁场，也不知道你的感觉是否来自你的想象——只是让自己敏感地感觉那种你将开始感觉到的两手掌间的磁力——好像你有一双有磁力的手。

> R：每个人都体验过这种奇妙的磁力现象。磁力作为一种自身神秘地发挥着作用的"奇妙"而不可见的力量，磁力的隐喻与各种可以引起

被试内心自发无意识力量的意念动力过程联系到了一起。这是间接意念动力聚焦的一种用法：一种间接暗示形式，它利用的不是话语在语义或认知层面的意义，而是它们所关联的、具象的意念动力方面的价值。

当被试的意识心理（左脑的理性过程）有点儿混乱、固着、注意力聚焦于"有磁力的手"这一奇妙的认知概念时，他的无意识心理（右脑的意念动力过程）会立刻自动唤起与单词"有磁力的"和"手"相关的各种各样的具体的身体体验。

通常，被试对自发无意识力量的许多生活体验有可能被激活并被置于随时准备表达的待发状态；特别是，对自发无意识手部动作的许多生活体验处于表达的待发状态。被试对全部的无意识、已经启动的具有意念动力作用的力量都毫无觉察，因为意识心理仍然在对"有磁力的手"可能意味着什么感到迷惑。

治疗师所说的所有事情都是真的，但它都意味着什么呢？这种明显的内部问话本身就是另一种间接催眠形式，它把被试的意识心理制约到诱导过程中，并唤起期待。

隐含式暗示和否定建立期待

R：但是，不要让那些手还在移动！只是让自己体验它们之间的磁力。

［停顿］

R：无意识需要时间才能得到许多意念动力和意念感觉现象的完整体验。要求被试延迟所有实际的手部动作，然后暂停，这样做，治疗师是在为这些意念动力过程达到其自身的最大值留出时间。但请注意，我们已经巧妙地介绍了另外一种间接催眠形式：隐含式暗示。通过说"但是，不要让那些手还在移动！"我们是在暗示它们将会移动。第一作者强调过，隐含式暗示是听众必须在他自己内心里构建的东西。治疗师不能直接告诉被试让他移动他的手，但这种隐含式暗示间接唤起了被试内部所需要的意念动力过程，它会以一种自发的方式去移动双手。现在，这两只手，只要被试想让它们移动，它们随时可以移动。

在说"不要让那些手移动"时，我们已经置入了否定，它可以间接解除被试对于跟随治疗师暗示的任何阻抗。矛盾心理是所有催眠工作的特征；被试想要寻求帮助并想要跟从暗示，但自然也怀疑和害怕跟到一个愚蠢的医生。出于多种原因，被试既想又不想让催眠现象发生。如果治疗师不断地坚持这种现象将要发生，被试自然会因承受不住压力，物极必反地执行一种相反的可能性：催眠将不会发生。通过表达"不要让那些手移动"这种否定，治疗师接管了这种否定的可能性，这样它就不再需要驻留在被试心里，而且他就不再需要在行动上表现出来。这样，被试除了他所好奇的动作何时会被允许的积极期待外，心里别无他事。仅有的问题是，如果现在还没动，那么什么时间动？

无声的期待和初期的摇摆：移除和卸载阻抗

R：在这个意味深长的停顿中，治疗师只是带着十足的兴趣和期待观察被试的双手。这种无声的期待是另一种间接催眠形式，它往往在被试的内心自动地引起反应。但治疗师不能假装这种热切的兴趣和期待，因为被试的无意识将会感觉到它并被它摆脱。治疗师有能力显现真诚的期待，因为他知道，实际上无意识的意念动力过程已经启动，并且他确实对它们将会如何显现感到好奇。他知道，敏锐和仔细的观察对于成功的催眠技艺来说是必需的，所以，他热切地观察被试的双手，寻找最早的动作迹象。

当患者觉得治疗师真正感兴趣，通常他也会聚精会神地注视他的双手。如果不是这样，治疗师就朝被试双手的方向，做一个轻微的无声的头部动作，引导他注视这里。如果被试仍然没有聚焦目光注视他的手，治疗师可以指着被试的手，无声地引导他的目光注视那里。当能够让左脑的语言保持相对抑制时，这种非语言引导往往会强化右脑进程。

当被试把目光聚焦到他自己的手上，他和治疗师都会喜欢用点儿时间去期待和仔细观察。被试的个性将如何处理和呈现那些已被启动的无意识力量？没有哪两个被试或哪两次晤谈是完全一样的。每个被试每一次所体验到的都会有些不同。当治疗师观察到第一个细小的动作时，不管这个动作是怎么开始发生的，他都会给出一个认同的信号，并对这个动作进行肯定。

增强意念动力运动：营造治疗性环境

R：非常好，就让它发生。一些手指它们自己会动一动，这很好，但还是不要让两只手移动得太多。只是去体验，任由它自己发生。

R：此时，在对这些通常可被观察到的微小的、颤动的动作进行评论的过程中，治疗师也是在顺便强化它们。在体会并无声地呈现那种满意感时，治疗师也在塑造和间接增强被试内心的满意和满足感，以便体验那些在多数其他环境中可能让人觉得有些怪异和可怕的自发动作。由于可以在无须非常清楚意识到的情况下，带着一份满足感去体验这样一种非同寻常并可能让人害怕的现象，所以被试正在慢慢习惯去体验和表达其他被抑制的并可能令人恐惧的素材，这种素材一旦被顺利和安全地引出，便可能具有后续的治疗价值。这样，治疗师就是在为将来的治疗性体验创造一种安全环境。

"只是去体验，任由它自己发生"，这个句子是一种巧妙的间接复合暗示。第一部分"只是去体验"，这自然是一种事实陈述。被试怎能否认他在体验？既然他必须承认他在体验，这复合暗示的第一个短句便为接受后面紧跟着的"任由它自己发生"建立了一个"是定势"。在这个汇集成促进手的无意识意念动力运动的短语中，至少有两个层面的含义让人困惑。在一个层面，那些体验正任由其自身在发展，所有的体验都具有自发的特性。在另一个层面，治疗师也直接，但巧妙和许可地告诉被试，让他的手自己移动。纵使被试只是有意地觉察到了其中的某一层含义，心理运行的意念动力原理表明，所有的层面和所有可能的联结都会被激活，虽然它们未被明显地呈现出来。不管怎样，当很多层面的意义和联结被汇集到一个方向时，一种自发的动作往往确实会发生。

为意念动力信号引入双重制约

R：我们知道，磁力可以把物体吸到一起，也可以把它们推开，在这一点上它与无意识一样。当它想说"是"时，它把人们吸到一起，当它想说"不"时，它把人或事推开。所以，我们可以利用手的动作来问你的无意识一个重要问题。如果你的无意识想说是，你会感到那两只手要被吸到一起。如果你的无意识想说不，你会感到那两只手正在相互推开。无论哪种决定，你只是让你的无意识移动那两只手。那么，那个问题会是什么呢？〔停顿〕

　　R：双重制约是，不论给出"是"或"不"哪一种回答，意念动力反应都会慢慢呈现出来，并且从定义来看，自发的意念动力运动就是一种催眠反应形式。被试常常对他初期正在体验的动作和他无意识回答问题的可能性感到非常着迷，以至根本没能认出这个双重制约。即便被试确实认出这个双重制约的性质并幽默地评说它（通常是那些专业人员，他们已经研究过双重制约并了解它在催眠中的应用），这种意念动力体验仍在继续。有时，多疑的被试会如此不相信，以至于他会有意识地停止动作，轻轻扭抱着双手，好像要唤醒它们（指双手），把它们换个位置来再次测试这种现象。

双重制约问题

　　R：无意识正准备用合拢双手表示"是"，用分开双手表示"不"来回答的那个问题是什么呢？〔停顿〕这个问题是："让无意识允许你体验一种舒服的治疗性催眠，好吗？"〔停顿〕非常好。让双手合到一起表示"是"，分开表示"不"。

　　R：这时，双手通常确实会开始慢慢地向一起合拢，有时会带有轻微的抽动性动作，非常典型的无意识动作。被试通常会对这样的动作抱以微笑，体验到它会让人感觉到一种愉悦的惊喜。

经由条件暗示闭上眼睛

　　R：非常好。当那两只手继续非常缓慢地向一起合拢时，你会对你眼皮正在发生着什么感到疑惑。它们正在眨动吗？当那两只手继续向一起合拢时，眼皮也准备舒服地闭上吗？〔停顿〕它们会在两只手合到一起前闭上吗？

R：把眼睛闭上与正在进行中的手的动作关联到一起，这是一种间接条件暗示方式：我们把一个新的暗示顺便搭在一个正在进行中的反应模式上，这样，这个进行中的表示肯定的反应便推动这个新暗示一同发展。我们以一种问话形式诱导新的暗示，这样，被试自己内部的心理动力会负责闭上眼睛。无论被试实际表现出的反应是什么，以问话形式呈现的暗示话语始终与它相联结。如果被试正在眨眼，治疗师评论说："非常好，它似乎正在眨眼，不是吗？而那两只眼睛多快会完全地闭上？"

如果此时眼睛没有闭上，或者如果两只手实际上在分开或根本不动，这意味着我们正遇到阻抗。这种阻抗可用下面的方式进行某种程度的探索和利用。

置换和释放阻抗：产生催眠反应的很多偶然性、很多机会

R：非常好，那两只手实际上正在分开，这意味着无意识还不愿进入治疗性催眠。那是因为它还有些有意或无意的困难。所以那两只手可继续用非常缓慢地分开去表达那些困难。当它们继续移开时，可以让那些困难的原因进入你的意识心理吗？在催眠发生前，无意识心理需要一些时间去解决某些问题吗？〔停顿〕

让我们就这样看着那两只手。甚至在不告诉我的情况下，无意识心理马上就能充分地处理好那些问题吗？当它处理完这些问题时，可以开始让那两只手合到一起吗？〔停顿〕

当它处理那个问题时，可以让无意识心理停止一会儿那个动作吗？它会让你的眼睛保持睁着？还是会让你的眼睛闭上，以便更认真、更充分地聚焦到解决那个问题上？〔停顿〕

就在你继续体验它，无意识是否想让你说出你正在体验的是什么？当这一切在继续时，你可以多么容易地让自己说话？

R：无论隐藏在手分开这种否定的意念动力信号背后的事情是什么，有很多种方法可以对它们进行探索和处理，以上仅仅是诸多可行方法中的几种。治疗师处理所谓的阻抗可以通过：（1）不断地评述它正在怎样

被呈现出来;(2)通过把阻抗反应与另一个催眠性暗示联结起来,这个暗示旨在处理和尽可能解决一连串已经给出答案的阻抗,给出答案的过程是通过另一种意念动力反应。只要某些动作开始发生,催眠的形态就开始显现,治疗师可以享受这个探索被试反应模式的过程。在没出现任何手的动作这种极为罕见的情况下,治疗师可以从下面所用的方法着手做点工作。

把没有反应转换成类僵

R:那两只手现在怎么样? 它们真的没有移动? 你可以一动不动地让它们在那里保持僵硬多长时间? 非常好,试着尽可能地僵硬,让它们一点儿都不动。通常情况下,尽管我们没有注意到,身体却总是处于不断的活动中;但在催眠状态,我们会有些矛盾的反应——与我们想要的相反——有时,身体会在相当长的时间里变得完全地静止不动。或者,身体的一部分变得静止不动,而身体的另一部分在体验着移动。在你这里会发生什么呢?

R:这样,不动可以被转换成一种被动形式的类僵,被试睁大眼睛盯着自己的双手并保持一动不动。当被这样"定住"时,治疗师可以继续进一步的间接暗示,暗示当身体保持完全的静止不动——正如在梦中或处于深度专注状态时,无意识会怎样继续非常努力地致力于它的问题。

时间扭曲和唤醒: 精妙的后催眠暗示

R:在每个瞬间都可等同于平常时钟的数小时、数天甚至数年的那种特别的催眠时间里,无意识会继续对那个问题进行工作。[停顿]而有趣的是,如果无意识需要让它保持私密性,意识心理可以了解也可以不了解刚才正在发生的是什么。当你有那种强烈的愿望想移动或伸展身体,并慢慢地再次完全清醒过来时,在你的无意识完成那个单元的工作,并且你也知道它已完成之前,你可以一直保持你现在的样子。

R:这里发生了什么?原来没有实现的意念动力运动已经被转换成一种催眠体验,无论在这里对抗意念动力运动的阻抗是什么,被试都可以有效地处理。甚至可能压根儿就没有什么主动的阻抗。被试可能只是完全没有意念动力运动的天赋。在这种情况下，被动的类僵就成了允许催眠体验发生的更为理想的方式。

我们怎么知道催眠确实发生了？催眠的基本标志是：身体非常安静并且固定不动，经常伴随着没精打采的面部表情。也可能因为得到了保持不动的许可，眼睛眨动并最终闭上。在某些瞬间，观察敏锐的催眠治疗师可以看到，由于对正在发生的事情的兴趣和认可，被试的眼睛瞳孔会扩大。

另外一个可观察的催眠指标是，当被试醒来时，他通常会跟随精妙的后催眠暗示"移动和伸展身体"。有时，治疗师可以通过他自己伸展和活动身体去强化这个后催眠暗示。醒来时，被试可能会相当地茫然，并基本忘了刚才体验到了什么。当然，这已是另外一个真正催眠体验的标志，并且治疗师最好不要强迫被试去谈论它。现在的情况是，一种为后续催眠奠定基础的有趣的催眠体验已经就这样发生了。下一次治疗师和被试相遇时，第一次催眠的体验，可以作为启动这次催眠的意念动力方式，被再次带出来。

醒来时，如果被试确实想要谈论这种体验，治疗师可以小心地收集那些与被试体验有关的现象学资料，然后利用它助长下一次可能立即发生或稍后发生的催眠体验。

但现在让我们回到更为典型的情况：被试通过允许双手合拢，显示他正在体验一种舒服的治疗性催眠，以此对原来的双重制约问题做出明确反应。一旦双手在缓慢地向一起合拢，便会有无数个暗示可以发挥作用的方向。这里是几个第二作者探索出的典型指令，因为它们提供了有关被试反应能力的有价值的信息。

演示意识和无意识间的冲突

R：非常好。当那两只手继续慢慢地向一起移动时，这表明无意识正在越来越多地把你带入一种舒服状态，或许你想知道，如果你试着用你的意识意愿去对抗它，那会怎样。如果你拿出点儿时间，就那么片刻的时间，试着对抗那种力量，那会怎样？你的意识心理有可能对抗那种无意识力量吗？〔停顿〕

　　R：停顿给了被试的意识一个对抗这种磁力的机会。看到被试怎样利用这个机会，你会觉得非常有趣并很长见识。如果即使被试呈现某种无望的面部扭曲，或者是一丝苦笑，但双手并没中断，仍在继续向一起合拢，这可能意味着，他已经深深地陷入了意念动力运动中，以致他根本无法对抗它；这可以是一种右脑型的个体，他具有特殊的接受催眠暗示才能，并且能够很容易体验到大多数经典催眠现象。

　　在另一个被试身上，他的双手可能会不中断地继续向一起合拢，面部也没有任何迹象显示有反向努力在发生。这可能是一个这样的个体，他在不断发展的体验中感觉非常舒服，他不愿再费心付出任何努力去对抗它。这种被试可能也做好了体验大多数经典催眠现象的准备，但他可能会在体验那些允许他保持被动而无须主动的催眠时特别地成功，如：意念动力抑制、意念感觉反应、想象过程等；要想暗示成功，治疗师最好以一种许可的方式表达，允许他保持被动，只是从自己的无意识或治疗师那里接受，而不是暗示他需要某种努力的主动参与。

　　但是，另一种被试可能会抓住这个机会，带着一份解放的感觉，带着一份渴望的心情去测试意识意愿和意念动力运动哪个更有力量。现在，治疗师将会观察到各种各样的测试反应：多数时间，你会看到一种摆动，一会儿是明显有意识的双手分开的拉力，然后是当它们再次开始自动地慢慢向一起合拢时的停顿；极少情况下，也有被试会拉开双手，把手放下，变得似乎清醒一些，如此一来，这种体验就会中止一会儿。这时，你应该问问被试，以确定是否有什么重要理由让他拒绝进一步地体验催眠。

　　所有这些对抗意念动力运动的方式变化多端、耐人寻味，它们都有一个共同特点：当被试发现他能实际停止意念动力运动时，这对他来说肯定是令人失望的。稍后，被试通常会说，他们感觉"魔力"或"催眠"消失了一会儿，他们对此感到遗憾，他们不想让他们平常的意识心理去干扰有趣的无意识潜能。当意识心理让它的意愿施加影响时，便让人感觉不再那么舒服。

从这种失望反应中，第二作者为催眠的特殊意识状态理论找到了更进一步的证据：催眠确实涉及一种特殊的意识状态或存在状态，尽管大多数被试此时难以用语言表达它与平常日常心理状态之间的差异，但他们还是可以辨别出这两者是不同的。从催眠状态到平常状态的这种转变可能是下面的任意一种：（1）可感知到的从右（非主导的）脑支配到左（主导的）脑支配的现象学转换；（2）一种由副交感神经系统控制到交感神经系统控制的转换；（3）也可能是一种对于不同神经递质、内啡肽或其他精神生物学系统相关利用的实际转换。无论这种感知到的现象学转变潜在的生物学来源是什么，它都可以帮助人们了解变动意识状态，并可被用于引出有些许价值的自我了解。

认识变动意识状态：后催眠暗示助长治疗性存在模式

R：的确如此，强迫自己走出任由事情自身发生的舒服状态，是有点儿扫兴。这让人相当不舒服，因为通过让无意识在没有意识心理干扰的情况下工作，让它做它自己知道怎样会做得最好的事情，这样才会让人感觉更好一些。你现在正在体验着那种差别，并学习怎样让无意识做事情。再次让无意识移动那两只手，可以向一起合拢，也可以向外分开。这真的没什么关系，唯一重要的是，我们允许无意识的创造性部分去决定它真正想怎么样。正如你允许那两只手再次移动那样，当无意识想让你拿出几分钟休息一下，并让它以比你所能有意认识到的更多的方式，做一些对你有所助益的重要事情时，你可以在一天中利用这种新的感受性不时地把关注点调整到自己身上，能够了解到这一点，实在是件让人欣慰的事。整天注意与身体保持和谐，并让无意识有它所需要的时间和能量，去处理那些对你来说非常重要的事情。

R：我们知道，我们的身体实际上有个90分钟的周期，它贯穿昼夜（Hiatt & Kripke, 1975）。睡眠时，每个90分钟，我们都将经历一个做梦的周期。清醒时，每个90分钟，我们都会经历一个副交感神经支配的时期，这时，我们其实非常需要停下工作和左脑的思考，休息一会儿。贯穿我们清醒时间的每一个90分钟，我们都会有点饥饿并易于幻想。这当然是进入自我催眠的理想时间，给无意识以许可去做每一件需要的事，以助长我们的活力，同时让我们的意识心理休息一会儿。目前，第二作者正在研究这样一个临床假说：许多心神不安状态和身心失调疾病是压力造成的，这种压力产生于意识心理干扰这个90分钟自然周期的运转时。一旦控制优势脑半球想法的意识心理试图夺取弱势脑半球在这个周期中自然发挥作用时的平衡和补偿性功能，焦虑、心理障碍、失误以及疲劳常常就会发生。

于是，把后催眠暗示的感受性与这个周期联结起来，便是把后催眠暗示绑定到了一种必然反应上。在利用和助长一种自然生命过程的同时，这往往也强化了暗示。

探索催眠潜能：身体的不能动和感觉缺失

R：当那两只手继续向一起合拢时，你可以把关注点调整到另外在发生的事情上。那两只手是否正变得有点僵硬和木呆？在那两只手上是不是有一副厚厚的、软软的、有磁力的手套，致使它们感觉不到任何东西？那副手套的衬里非常厚，可以阻止那两只手，所以它们可以靠近，但不能近于3厘米或5厘米？〔停顿〕

R：如果被试照此反应，并且双手确实在相距3厘米或5厘米时停了下来（假设此时被试的眼睛是睁着的，或者，如果眼睛是闭着的，陈述这个暗示，让它变成睁开眼睛是目睹这种手的阻碍、僵硬和麻木的前提条件），那么，治疗师就有了一个很好的基础，现在可以说出自己的疑问，究竟那两只手变得多么僵硬和麻木，被试才可能体验到一种手套样的感觉缺失。稍后，当你让他的双手漂移到腿上并感觉不到任何东西时，你可以测试这种感觉缺失。当然，对很多被试来说，他不可能感觉到什么东西，因为通过保持持续的"手套"暗示，他们的双手将不会完全地接触到大腿，因为这厚厚的磁性手套会有所妨碍。顺着感觉缺失，或者取代它，你也可以去探索意念感觉反应。

意念感觉反应

R：当这些在继续时，你可以把关注点调整到你脸部的感觉上。我们都熟悉这种情绪激动时有时会在脸和身体其他部分感觉到的温暖感。而你可能并不是非常清楚为什么，但你的无意识知道怎样去感觉那种温暖。现在你能够感觉到那种温暖吗？［停顿］当你感觉到那种温暖时，那两只手会飘移分开来让我知道吗？或者你会开始慢慢地点头以表达"是"？［停顿］或者你的头完全由它自己来摇动以表达"不"？

R：唤起意念感觉反应可以有无数种方法，但某些原则性的做法总还是有帮助的：（1）说起生命历程中的某些情形，当身体能够体验到这种感觉（情绪的激动、风的凉爽）时，往往会在无意识层面开启一种内部探索，让这些将被体验的感觉做好准备；（2）用停顿留出充分的反应时间；（3）设定一种意念动力信号反应形式，以便当反应被体验到时可以让治疗师知道。实际上，这些原则性的做法是以许可的方式助长所有催眠现象的基础。在这方面，无论治疗师认为助长将来工作所需要的催眠性反应的范围有多大，他都可以对它进行诱导和探索。

加深催眠为进一步的治疗工作做准备

R：非常好，如果现在无意识已经准备好让那种催眠加深，由于这种加深的舒服感就像要睡过去一样，你会感觉到那两只手和胳膊变得有点儿沉——一会儿变得更沉一些。［停顿，这时，治疗师寻找那种轻微摆动的动作，它们标志着被试正在体验一种更深沉的感觉。］当那两只手继续漂移得更低时，那种舒服感也变得更深。但是，在你的无意识真的准备好要休息，再学会对你的目的有用的其他催眠技巧之前，那两只手不会落到你的腿上。

R：此时，被试通常会做好进一步工作的准备。现在，第二作者有代表性地诱导意念动力手指信号，无论接下来的步骤是什么，都可以用它去监测这个过程。

4. 测量催眠深度

催眠深度的概念在催眠历史上一直是件有争议的事情。我们的现代*催眠利用理论*会把深度定义为一种在允许被试体验某种有趣现象的相关联结和心理过程中的精力集中或专注状态。这样，"深度"可以被理解为用*特定方式*进行反应的准备度，而不是体验任何催眠现象*通用的*准备度。但我们还是建立了一个通用准备度的概念，它提供了一个实用指南，我们用与各种催眠现象（从最容易体验的浅催眠，到那些需要深度催眠的现象）有关联的递进式催眠深度量表去反映它。塔特（1972）修订过很多催眠深度自评量表，其用意是：经过训练，被试可以对他们当时的催眠深度给出准确的言语反应。他发现催眠深度是在不断变化的，所以在进行重要的催眠性工作时，监测这种变化是有帮助的。但是，不同"深度"级别之间的实际体验，其个体差异性非常大，所以，并不存在某个时间可用于所有被试的通用量表。

第一作者曾把手指信号用作一种个性化的指示，把它逐渐扩展到每一个特定的被试。当患者双手舒服地静放在身体两侧，处于他们的视线之外时，艾瑞克森会暗示双手的手指可以通过由它们自己自发地动一下，来标示催眠的深度。拇指的应用被排除在外，因为第一作者认为意识与拇指动作的联系比与其他手指更多。他使用泛指的名词*手指*，因为它比起食指、*中指、无名指、小指*这样的名词与意识的关联度更低一些。左右手上同样的手指都可以标示同样的催眠深度。这一般可以绕过针对某只手或另一只手的习得性关联模式，但在这个问题上有非常大的个体差异。有些患者会交替使用两只手，而另有一些患者会始终如一地使用左手或右手。

在设定催眠深度的标志时，第一手指（当然是患者诠释的"第一手指"）可被用来标示最浅的催眠阶段，而另外的手指可以标示量表上的其他深度：

第一手指（0 ~ 25%）：浅度催眠，可能出现放松、舒服、意念感觉和意念动力信号。

第二手指（25% ~ 50%）：一种对内部体验具有高感受性的舒服状态，这时，感觉、想法、白日梦、颜色等可以自发地涌现。对治疗师的暗示会愉

快地接受，这样，当治疗师暗示那些常见的催眠现象（如，手的漂浮、沉重感、温暖感、感知觉的改变等）时，由于它们是自动发生的主观体验，那种熟悉的催眠现象可以很容易地被体验到。

第三手指（50% ~ 75%）：感受性已经建立的状态，此时被试已经"通过"了催眠体验的所有常见指标，并且感觉有能力探索新的催眠现象或不熟悉的个人心理动力领域（记忆浮现、部分年龄退行等）。催眠事件自动发生，尽管自我（ego）可能会观察到它们，但醒来时，它可能回忆起也可能回忆不起它们。醒来时，被试常常会兴致高昂，因为他们感觉他们的催眠比平时的更深或更具治疗性，并且他们还自发地体验到一些治疗师甚至并没暗示的催眠现象。他们对他们体验的自发性或解离性有一种很深刻的感觉。

第四手指（75% ~ 100%）：被试报告说，他们有时丧失了意识。他们要么熟睡、做梦、漂到远处，要么莫名其妙地"灵魂出壳"。他们无法想起所听到的治疗师的声音，尽管他们曾对之做出过适当的反应，尽管那反应非常地缓慢。他们对他们的很多体验都无法说明，也无法回忆。

有些人可以体验到一种全然的催眠，不过那相对较少，并且通常需要几个小时的诱导。它是一种类似悬浮的动画放映状态，伴有极其缓慢的呼吸和脉搏，需要一段较长的时间（30分钟或更长）来恢复一般现实定向。

5. 取代挑战

或许对于现代催眠术来说，意念动力信号最大的价值就是它可以让治疗师工作时避免过去的权威性"挑战"（"你不能睁开眼睛，双手不能打开，"等等。），那是一种带有某些心理伤害性的测量催眠深度的方法，也是一种最可能使患者丧失信心的方式。意念动力信号允许患者自己的系统去显示它准备何时反应，以及需要什么帮助去产生适当反应。这允许在患者与治疗师之间发展一种更紧密的融洽关系和更具启发性的合作。意念动力信号展现了被试的催眠体验，这样，临床医生和研究者便有了一个用以探索任何变动意识状态性质的合适工具。

6. 反应准备度的标志

从更老的权威式方法到由艾瑞克森始创的更为现代的许可式方法的转变，最为明显的地方莫过于用问话方式了解被试体验某一特定反应的准备度。第一作者不停地向被试提供一系列事实陈述，描述他们体验不同现象的能力和动机。甚至当他认为被试在为某种特定体验做准备时，他会先问一个与之相关的问题，激活被试内心适当的联结和反应潜能。问话和意念动力反应，就是这样一种触发个体做出某种反应的方式。

有个例子，记录了第一作者在他1945年《与医科学生非正式交流》中识别出有个参加者在适当的时候会无意识地自动点头，这个例子说明了他怎样把无意识意念动力信号当作人们体验催眠准备度的一个标志加以利用。（摘自未正式出版发行的艾瑞克森的《与医科学生非正式交流》的速记笔录，1945）

E：实际上，今晚这里没有志愿者。我一直在非常仔细地察看这个团体，没有志愿者……顺便问一句，有人知道刚才谁点头了吗？

LeJ：好像我点了。我曾说过我想试着进入催眠，然后，你说你在这个群体中没有看到志愿者，这件事好像意味深长，并且那好像一定是我……对此我不太清楚。那应该就是我，因为我在晃动椅子。

LeJ 的点头是在回应第一作者寻找志愿者的这番话。艾瑞克森可能会随意挑选一个志愿者或者邀请一个人做志愿者。但这样他可能选到一个毫无准备的人，况且就算一个被试自愿，它也可能只是意识层面的反应。通过观察意念动力信号，第一作者便非常有把握找出一个在更深层面做好准备的被试。

LeJ 的内省式说明是有教育意义的。他以前曾说过（在当时的团体环境以外）他想要试着进入催眠。就是说，他已经做好对催眠诱导做出反应的准备。但是，他需要艾瑞克森关于需要一个志愿者的这番话作为一种刺激，使自动点头不经意地表现出来。刚点完头，LeJ 却承认他自己并不知道刚点过头（对于点头他事先没做考虑），他甚至试图通过暗示，他点头是由于他正在晃动椅子，去为他神情恍惚的方式寻找理由。在意识层面，LeJ 是如此矛盾，他说他想要尝试催眠，但他却试图为他神情恍惚的方式寻找理由。这种矛盾心理是某类患者的典型特征，他们出现问题恰恰是因为他们要保持自己内心两种冲突性力量的平衡。艾瑞克森的言语评论和问话，允许意念动力反应作为一个把矛盾心理翻转到建设性方向的途径去发生。

其他研究者，如理克龙，他们用一种具有更多意识定向的方式应用意念动力信号。在1952年洛杉矶催眠研讨班上，理克龙与艾瑞克森联合教学，他对他刚开始应用意念动力信号的情形描述如下（摘自于理克龙未出版的1952年洛杉矶催眠研讨班的录音速记）：

> 在诱导感觉缺失过程中，在你测试感觉缺失和被试告诉你他感觉不到什么之前，你并不知道你的暗示什么时间在发挥效力。我避免使用"疼痛"这个词，而代之以说"不舒服"。"疼痛"这个词，就其本身来说，是一种负面暗示。我做出一种暗示，当感觉缺失已经非常彻底或几乎彻底时，一个指定的手指将会抽动。当它抽动时，你可以知道你至少已经有了一种很好的局部感觉缺失。那种手指抽动是一个经被试认可的标志。当他感觉到那个手指抽动时，他的想法是"啊呀，手一定是麻木了"。

这种方法当然也适合评估患者体验其他催眠现象的准备度，而不仅仅是感觉缺失。如果患者的意念动力反应显示他还没准备好体验想得到的反应，那又该做些什么？那是一种迹象，表明患者的认识、动机或内心准备还未得到充分发展，不足以支持想要的反应。这时治疗师可询问患者困难的来源。然后，治疗师帮助患者解决来自认知和动机方面的问题，再提供适当的联结，使患者能够带着更强安全感和更充分的内心准备去接近想要的反应。治疗师说起患者所有以前在自动产生这种反应过程中曾有的部分体验，把它当作日常生活经验的一部分。这些联结在意识层面鼓励患者，同时给无意识提供适当的线索，让它了解这种反应是怎样产生的，并真正激活相关的反应定势，以助长适当的行为反应。在下面的章节中会通篇提供这一过程的例子。

7. 揭示无意识素材

意念动力信号可被用作一个发现无意识素材的步骤，相比于传统的精神分析方法，它用时更短。早期说明是由艾瑞克森在他的《与医科学生非正式交流》（1945）中提供的。基于对 W 女士内心所隐藏敌意的认识，艾瑞克森继续使用意念动力信号和自动书写帮她认识到它。这个例子特别具有启发性，因为他着手与两名被试一道工作，这两人在可以意识到的言语层面有着完全相同的反应，都表示她们不想说任何不愉快的事。意念动力信号支持了 H 小姐的口头说法，但不支持 W 女士的。于是，艾瑞克森从利用意念感觉信号入手（当 W 女士的手"感觉有点儿轻"时），稍过一会儿，再加入一个真正的意念动力信号，从而帮助 W 女士认识到她的矛盾心理。

E：让我们来验证一下。假设你把手放在这个位置。如果无意识愿意说一些关于他的不愉快的事情，你的右手会抬起来。如果你没有任何不愉快的事情可说——如果没必要说一些不愉快的事情——左手会抬起来。你会赌哪只手抬起？

W：左手。［两只手都不抬］

H 小姐：左手。［左手抬了起来］

E：没什么不愉快的事情。这里，关于某个人，你有什么不愉快的事情想说吗？

W：没有。

E：你的右手感觉有些不同吗？

W：我的右手感觉有点轻，但这是不是意味着我想对某个人说点不愉快的事情呢？

E：是吗？

W：我不愿想任何事情。

E：如果你愿意，让我们看到你右手抬起。

W：［右手正在抬起］它抬起来了，不过，你将给我惹来麻烦。

E：你知道那是什么吗？

W：不知道。

E：没有什么意识或意识状态。有的只是手的动作。有什么事在她内心发生，让她知道可能有些不愉快的事情。我没有以这种或那种方式说服或指导她。我只是创造一种情境并提出问题，而她发现她的右手在抬起，并且她知道这个局面："是的，如果我相信我的手，我就要说些不愉快的事情，但我不愿想任何事情。"

W：我对此一无所知，我的手抬起了，而我在试着让它放下。

E：你是否有兴趣弄明白你想要说的到底是什么？

W：我无法想象它是什么。

E：我可以很容易并很快地告诉你怎样弄明白。

W：再回到睡觉的状态？

E：不，不必。假如你拿起铅笔，你的手会写出某个人的名字。

在自动书写过程中，那个她想把某些不愉快的事情说给他听的那个人的名字最终突然进入 W 女士的脑海。这是一种非常经典的揭示无意识素材的意念动力反应方式。在来源于患者意识之外的完全*自发*的意念动力反应与突然间得到的意识认知（思考、感觉，等等）之间存在一种相互作用。好像是治疗师的持续问话，激活了患者内心许多联结模式和源头反应。这样，患者的反应可以通过意念动力信号与意识认知（可能恰好出现在意念动力反应之前、之中、之后）的结合，以意念动力信号的形式单独出现，也可以由意识认知和口头报告单独呈现。

这自然就出现了一个问题，在这种应用中，意念动力信号的效度和信度如何？到目前为止，所有这些意念动力信号的应用程序已经在临床工作中发展出来了，它们取决于临床医生的技巧，要看他们是否能从大量实验结果中抛弃无效的，发现和选取有效的。还没人在标准实验条件下，用适当的变量控制和统计学分析，做过关于意念动力信号效度和信度的系统研究。艾瑞克森认为，结果的有效性完全取决于临床医生对整个情境的理解能力。下面是他对这个问题的论述（编选自第一作者20世纪70年代的录音）：

"意念动力信号的效度是什么？关于要求无意识在答案为'是'时抬起

右手，在答案为'不'时抬起左手，把患者的无意识当作一个可以提供真实信息的实体，从中探寻更多的信息，在这方面我们已经说了很多。问题是，它的有效性到底怎么样？它的效度完全取决于你对正在处理的问题的理解能力。"

"患者进入我的治疗室，说她有一个极大的情结，因为在几年的时间里，她经历了七段非婚两性关系。她非常乐意告诉我每一段对方的名字、时间地点和情况。这个患者在描述所有那些事情，描述她的感觉时，是那么地健谈，那么地自由，那么地直接。但因为我有些精神病学方面的经验，我不知道她在催眠状态中会告诉我什么。"

"在催眠状态中，关于这七段非婚两性关系，她给了我简直一字不差的描述，仅有些细微的修改。我提到她的无意识给出答案的可能性：正像人们点头表示'是'，摇头表示'不'一样，'是'用右手或右手食指表示，'不'用左手或左手食指表示。我像是随口说说，并没告诉她要这样做，只是提到这是某些别的患者可能会做的事情之一。在催眠状态，当她讲述完第一段性关系，她说'我的第一段性关系是在19xx年'，但她的左手说不是的。对此我在心里留意了一下。接着，她所说的'我的下一段性关系'我认为是她介绍的第四段性关系，而她的手再次说不。"

"意念动力运动三次否定了她说的话：一次她的手说不是的，一次是她的手指在说不，而另一次是她的头在说不。但她一次也没注意到那些动作。她一点儿都没有觉察到。随后，我发现她的第一段性关系并不像她所说的发生在17岁时，而是发生在青春期早期，当时她变得非常好胜，试图勾引一个老男人，但她对此事非常自责并完全压抑了下去。这是她的第一段性关系，她已经完全忘记。她同样已经忘记了第六个人是谁。这是另一个压抑。她只能通过意念动力运动提供那个信息。可是，如果我问她：'你是否给我描述了你所有的非婚性关系？'她口头上就会回答'是的'。好吧，她已经给我描述了她所有的非婚性关系，但只是那些她的意识知道的非婚性关系。当我稍后将向她暗示这一点时，她丝毫不介意确认那是一种不完全的描述。她乐意了解这些被从意识中压抑下去第一次经由意念动力信号揭示出来的非婚性关系。"

"所以，当你与患者打交道时，你应该记住这些。你不能强迫他们，但当你为那些意识心理无法得到的反应提供一个意念动力出口时，你可以让它们暴露得更完全。在她做好准备以前，我当然不会强迫那个女人告诉我她漏掉的故事。当她稍后在治疗中找到那些被压抑的事情时，她感到极其震惊。"

　　理克龙（1954，1965）曾利用意念动力信号揭示浅催眠状态的早期记忆。他在他1954年年初的文章中把他的问话方式概述如下：

　　问话通常应该在许可而非命令的基础上展开。如果遵循这一点，无意识层面的合作可能会随之产生，如果试图强迫取得信息，便可能引发阻抗。

　　由于问话的老到和巧妙，大量有价值的材料可以很快被获得。例如，如果涉及心理创伤，可以通过多层提问的方式，得到事件发生的准确日子。可以询问患者这件事是否发生在他15岁之前。如果他回答"是"，接下来的问题可以是"是在你10岁以前吗？"。如果他回答"不是"，那么应该是在他10 ～ 15岁时发生的。这样就可以确定事情发生的年份，并且通过进一步的提问，可以弄清确切的日子，尽管很少有必要把时间弄得如此精确。

　　弄清楚事情发生时患者的年龄或日期，治疗师可以诱导患者退行到那个经验时间。退行不需要成为复现的样子，被试仅仅与那个体验联结，仿佛在重新经历但又知道自己处在当下。这样一种退行可以伴随事件被重新体验时视、听等全部五种感官功能，并可伴随情绪发泄和情感释放。

　　以这种方式，治疗师几乎可以获得患者的心理问题或神经症所涉及的任何事情的信息。与平常的自由联想方式相比，其速度当然不可同日而语。问题甚至可以是诊断性的——"症状中有心理或情感方面的原因吗？"有时你可以发现，问话与诊断病情同样重要。

　　对于患者来说，从自己内部得到这个信号是印象最深刻的。手指的非自主动作最有效地向他展现了无意识心理的直接反应。患者会注意到，被期待的是一种"不"的回答，而手指实际的回答却为"是"，这种情形并不罕见。它对于患者和治疗师也如同对于反应的有效性一样，都发挥了极好的指示器的作用。有时，被试会实验性地尝试阻止手指的移动。或许他会这样做，但即使有这种努力，手指也时常会移动。

当然，聪明的治疗师对于全部回答会有保留地接受，他会表明尽管有可能，但收到错误回答是很罕见的。即使有深层压抑事件，答案通常也是准确的，并且可能不难获得。如果压抑的时间太久，或者如果事情带有太多太强的情感负荷时，也难以确保总是准确的，但这种方法似乎可以打破这种压抑。左手拇指信号［我不想回答］是一个标志，提示治疗师需要特别小心。小心处理，用安慰和讨论消除异议，或者给出一种暗示，让被试能够激起足够的自我力量，在后续的晤谈中将事情呈现出来。在这里，问话可以显示出对答案回避的原因，以及是否有什么危险让患者不知所措。

在斟酌问话的措辞时一定要仔细，使它们既不暗示一种肯定的答案，也不暗示一种否定的答案。治疗师可以向患者说明，在问话的开始，他并不知道正确答案，而且患者的意识或许也不知道，但他的无意识心理不但知道，而且能够给出正确的答案。(pp. 76-78)

奇克和理克龙（1968）系统整理了很多范例，用来向患者提问，以获取意念动力信号，揭示心理创伤和身心疾病的根源。尤其是奇克，他发展了大量有独创性的意念动力程序，用来揭示无意识素材。这些包括移除潜意识对催眠的阻抗（Cheek, 1960），外科手术麻醉过程中对有意义声音的无意识觉察（Cheek, 1959, 1966），梦到早产的重大意义（Cheek, 1969b）以及与重大疾病沟通（Cheek, 1969a）等等。在一篇重要文章《催眠中随着年龄退行到出生时继发的头和肩的动作》（1974）中，对于在无意识层面发生的意念动力反应，他做过一些有趣的观察。他的文章真实地反映了一个临床医生和治疗师所做出的开创性努力。他的工作指明了一条通往很多系统研究的思路，为了建立意念动力反应和信号的效度和信度，这些研究需要在有控制的实验室条件下进行。

第六节 总结

意念动力信号的实用临床技能，已经从自动现象浩瀚而古老的历史中演变出来。在古代和中世纪，自动现象被认为是神秘的、上帝驱动的或有魔力的，今天我们认为，它们是平常意识范围之外反应系统的一种有趣表现。现在，这些意念动力和意念感觉反应被认为是自动现象的基本构成要素，它们导致了19世纪经典催眠现象和催眠术的确立。在过去的几十年间，一些新的意念动力信号形式，已经主要由对揭示无意识内容和助长催眠易感性感兴趣的临床医生进行了探索。这些由艾瑞克森、理克龙和奇克发展出的意念动力信号的现代形式，正在取代命令和"挑战"的旧的*权威*形式，为认识和助长催眠性和治疗性反应提供*许可*式临床方法。建立意念动力反应和信号的效度及信度，仍然需要系统的和受控的实验研究。

第七节　意念动力信号方面的训练

1. 意念动力信号及间接暗示形式

意念动力连同间接催眠暗示形式（Erickson & Rossi, 1979）的应用，为治疗师提供了一个关于助长催眠现象和处理无意识素材方法的创造性展示。例如，奇克在他1960年关于消除催眠阻抗的文章中，提供了一个极好的关于谢弗如摆锤的应用实例，说明在它的帮助下，利用问话和隐含式指令可以帮助被试恢复创伤记忆。被试R医生，他对他第一次体验谢弗如摆锤产生了一种不同寻常的反应，似乎被吓呆了。以下摘自奇克的记述，斜体字是用来标记在唤起关键素材回忆的连续句子中，什么地方奇克使用了双重隐含式指令。

R医生更紧地抓住摆锤。汗珠在他的前额出现。他的脸和手变成了灰白色。我让他睁开眼睛，并让摆锤去回答一些问题。我问他：

问：以前你曾有过类似的感觉吗？

答：是的。

问：是在你20岁以前吗？

答：是的。

问：是15岁以前吗？

答：不是。

问：你的无意识现在知道那是什么吗？

答：知道。

问：现在，请闭上眼睛，并且，如果你的内心愿意让你知道那种体验是什么，它会分开你的手指。当摆锤落到桌上，那个声音会把那段记忆带到意识层面，在这个层面，你可以谈论它。

我沉默了约20秒钟。当他的手指放开锤链时，他显得有些不安。稍后的一瞬间，当摆锤的塑料球撞击桌子时，他把左手举到头的一侧，睁开眼睛说："现在我知道了。当时我在体育场训练，我是叠罗汉最高的那个人。下面那个人歪倒了，我躺在一边，头在水泥地板上。"

似乎没有更进一步的解释，我请他捡起摆锤，并问了他这个问题：

问：现在你是否认为你可以很舒服地进入催眠，并且不带有刚才你曾有过的反应？

答：可以。(p. 106)

现在，读者可以探索，如何利用意念动力信号，使每种间接催眠形式可被用来引起有效的治疗性反应。

2. 意念动力信号的基本范式

近几年，控制论学说提出了一些关于心理功能的有趣模型，它把循着反馈环流动的信息定义为学习和反应的基本单元。关于这些，*测试－运行－测试－退出*（TOTE, test-operation-test-exit）模型（Miller, Galanter, & Pribram, 1960; Pribram, 1971）为意念动力信号的实验性和临床性工作提供了一种实用范式。这个范式概述了可以解决给定心理问题的一连串*测试*问题和心理*操作*的用法。

在经由头、手、或手指反应建立起意念动力信号之后，一个理论上可用以研究和解决绝大多数心理问题的五步 TOTE 范式运行如下：*测试*通常是治疗师向被试提出的一系列问题或指令，而*操作*是被试必须经历的内部心理过程，由此产生一种意念动力反应。这个范式实际上是对奇克和理克龙（1968）

所发展的调查方法的一种概括。在下面的概述中，"不""我不知道"或"不想回答"的反应都表明，对于患者正在体验的任何困难，都有必要在那个层面上进行进一步询问。

---

1. **测试**：你的问题有心理或情感方面的原因吗？

操作：在意念动力层面（有意识认知，也可能没有）进行内部探索，根据意念动力反应抬起相应的手：

"**是**""**不**" ⟹ **测试**：进一步询问

2. **测试**：一连串年龄档次提问，和／或一个对问题开始发生的时间重新定位的请求。

操作：在意念动力层面进行内部探索，根据意念动力反应抬起相应的手。

"**是**""**不**" ⟹ **测试**：进一步询问

3. **测试**：让意识心理了解它，好吗？

操作：意念动力反应：

"**是**""**不**" ⟹ **测试**：进一步询问

4. **测试**：讨论你问题的根源。

操作："**不**" ⟹ 不令人满意的言语讨论。**测试**：进一步询问

"**是**"，令人满意的讨论。

5. **测试**：那么这个问题到此为止，好吗？

操作：在很多层面上对这个问题的内心检视以一种意念动力反应进行概括。

"**是**""**不**"**测试**：询问问题的其他来源或何时才可以放下这个问题。

退出：支持问题解决的后催眠暗示。

第一个测试问题，关于患者的问题是否有心理或情感方面的原因，它在意念动力层面开启内心检视的操作。这种内心检视总是倾向于加深催眠，意识被固定和聚焦于内部，此时，允许一个自动或半自动的过程产生意念动力运动。如果先出现"是"的信号，治疗师可以继续进行第二个测试问题。如果得到一种"不"的信号，则表明需要进一步询问。很可能这个问题并没有

心理或情感方面的原因。可能是患者不认可*心理的*或*情感的*这种词，问话需要用患者能够理解的术语进行改述。

在初始层面，"不"的反应也可以表明有移情问题。治疗师可能需要询问患者他们想让治疗师给予帮助的意愿，等等。在这个层面，"我不知道"可能意味着患者需要更多关于心理问题或身心疾病方面的教育。"不愿意回答"可能意味着有与问题有关的重大附带获益需要被探究。不管怎样，人们以自己特有的方式使用信号系统，所以，治疗师必须准确地研究每个人的风格和个人的语义系统。不管怎样，这第一个测试问题开启了一种关于问题性质的内部检视探索。这激活了许多可用来发现问题根源和潜在解决问题办法的联结。

第二个测试问题，实际上是一连串逐渐缩小范围的询问，以确定问题发源的时间。艾瑞克森一直在强调催眠性反应要花点儿时间。这一连串询问，为一系列内部探索提供了时间。另外，每当我们有一连串任务时，催眠通常都会加深（Erickson, 1964b）。经常地，一旦开始了不断缩小范围的询问，问题的根源便会突然进入患者的意识心理。不管怎样，继续完整的一连串问话，为患者的联结过程提供机会，让它去做一种比患者以前可能做过的更为充分的回顾，这是非常不错的。这样，有可能揭示问题的其他根源，并在患者不同年龄层次上建立有益的联结。

找出问题开始发生的时间之后，治疗师问，是否可以让他的意识知道它。事实上，治疗师并不总是知道患者的意识在哪里。它可能在当下，正在安静地观察意念动力反应，也可能它在很远处，与其他事情相联系，对正在发生的意念动力反应完全没有觉察。在意念动力层面的反应和意识的认知系统之间可能有完全的、部分的解离或完全没有解离。当没有解离时，从理论上讲，患者的意识知道一种特定意念动力反应的意义。不管怎样，即便是这种情况，也有各种各样的可能性，或许有些意念动力层面可以利用的联结未与意识心理分享。正因为如此，我们问这些联结是否可以与患者的意识心理分享。"是"的反应通常意味着询问可以继续，但这时，仍不能确信全部的相关联结都可与意识心理分享。在某些联结到达意识之前，可能需要对与问题有关的相同意念动力过程做许多（有时达几十次）回顾。

在这个层面，一种"我不知道"或"不愿回答"的反应需要进一步地询问为什么一种解离（或无意识）需要被保持。大多数治疗形式的传统观点要求把无意识的内容意识化。不过，艾瑞克森却开创性地提出一个观点：如果不是全部，也可以说是相当多神经症问题可能更适合在无意识层面，而不是在意识层面进行处理。在这个层面上，一种"不"的反应意味着解决某个问题不需要意识参与。治疗师可以用一系列询问来测试这种可能性（在无须意识心理了解关于它的任何事情的情况下，无意识能否解决这个问题）。这种可能性导致这样一种令人陶醉的前景：问题在意念动力或无意识层面得到解决，既不需要患者知道也不需要治疗师知道它是什么、怎么样或为什么。要揭示这种可能性还需要做很多的研究。很可能在没有意识心理介入的情况下，某些患者和某些问题可以更有效地得到解决。

在询问第4个测试问题的典型进程中，邀请患者谈谈迄今为止被这些问题扰动起的事情。问题讨论令人满意的是什么或不是什么，并不仅仅取决于治疗师的先入之见和理论观点。最终，评判问题讨论令人满意与否的唯一标准是是否具有实效，而不管它是不是导致了第5个测试问题给出一种"是"的反应，它要测的是患者放下该问题的意愿和实际能力。当患者被邀请在这个层面上谈论他们的问题时，他们可能的反应范围是非常宽泛的。关于可能呈现的解离的程度，有种常见的不确定性，患者可以用看似正常的状态进行交谈，但他可能已经处于梦行状态了，所以，当他们稍后醒来时，对说过的每件事情都会忘掉。但是，通常情况下，解离只是轻度的或局部的，患者可以说话，并可能经历比清醒时更自由的宣泄；但他们稍后醒来时，会对讨论保持相当完整的记忆。为在关于意识认知适当性的第3个测试问题中得到一种"是"的反应所做出的任何努力，都真正地促进了这个记忆。

关于患者放下该问题的意愿和能力的第5个测试问题，是整个流程的主要目标。此外，最好能认识到，随着时间的推移，心理学的研究进程会继续发展。有时，患者对问题及其即刻有信心解决的明确前景会有种清晰的洞察。许多"情感的"和"身份认同"问题可以用这种方式得到解决。但是，习惯问题往往带有根深蒂固的模式（吸烟、咬指甲、过度进食，等等），它们的解决可能需要更多时间。让患者"看到"问题最终得以解决的日子常常是很有益的。于是，让患者假装置身于未来问题已经得以解决的那个时间中，是非常有帮助的。当意念动力反应显示患者处于那里时，治疗师可以让患者回顾他们为最终解决问题所不得不做过的所有事情（Erickson, 1954）。这给患者提供了一系列他们自身系统解决问题所需的任务和步骤。以这种方式，患者的个性有机会创造他们自己的问题解决模式。当患者意识到现代催眠疗法是这样助长他们自身的创造能力，而不是试图从外部强加某些武断的解决方法时，他们通常会对此留下深刻印象。

最后阶段是带着一些间接后催眠暗示从治疗情境中**退出**，这些后催眠暗示可以助长刚找到（和建立起来）的解决方案。当治疗师简单地采取要求正常注意力和行为进行回应的对话形式终止意念动力情境时，患者通常会自动地醒过来。治疗师可以通过患者调整身体等表现识别出这种自然清醒。如果清醒过程不是明显而自动的，这时，治疗师可以要求患者闭上眼睛，舒服地休息一会儿，然后完全地清醒过来，感觉神清气爽。

3. TOTE 模式和心理变化

TOTE 模式被扩展到解释感觉器官的中枢控制机制（这是谢灵顿反射弧的概念所做不到的）。大脑内部的神经中枢活动过程在不断修正来自环境的感觉输入。这种中枢控制对生物体持续不断地在内部状态和外部环境之间进行调整是必需的。如果这种中枢控制在整合感觉和动力过程中是非常重要的，那么可以料想它在心理学领域会更重要，在这个领域，从社会情景中的输入持续不断地被个体对那种输入的中枢控制所修改——这就是人们关于社会情景的解释。在临床心理学，我们所称的"诠释"或"认知倾向"实际上是个体对输入信息的"中枢控制"。当人们"认知倾向"的中枢控制僵化时——它不会因外在现实的改变而充分或适当地发生变化——我们就产生了心理失调。当中枢控制（认知倾向、诠释）根据现实变化而适当变化时，我们说这个人是"对现实适应良好的""已调整好的"或"成长取向的"。

中枢过程或认知倾向改变方面最有效的因素是生物体内部动力与外在环境的相互作用。除非生物体有机会经由与客观现实之间的真实相互作用而发生改变，否则，中枢控制不会发生变化。小猫需要真实地行走去组织它的视觉感知，把它装到一个特殊的货车车厢里，它便无法发展出优雅准确移动所必需的知觉－动作协调。因此，我们可以预料，改变社会情境（认知倾向）的不恰当中枢控制，也需要与那些社会情境真实地相互作用——对一个人认知倾向的简单解释或理解是远远不够的。个体需要互动或主动改变他对社会情境的反应，以改变这种认知倾向或适应不良。

4. 意念动力信号的反应层面

从前面的讨论明显可见，意念动力信号的来源或反应层面始终让人深感困惑。奇克和理克龙（1968）曾指出："深度压抑的创伤类信息将首先经由痛苦的生理迹象，再由意念动力反应，最后由语言描述表示出来"（p. 161）。他们的临床观察结果显示，可能至少有三种来源或反应层面。而实际的临床经验则表明可能有更多。有些患者在一种情绪层面上反应，感觉到某些东西却不知道是什么。情绪层面完全不同（解离自）于认知层面。另外一些患者在了解事物时，有一种直觉层面的反应，但他们也无法转换成语言。即使无法用语言进行表达，但意念动力信号看起来好像与这些情绪和直觉层面关系密切。这是一条探索之路，它一直为系统性研究开放着。事实上，不知道是否有一种反应来源或反应层面的层级结构贯穿各个不同的阶段——生理的、意念动力的、情绪的、直觉的、认知的、语言的，等等——或者这只是一个个体差异的问题？人们会发展出什么方法，去对这个问题进行实验性的探索？

一个意念动力运动和类僵的听觉－视觉范例：
助长催眠诱导的反转定势

1958年，第一作者在斯坦福大学给欧内斯特·希尔加德和杰伊·哈利做了一个关于催眠诱导的示范。关于这个示范的录像带或16毫米电影胶片可从出版商（Irvington Press, 551 Fifth Ave., New York, New York, 10017）那里找到。尽管这个陈年记录的视频和音频质量都很差，但它依然是我们所能获得的最好的视频记录，它记载了第一作者在作为教师的令人兴奋的工作期间，对催眠诱导中各种非语言类僵方式和一种非常复杂的意念动力信号形式的运用。在这一节，对这一视频记录的分析，包含着他对令人迷惑的*反转定势*应用的现场评述，这些反转定势搅乱了日常思维的认知局限，助长了心理体验的流动性、创造性和治疗性催眠。

在被介绍给被试露丝之后，艾瑞克森与她聊了几句，让她初步了解"自动动作"的概念，然后开始了手的漂浮诱导过程。当她的手接近脸时，艾瑞克森提出另一项任务：找出她的所想与所做之间的不同。在下文中，我们有一段抄录，记录了艾瑞克森怎样把持续助长她所想与所做间的解离当作一种加深催眠和建立反转定势的手段。

在这个具有独创性的过程中，艾瑞克森安排某些事情让她的所做（一个最初有意的头部信号逐渐开始变得越来越不由自主）是真的或假的。但是环境是被有意安排的，所以，她的*所想*可以总是为真。即使她需要经过一个隐蔽的心理转换过程，随着头部信号，去相信所做事情真假的反面，这种情况下，她的所想将依然是真的。

在日常生活同意与否的身心模式中，点头或摇头的外部动作与思考的内部过程通常是联系在一起的。在这里，艾瑞克森把它们分开或解离开，这样它们现在有了彼此相反的意义。通过让她对她明知为真的那些事情的反面产生一种头部信号，艾瑞克森在她内心建立了一种反转定势。她发展一种定势，认同她头部信号所示真假的反面。当他让露丝摇头说"不"去显示她未进入催眠时，关键点便出现了，但在她内心已经被激活的反转定势，把这个意义颠倒过来，所以她应当认为："我是在催眠中。"如此一来，艾瑞克森通过利用她自己头脑中的心理机制（反转定势），去安排她实际认同的是什么。

对于在催眠诱导过程中唤起和精确利用第一作者所意识到心理机制来说，这个范例是最清楚的逐字逐句的说明。在这一部分，它已经被分析得淋漓尽致，因为它是一个极为微妙的过程，很容易被忽略或曲解。可是开始要掌握它很难，我们认为*激活和利用心理机制的这个过程，实际上是催眠治疗过程的真髓*。艾瑞克森1948年的文章《催眠式心理治疗》中包含他关于利用——而非简单分析——心理机制方式的最初构想。

诱导和最初对催眠的学习定向

Hilgard：露丝，我想让你见见艾瑞克森医生。

Ruth：您好，先生。

E：您好，介意我称呼你露丝吗？

Ruth：不介意，我喜欢您称我露丝。

E：请坐。对这些灯感觉还好吗？

Ruth：是的，挺好。

E：我听说你从未接受过催眠？

Ruth：是的，从来没有。

E：但你挺感兴趣？

Ruth：是的。

E：我认为或许最好是马上开始工作。你学习的意愿有多少呢？

Ruth：噢，我非常愿意。［稍有停顿］尽管我有点儿神经紧张。

E：你有点儿神经紧张？

Ruth：是的。

E：好吧，事实上，我才应该是那个神经紧张的人，因为我已经不得不做这个工作了，而所有你所要做的就是让事情发生，而且它们也将会发生。

R：介绍过后，通过询问露丝是否同意称呼她的名，艾瑞克森用他的第一句话取得私人接触的机会。征求她的同意并不只是礼貌，这立刻给了她一个主动的角色，由她来决定这个进程将怎样进行。艾瑞克森关于灯（当时正在录制影片用的）的第一句热心的话语，延续了这种初期谋取她的赞同和积极参与的努力。然后，他问了一个问题，目的是确认她对催眠的兴趣，接着，是另一个，"你学习的意愿有多少呢？"。这样，催眠性情境就立刻被定义成一个学习的过程。这在大学环境中是特别适合的。

接下来，关于神经紧张的话，艾瑞克森做了很多事情：（1）认可和回应她的感觉；（2）与她的神经紧张共情，并通过把它放到自己身上（在早期治疗形式的仪式中，转移或称移情，最初含义是，患者的烦恼或疾病被转移到治疗者（萨满巫师、巫婆医生或古鲁宗师）身上，他们内化问题并在他们自己的系统中进行处理），以一种可以使她得到解脱的特别具体的方式；（3）利用它进一步把催眠定义为一种"所有你所要做的就是让事情发生，并且它们也将会发生"的情境。在做所有这些事情时的那种放松和漫不经心有助于效果的达成。在事实陈述环境中的漫不经心和良好的融洽关系可被视为接受暗示最有效的载体。

催眠可能性的初步评估

E：噢，你忘了那个灯了吗？

Ruth：不，我没忘——我应该看着它吗？

E：噢，不。

Ruth：嗯。

E：你知道，你可以忘掉它。

R：在这句关于灯的质朴的问话中，艾瑞克森冒失地，但却间接地评估她的注意反应和催眠性响应的可能性。如果她显示出一些迹象，在她把注意力放在他身上的专心致志中，她已经忘了这个灯（例如，当她重新注意到这个灯时的轻微震惊，或者一种坦率的承认：她确实已经忘记了它），艾瑞克森就会快速得到她有可能达到梦行状态的证据。但是，她显示的正相反，实际上，她知道这个灯。她是那种喜欢执着于一般现实定向的被试。她不喜欢接受变动意识状态。让她确认她的催眠体验不会是件容易的事。我们稍后便会看出这一点会被证明是真的；即使在这次晤谈期间体验了大量经典催眠现象之后，她往往在最后还是在怀疑它们。虽然如此，艾瑞克森使用直接暗示她会忘记这个灯，来结束此时此刻的交流。这个暗示被做得漫不经心，却往往使它变得间接、不受怀疑、易于接受。然后，他接着快速开启一种正式的手的漂浮式催眠诱导。

示范手的漂浮和意识－无意识双重制约

E：现在，我将握住你的手大概一小会儿。［停顿，艾瑞克森把她的手放在她大腿上］现在，当你看着你的双手时，它们正搁在这里。而你是否了解，当你在给婴儿喂食并想让他张开嘴巴时，实际情况是你会张开你的嘴巴而不是婴儿的，这时你是什么感觉？并且，当你在汽车的后座时，你是否曾踩过刹车？

Ruth：踩过。

E：好吧，我想要看到同样类型的自动动作。现在，看着我的双手。你看见，我的右手可以非常、非常缓慢地，抬起，也可以下落，表面上看，这是一种自主的动作，左手也可以抬起，也可以下落。［艾瑞克森用自己的手示范这个慢慢地抬起和下落的过程。］现在我想让你知道的是：你有一种意识心理，而且你知道这一点，我也知道这一点，并且你还有一种潜意识心理或无意识心理，并且你该知道我指的是什么，不是吗？［艾瑞克森在他的椅子里向她的方向倾斜，保持热切的目光接触。］现在你可以有意识地抬起你的右手，或者你的左手，但你的无意识心理可以抬起你双手中的一只或另一只。我喜欢你看着自己的手，现在我会问你一个问题，你的意识并不知道这个问题的答案，你需要等一等，来看看这答案是什么。我将问你，哪只手是你的无意识将要首先抬起来的？是右手还是左手，你真的不知道。但你的无意识知道。

R：通过给出一个特别适合年轻妇女（给婴儿喂食）自动动作的日

常比喻，艾瑞克森开始手漂浮的诱导过程。这种比喻往往会开启一种无意识探索，寻找那些能够促进她手的自动动作的无意识过程。艾瑞克森用他自己的手示范这种自动动作，然后，用意识—无意识双重制约进一步促进无意识探索，以实现自动动作（Erickson & Rossi, 1976, 1979）。

手漂浮的声音轨迹暗示

E：非常好，现在，它正在开始抬起你两只手中的一只。抬起，抬起，抬起，［艾瑞克森在说这个时，慢慢地向后移动他的身体，并且向上抬他的头。］向上抬起，现在看着它。非常好。看着它抬起、抬起、抬起、它开始向上，抬得更高。就这样看着它。很快，你将注意到它，持续地看着你的手，看着它。现在，如果你愿意，你可以闭上眼睛，只是去感觉你的手在抬得越来越高，越来越高。非常好。继续抬高。非常好，肘部将开始弯曲并且手将会升起，非常好。抬起，抬起，现在闭上眼睛，只是去感觉它在抬起，并且，它正抬得越来越高，越来越高。

R：随着你不断地吟诵"抬起、抬起、抬起、向上抬起"，你向后移动身体，并且头向上抬。你的声音轨迹与你所希望的手的漂浮方向一致地向上升。

E：是的，这是一种听觉暗示，它可以在无意识层面助长手的漂浮。患者不知道手为什么抬起。

R：在下一节，你又数次地把声音轨迹当作一种暗示来用，当你告诉她，她的手正在下落，并且她将"进入深度睡眠"时，你降低你的头并使你的声音变得低沉。

手漂浮和类僵的触觉暗示：触觉暗示的遗忘——第一次表面唤醒

E：现在，我将握着你的手。［艾瑞克森用自己的拇指在她的手背下方轻轻地滑动，给出一个暗示她左手漂浮的信号。］它在抬起、抬起、抬起、抬起。非常好。而你的另一只手也在抬起、向上抬起。［用一种有些恋恋不舍的接触，示意它以一种类僵姿势保持在上面，艾瑞克森引导她的右手向上。］非常好，那么，我在前面说过，手可以漂浮，也可以下落。而现在，我不知你是否知道哪只手会先下落？是这只，还是那只要下落，下落开始了。[她的右手开始缓慢地下落。]非常好，非常好，下落，下落，下落得更多一些，更多一些，下落，下落。[艾瑞克森一边这样说着，一边降低自己的头。]并且，随着它不断地下落，我想让你进入越来越深的催眠中。我想让你享受越来越深地进入催眠，当你的手落到腿上时，你可以深深地吸一口气，并更深地进入催眠，因为现在你正在开始学习怎样进入更深的催眠。非常好，停在这里不动。非常好。现在，深深地吸一口气，并且进入深深的熟睡中。[艾瑞克森降低他的头，并使他的声音更低沉。]现在，或许你会感觉仿佛好几分钟已经过去了。现在我想让你慢慢地醒过来，看着我，并与我交谈。[艾瑞克森轻轻地触碰一直悬浮着的她左胳膊的下部。]现在慢慢地醒过来，慢慢地醒过来，现在醒过来。睁开眼睛。[她睁开眼睛，并看着艾瑞克森。]非常好。你正在开始学习进入催眠。你认为是这样吗？

Ruth：我想是的。

E：当我告诉她"我将握着你的手"，实际上，我只是用我的手轻轻地接触她的右手手腕，用我的拇指在它的背面稍微施加一点压力。我的接触表明，我要抬起她的胳膊，但我并没抬它！我只是在她的手腕的背面轻轻地稍微向上滑动我的拇指，示意它抬起，但是最后的抬起，是她自己做的，如果不是全部，也是绝大部分。我试着不断地给出抬起的暗示线索，直到她接管并实施全部的抬起过程。

R：这是一种方法，它启动一种半自动化的手的动作，它的发生似乎未被患者意识到，这是迈向完全自动的手的动作的一个台阶。当你要求她"醒过来"时，你轻轻地触碰她的左手手腕的背面，把这当作一种非语言暗示，甚至在她清醒以后，那只胳膊还将继续保持悬浮。

E：是的，如果你在催眠和清醒之间这个刚好适当的时刻做到这一点，患者会醒过来，并好奇地盯着那只保持类僵姿势的胳膊。

R：患者往往会忘记刚才在催眠状态中受到的触觉暗示吗？

E：患者既可能忘记，也可能干脆感觉不到这些触觉暗示，因为它是在催眠和清醒状态之间被给出的，确切地说，它不属于这两种状态中的任何一种。

评估催眠体验：感觉和知觉的扭曲

E：你认为是的。那么你的手是怎样感觉的？

Ruth：嗯——有点儿——沉。

E：有点儿沉；现在你能很直接地看到你的手吗？

Ruth：在我腿上的这一只，可以。

E：那么这一只呢？

Ruth：可以。

R：你表面上唤醒了她，但她的左胳膊还在保持悬浮，并且她报告说她的手有些沉。这显示她仍然在体验着催眠效应。你的问题是要评估在这一时刻可能刚好会自发地呈现出什么样的感觉和知觉扭曲。你独特的问话可以在独特的催眠诱导情境下唤起独特的反应。

隐含式暗示指令引起自动动作并加深催眠：
让她对细微线索越来越敏感

E：现在，看着那只手，它正在越来越近、越来越近地靠向你的脸。非常好，非常好。现在，我想让你全神贯注于你胳膊的移动、你肘部弯曲以及你的手正在越来越近、越来越近地靠向你脸的过程中的感觉。并且，很快，它就会触到你的脸，但在你准备好深深地吸一口气，闭上眼睛，并且进入深深的彻底的熟睡中之前，它不会触碰到你的脸。非常好，差不多准备好了，差不多准备好了。非常好，非常好，现在它正在移动、移动。非常好，现在你正在等待它触碰你的脸，并做好准备去做深呼吸。准备好进入深度催眠的深深的、酣畅的熟睡中。现在快要触到了，非常好，现在快要触到了，但在你准备好做个深呼吸并闭上眼睛之前，它仍然不会触到。非常好，正变得越来越近、越来越近、越来越近。就是这样，肘部再弯曲一些，手指向上移动触到你的额头。非常好，就是这样。快要触到了，快要触到了，现在你的头开始前俯。非常好，现在你可以做一次深呼吸并进入深深的熟睡中。非常好。[艾瑞克森把她右手的手指摆置成一种类僵姿势]进得更深一些，并且现在慢慢地[艾瑞克森轻触她的左胳膊，给它一个向下落的信号。]这只胳膊将向下落，停到椅子扶手上。非常好。慢慢地，然后稍稍快一点。现在，你的右胳膊会开始抬起来，肘部会开始弯曲。就是这样，你的左胳膊正在开始下落，［艾瑞克森摆动他的手，示意她右胳膊下落。］越来越低，越来越低。就是这样。你的右肘正在弯曲，你的手腕正向上抬起。非常好，抬起，抬起，抬起，抬起，抬起。［艾瑞克森正轻轻地触碰她右手的手背，示意它抬起。］就是这样。抬起，抬起，抬起，抬起，抬起，抬，抬起。就是这样。肘部弯曲，而且这只胳膊正在变得越来越直，越来越直（is straightening more and more）。

    R：你正在通过把她的注意力聚焦和固定到她胳膊等处动作的感觉上，再诱导更深的催眠。这个独特的任务，往往会弱化她的平常意识定势，这样她会更快速地接受你的隐含式暗示指令：在她准备好闭上眼睛并有效地进入深度催眠之前，不让手触到她的脸。在这一小节，你给她很多定向性触碰，这既加速了这个进程，又逐渐使她对你所给予她的细微暗示线索反应越来越敏感，也让她对于在日常清醒状态中被忽略的来自她内部心理过程的细微线索反应越来越敏感。

助长催眠反应的悖论式挑战：隐含式暗示和手势作为非语言暗示线索引发右脑的卷入

E：露丝，现在，我想让你更多地发现一些事情。我想让你慢一点，非常非常慢地睁开眼睛，看看你的右手，再看看你的左手。非常好。留意它们动作的不同。非常好。现在，我想让你试一试，只是试着停止左手向下的移动。［艾瑞克森做了一个明显的向下挥动的手势，好像在指挥左手下落。］非常好，非常好，它正在下落。而现在，我想让你注意到你不能阻止它抬起。［艾瑞克森做了一个缓慢的向上的动作，暗示她的左手向上抬。］看着它。现在看着右手正朝着你的脸在向上抬，努力地阻止它，但它正在向上，向上抬起、向上抬起，现在一直看着它。向上抬起。

    R：当你让她试着停止向下和向上的移动时，在这里，你是在使用挑战来加深催眠吗？

    E：你不能试着停止一种向下的移动，除非有一种向下的移动。患者认为我正在挑战她，让她停止某些事情。她并不明白这个隐含式暗示是在让向下的移动继续进行。

R：患者可能对于向下移动有所疑虑，你表面上挑战她让它停止。她并没意识到，这种挑战实际上在暗示有这种移动，并助长了这种移动。

E：是的，因为你必须真的有这么个东西，你才能去停止它。我用我自己手的动作无声地暗示她，强化这个动作的现实性。到这时，她已经适应了跟从我的非语言暗示线索，所以，她发现她已经不能停止她胳膊的抬起或下落。

R：所以，停止催眠中一种处于发生边缘的反应，这种似是而非的挑战，实际上是一种助长和强化它的方法。这时，你用无声的手势来加强这个动作。患者的右脑可能接到这些暗示并自动地处理它们，这样，由于她只听见你让她去做相反事情的言语性挑战，尽管她的左脑可能感到疑惑，但她仍然跟随你的手势。这种反向作用，可以正好加强与催眠反应相联结的更为自动化的右脑过程，弱化与平常现实定向相联结的左脑的语言控制。

E：是的，你可以告诉患者："努力地试着保持清醒。"

R：你由此启动了进入睡眠的过程。

E：是的，她知道她一直在试图保持清醒！保持清醒是一件困难的工作。所以，经由隐含式暗示，陷入睡眠或催眠是很容易的。

多重任务弱化意识定势并助长后续反应

E：现在，我想让你注意，看着我的手指。[艾瑞克森用左手向上指，让露丝注视。他用右手，慢慢地把她的左手向她脸的方向移动。在做这个时，他的左手向下指，这样，当他向下降低他的手时，露丝的眼睛渐渐闭上]

现在，我想让你留意某些发生在你身上的事情。做一次深呼吸，闭上眼睛。非常好。你开始不断地感觉到你正在学习越来越多的东西。[艾瑞克森触碰她右手手指的背面，示意向上移动。]现在，它正在朝着你的脸，向上移动，并且，一旦你的右手碰到你的脸，你可以再做一次深呼吸，进入更深的睡眠中。你的右手越靠近你的脸，你的左手会从那里移开得越远。[艾瑞克森轻轻地触碰她的左胳膊，示意向下落。]现在，右手向上。非常好。右手在向上，而左手在移开。再稍快一点，再稍快一点，就是这样，还可以再快一点，现在再快一点，再快一点，越来越快，就是这样。露丝，现在，当你的手正忙于做这些时，我想让你睁开眼睛，看着我。现在，一旦你的右手碰到你的脸，我想教你一些重要的事情。它会开始移开，所以，我们有那种交替的动作。[艾瑞克森用他的手上下交替来示范]你明白吗？现在，露丝，我想让你发现一些别的事情。对你来说，操纵你的手相当费力。[艾瑞克森引导她的右手朝向她的脸。]就是这样。

R：你继续你关于学习的参考框架，不断地吩咐她"注意到某些发生在你身上的事情。"你在以这种方式强化她被动期待的催眠态度，除了见证不同寻常的感觉、知觉、动作，或者无意识过程可能呈现的任何形式之外，她的意识意向不会做任何事情。你用非语言的接触信号强化她的动作，并且你给她多重任务吸引她左脑的意识注意，这样便可以为她右脑呈现它们自己的自动化过程打开通道（Watzlawick, 1978）。

解离所想和所做

E：我想让你发现你的*所想*与*所做*之间的不同。那就是：你知道怎样点头，[艾瑞克森示范了一下点头]你也知道怎样摇头。[艾瑞克森示范了一下摇头]你知道你的名字是露丝，你也知道你是个女人，你知道你是在坐着，并且我也知道所有这些事情。

R：你开始描述关于"你所想与所做之间的不同"，这听起来是实事求是的，是合乎逻辑的，但它是一个超出她平常观念模式的任务。因此，它是一个新的并有点奇特的参考框架，它往往会弱化她平常的意识定势，这样，就会开启无意识探索和处理过程。这增强和加深了催眠状态。

然后，你表达了一系列事实陈述，不但建立了一个强有力的"是定势"，也建立了反转定势的第一阶段，这是你正在仔细发展起来的。

表面澄清所带来的似是而非的困惑

E：无论我说什么，或者你说什么，或者其他任何人说什么，都不会改变你的名，是不是？不会改变你是个女人的事实。也不会改变你正在坐着的这个事实。

R：在这里，表面上你在以一种令人信服的方式，澄清所做（"我说什么，或者你说什么"）与所想（"它不会改变你的名"）之间的区别，结果是，上面的"是定势"得到了维持和增强。但事实上，你的陈述完全不同于日常生活中的普通参考框架，所以，表面上正在澄清的问题实际上促成了一种似是而非的困惑，这进一步弱化了她的左脑保持其自身定向的能力。这是特别真实的，因为她已经处于相当被动的接纳模式中，这时，她对你的抽象描述不是特别愿意去做太多主动的分析。更进一步，甚至你正在建立的解离，其高度抽象的性质，正被隐藏在了你不经意的方式和你所使用的这种似乎明显而具体的短语——"你是个女人"及"你正在坐着"之中。任何人都可以听到并接受这些显而易见的具体陈述，即使他们处于半无意识状态。所以，她很自然地接受了这些，而无须了解她正在伴随着它们一起接受进来的其他任何事情——特别是那些将在下一节出现的隐藏的隐含式暗示。

E：［尽情地大笑］你识破了我！［第一作者和第二作者一直研究反转定势已有5年左右。只有现在，并且在几十次修订之后，罗西医生才突然领会了似是而非这个特定的点。艾瑞克森只是在等待并想知道它什么时候能够最终为罗西医生所明白。］

R：在表面澄清的同时，你是否确实预想到了这种困惑？

E：是的，当然，很多次！［重新开心地大笑］

隐蔽的隐含式暗示以实现反转定势

E：但是，我可以说任何事情，而你可以想任何事情。它不一定干扰事实。

R：这些陈述进一步阐明和强化了所做（我们说的什么）和所想（"它

不一定干扰到事实"）之间的差别。不过，对"一定"一词这种看似没来由的应用，确实建立了一种隐蔽的隐含式暗示：我们的所做终究会影响到我们的所想。正如我们将会看到的，这是关键的隐含式暗示，正是它在后来让反转定势得以有效运行。

训练"是"定势

E：现在我将问你，你的名字是露丝吗？〔露丝点头，是的。〕非常好。你是个女人吗？

Ruth：是的。

E：你只用点头或摇头来回答问题。你是个女人吗？〔露丝点头，是。〕你正在坐着吗？〔露丝点头，是。〕

R：现在，你训练一种"是"定势，让露丝对提问用肯定的方式在行为上（点头表示是）建立一种反应习惯。她的所做与所想是一致的，都是真的。

解离和反向思考

E：很好，现在我将问你一些其他问题，而你将用点头来回答。你的名字是安吗？〔露丝摇头，不是。〕现在你将用点头来回答。〔艾瑞克森示范，点头，是的。〕你的名字是安吗？〔露丝点头，是的。〕

R：这是第一次在她的所做（点头表达是）与所想（她想的是"不"，因为很显然，她知道她的名字不是安）之间的解离和反转。这也是一种混乱技术吗？

E：是的。有时，我也讲一些不相干的故事，并做无厘头的评论去诱发混乱。〔艾瑞克森此时说明许多儿童游戏，它们通过引起自相矛盾和混乱来逗乐。〕

增强反转定势

E：非常好。因为你的思考可能不同于你脖子肌肉的运动。你正在站着

吗？［露丝点头表示"是"。］

     R：这个反应增强了从上一小节开始的同样介于所想与所做之间的解离和反转。她点头表示"是"，而她的意识思考，如果她有意思考的话，显然一定是相反的。

E：非常好。那么，你是个男孩吗？［露丝点头表示"是"。］非常好。

     R：再一次，同样的解离。到现在，一种反转定势已经建立起来，一种把所做与所想之间的解离付诸行动的定势。它是一种反转定势，因为她所想的与她所做的相反；那么，当她认为"不"时，她往往会点头。

反转反转定势：混乱的开始

E：现在，我想让你摇头来表示"不"。［艾瑞克森示范性地摇头。］你的名字不是露丝，是吗？［艾瑞克森摇头表示"不是"，露丝摇头表示"不是"。］

     R：这建立了与上面相似的另外一种解离，但它对在所做与所想间的反转定势做了反转：她的所做（摇头表示"不，不是"）现在是错的①，而她的所想是真的（她的名字确实是露丝！）。如果读者现在开始为抵抗正在到来的混乱而挣扎，想象一下露丝正在遭遇的困难！

E：并且你不是个女人，是吗？［露丝摇头表示"不，不是"。］

     R：再一次，同样的解离，介于她所做的假和所想的真之间。

E：你不是在坐着，是吗？［露丝摇头表示"不，不是"。］

     R：同样的解离建立另一种反转定势：想着反转为真时，按错的做。它是刚才建立起来的第一次反转定势的互补性反转定势。现在她既接受了想真时做错的训练，又接受了想假时做对的训练；最终的结果往往是一种牢牢建立起来的所想与所做之间的反转定势。现在她将总是倾向于思考她所做的反面，反之亦然。

---

① 这个反问句在汉语中的否定回答习惯上应为"是的，不是露丝"。——译者注

反转定势证实她在催眠中

E：现在你没有在催眠中，是吗？［露丝摇头表示"不，不是"。］

R：这是对前面描述过的隐蔽的隐含式暗示和牢固建立起来的反转定势的应用；既然她摇头表示"不是"，她一定认为其反面是对的，"是的，我是在催眠中"。这样，这种反转定势在她自己的思考中证实她是在催眠中。至少那是她摇头表示"不"的第一个隐含式暗示。要立即转换历经长时间建立起来的反转定势是非常困难的。如果她有时间去反省和判断"噢，不，其实我不在催眠中"，那么，她是可以转换它的。但即使她觉得想去做这个内在调整，你也不给她时间去做。

现在的情形是这样的：既然在其外在行为上，她实际上正在密切地跟随着你，她正在呈现出你所说的"反应专注度"。更确切地说，不管她是否知道，她都是处于催眠中。即使有某些倾向表明她内心可能有阻抗，致使她有意地拒绝承认催眠，这种阻抗往往也会因为她的困惑和你精心设计的反转定势而被绕过——现在这种反转定势促使她心悦诚服地承认她是在催眠中。

增加反转定势的矛盾：弱化意识定势

E：你没在给我回应，是吗？［露丝摇头表示"不，不是"。］你也不准备给我回应，是吗？［露丝摇头表示"不，不是"。］非常好。你可以听到我说的每一件事，是吗？［露丝摇头表示"不，不是"。］你将听不到我所说的任何事，是吗？［露丝摇头表示"不，不是"。］

R：现在，你快速转换到另一个问题，它以一种非常明显的方式强化反转定势，致使她不能不同意它。她继续沿用与上面相同的反转定势方式，那意味着她正在想（如果这时她在有意识地想）的是她在催眠中。这种反转定势被加强了4次，但请注意，这后面的两次是相互矛盾的。自从她对这自相矛盾的陈述做出相同的反应后，她明显被弄糊涂了，已经到了无论艾瑞克森启动的反应是什么，她都只是通过生硬地跟随而简单地进行反应。她的意识定势和自我定向已经被弱化到了一定程度，左脑理性已被大大减弱。

加深催眠：中断反转定势

E：非常好，现在你可以闭上眼睛。

    R：你突然从提问转到一种关于她可以做什么的肯定陈述上。

E：你可以闭上眼睛，可以吗？

    R：这是另一种转换。你提出一个明确的问题，这种事情她确实是可以控制的。她没有摇头。之前的反转定势被中断。

E：你正在闭上眼睛，是吗？［露丝闭上了眼睛。］非常好。而且在这全部时间里，你可以越来越深地享受睡眠。你确实正在享受，是吗？［艾瑞克森不断地点头。］非常好。你正在享受——就这样继续沉睡，越来越深地沉浸在催眠中。

    R：现在，你主动强化闭眼，并加深催眠。

加深催眠的隐含式暗示指令

E：让我知道你正是那样，你的右手将会慢慢地停在你的大腿上。

    R：这个隐含式暗示指令是用来发出信号，激发动机，并巩固加深催眠。

E：并且，你正开始在某种程度上知道，你正在一种越来越深的催眠中熟睡［露丝的右手慢慢地落向大腿］。

    R：你加强了开始的语气，因为被试对此很难进行争辩；不管她的意识态度会如何评价这个情况，它都会被被试体验为真。

E：现在我会说一些话，而你甚至没必要听我说。

    R：通过"没必要听我说"，一种意识和无意识间的解离受到鼓励。

E：你确实没必要，因为你非常非常忙，随着你的手离大腿越来越近，在催眠中也趋于越来越深。而当它慢慢地落到你的大腿上时，并且当它在大腿上持续停留时，你会变得非常非常忙，在催眠状态中睡得更深、更酣畅、更深沉，与此同时，你的手开始得到越来越彻底的放松。

    R：这一部分用一个简单的条件暗示收尾：当她的手持续在她大腿上

停留时，她将更深地进入催眠。既然她的手正停在那里，她将很难抗拒她将更深地进入催眠这个暗示。否认这个暗示，她就必须移动她的手。

解离和白日梦的意念动力信号

E：非常好，那就是你的手正在做的，而且它做得非常非常好。现在手腕正在休息，而整个胳膊将感觉放松和舒服。现在我会对其他人说话。我会对他们说任何事情，而你无须理会，你的头可以摇动来表示"不是"，它不会去听。它可以摇头表示"不是"。［露丝摇头表示"不是"。］就是这样，你可以进入得越来越深，你的手可以停放在大腿上。或许另一只手会喜欢停放在椅子扶手上，我并不知道，但你的手会发现。非常好，现在肘部可以伸直。但是，当然，如果我握住你的手腕，并且放下你的手，那完全没什么问题，因为那会让人感觉很不错。［艾瑞克森用手示意她的左手下落。］非常好。随着你在催眠中进得越来越深，它会感觉如此的恬静和舒服。现在我想让你享受你正在获得的所有学习。我想让你享受这种放松的感觉，这种感觉好像你是独自一人，独自非常舒服地放松。你正在了解这种感觉。并且我想让你享受你的头可以上下点动来回答问题的这个过程。现在它可以做到，是吗？［露丝轻轻地点头。］现在我想让你发现它是多么地容易，并且你自己也会独自发现它是多么地容易，你自己单独坐在椅子上，并感觉自己在家里，在一个安乐椅里，只是在无目标无目的地做着白日梦，只是在独自舒服地做着白日梦。［这一节，艾瑞克森自始至终在不断地点头表示"是"。］周围没有任何人，只有一个非常非常愉悦的白日梦。而当你做白日梦时，你会点头，并且越喜欢它，你点头的幅度会越大一些。非常好。幅度更大一些。点头更自如一些。点头，点头，更加地自如。［露丝渐渐非常轻微地点头。］

R：你继续铺垫你关于学习的语境，总是把它与关于收获的喜悦联系起来。你给她内心一些任务，让她把自己与她的屋子和白日梦分开。然后，当这些内部任务完成时，你让她用点头的意念动力信号告诉你。你不得不做相当多的推动性工作，以得到头部的动作信号。可能因为在制作这个情境的影片时有一定的时间限制，这使你有点儿匆忙。

评估和加深催眠：第二次表面唤醒——评估负性幻觉的可能性

E：非常好，现在醒过来。非常好。[露丝睁开眼睛。] 非常好。对于在场的这些人你忘了多少？

Ruth：嗯，我想不起他们。

E：你想不起他们。那么你能回答我下一个问题吗？现在我不知道你是否能够回答它？我不知道你是否能够回答它？

> R：你通过问她与团体其他成员有关的遗忘和可能的负性幻觉去评估催眠的深度。她那种中立的回答与催眠体验是相符的，但她并未给出任何深度催眠体验方面的确认。

达成进一步解离的手势暗示

E：你的名字是露丝吗？

Ruth：是的。

E：现在，我不确定你是否会点头？你的名字是露丝吗？[露丝轻轻地点头。] 非常好。那么，这次我不知道你会发现什么。你的名字是露丝吗？[露丝继续点头。] 继续不断地点头，看看会发生什么。你的名字是露丝吗？[艾瑞克森开始摇头表示"不"，但露丝点头表示"是"。] 你的名字是露丝吗？非常好。现在它将越来越多地摇头以表示"不"，不是吗？它正在从一边摇向另一边——你不能停止。非常好。[露丝仍然点头表示"是"。] 越来越多地从一边到另一边，越来越多地从一边到另一边，越来越多地从一边到另一边。越来越多。[露丝继续点头，于是，艾瑞克森做出了一种夸大的动作，用他整个身体摇动来表示"不"。] 现在点头停止，摆向一边的动作开始。[露丝开始摇头表示"不"。] 非常好，非常好，非常好，非常好，非常好，非常好，非常好，非常好，从一边到另一边，从一边到另一边。[艾瑞克森仍在从一边到另一边摇动他整个身体。] 并且现在，我想让你感觉非常舒服，非常自在，我想让你感觉精力充沛并非常舒服。现在你会感觉得到，不是吗？[艾瑞克森开始明显地点头。] 现在你会，不是吗？现在你会，不是吗？现在

你会，不是吗？现在你会，不是吗？［露丝一直摇头表示"不"。］现在你会，不是吗？非常好。慢慢地你会。非常好。慢慢地你会。非常好。现在它开始了，不是吗？上—下，越来越多。［露丝渐渐地从摇头变为点头。］非常好，非常好，非常好。上—下，我想让你感觉精力充沛、非常舒服、非常放松，我想让你感觉，好像你已经休息了好几个小时，并感觉非常舒服。

R：你继续训练她跟随你非语言点头和摇头的敏感性。这个时候，她看起来很疑惑，并越来越依赖于跟随你的反应。显然，你正在使她解离得越来越多，以至不管你说的是对还是错，她都跟随你的行为。

第三次表面唤醒和一个双重制约问题

E：现在我想让你醒过来。随着你的手抬起、抬起、再抬起，你将清醒过来，［艾瑞克森用触碰示意她左手抬起。］现在清醒过来，眼睛正在睁开。就是这样。醒来感觉非常好。醒过来。［她睁开眼睛，但她的左手仍然类僵地悬停在那里。］你认为你醒了，不是吗？你确定吗？

Ruth：［大笑］我不确定。

E：现在你知道答案。你闭上了眼睛，是吗？你对此无能为力，是吗？你醒着吗？

Ruth：嗯—哼。

E：你认为是怎样的？现在，我要再次问你，你醒着吗？［露丝点头表示"是"，但接着闭上了眼睛。］你想要醒来吗？你想要醒来吗？［露丝睁开了眼睛。］

Ruth：不想。

R：同前两次一样，第三次唤醒也只是表面上的，因为她的手仍然类僵地悬停在那里。双重制约问题"你认为你醒过来了，不是吗？"让她感到非常困惑，所以她左脑回答她不能确定。当你重复问她是否想醒过来时，她最终回答："不"，这意味着她仍在催眠中并且不想醒过来——尽管她确实设法睁开了眼睛。

第四次表面唤醒：用双重制约问题和意念动力性问话评估和
确认催眠体验

E：［大笑］你不想吗？但你知道世上没有不散的筵席。所以，闭上眼睛，做一个深呼吸，并且醒来，完全地醒来，醒来，醒来，完全地醒来。嘿！你好吗？

Ruth：我还想睡。

E：［大笑］你还想睡？你是说我又唤醒了你吗？好吧，为了唤醒你，如果需要，我将告诉你一个世界上最差劲的笑话，并且如果那不是，我将告诉你一个世界上第二差劲的笑话。这个威胁足够吓人吗？

Ruth：现在我感觉挺好。

E：［大笑］你休息得好吗？

Ruth：嗯—哼，非常好。

E：*你知道你是很好的催眠被试吗？*

Ruth：不完全是——好吧——嗯——是的。

E：嗯—哼。你可以问你的无意识一个问题吗？现在，如果右手向上抬起，这表示"是"。如果左手向上抬起，这表示"不"。你是个很好的催眠被试吗？［当她的右手向上抬起时，停顿。］当然。我不知道你是否已经注意到这只手怎么了。现在你知道你正在返回到催眠中吗？而且你找到那个完美答案了吗？

> R：通过做深呼吸，你经典的一声"嘿"，以及一个用来引起对她感觉进行意识评估的问题，你做了更大的努力去唤醒她。因为她仍倾向于停留在催眠中，你利用这个情境去确认她的意识心理对她催眠体验的认可情况。做的过程中，你运用你典型的风格：问一个双重制约问题"你知道你是很好的催眠被试吗？"。因为在她的回答中，她看起来疑惑不定，由于她的右手以一种明显自动的方式向上抬了起来，你用一种可以使其信服的要求意念动力作答的问话方法进一步确认了催眠。

阻止意识觉知以确认催眠

E：那么现在，你已经非常非常好地阻止了意识觉知。〔对在后台的欧内斯特·希尔加德和杰伊·哈利〕你们看，她已经非常非常多地与这整个情境脱离了接触。她的眨眼反射在减少，吞咽反射在减少。当我提到这些事情时，她有可能恢复，也有可能不恢复。但是，你们看，我刚才唤醒她时，她并不想醒来。我努力促使她醒来。我与她握手。这种方式，有违常规——但她确实会进入催眠。那么现在，她正在做的是其他事情，她在非常巧妙地执行它，并且这将会发生，我们将得到那种继续保持得非常好的催眠状态。现在，我有个很大的疑问，她是否并未清楚地意识到这一系列动作或这一系列活动，她是否确实对自己当下的体验非常感兴趣。〔对露丝〕我跟什么人说话了吗？露丝，你正在听吗？

Ruth：有时在听。

R：你对她正在体验的催眠特征的描述是一种进一步确认催眠的方法。你通过把它告诉给在场的专业观察者，以一种稍微间接的方式给她这个信息。对他们说话，使它对她来说更具权威性，因为他们毕竟都是专家。对其他人谈论她，这也是一种使她去个人化的方法，这样也会进一步增强催眠体验。她"有时在听"的反应，是浅中度催眠状态的一个特征，此时被试的意识认知或对外部情境的参与常常是若隐若现的。

通过表达疑问和不知道来确认催眠

E：有时。对你来说，听这些并不是什么真正重要的事，是吗？你真的喜欢就这样看着你的手，不是吗？*而实际上，你已经忘了你的双手在哪里，你可以就这么看着它们，而你真的并不知道它们向上移动了多少，向下移动了多少，不是这样吗？*并且露丝，现在你可以知道，当你继续待在催眠中时，其他的所有事情是多么地不足挂齿，而自己的体验是多么重要。那些发生在你内心里的事情和你自己的学习，那才是重要的事情。

R：用精妙的复合暗示"而实际上，你已经忘记了你的双手在哪里，你可以就这么看着它们"，含蓄地表达对她意识觉知和记忆的疑问和不知道。注意这个句子的后半句"你可以就这么看着它们",这是对她可以做什么的简单陈述;她很可能因为一种隐含的内部反应"是的,我可以看着它们"而接受它。这个即时的"是的"往往也增强了关于忘记她的手在哪里的关联暗示。对于她自己体验的这种疑问和不知道,确认了她现在已经适应了的习惯意识定势,她已经知道她实际上一直在体验催眠。

第五次唤醒:用时间扭曲确认催眠

E:现在你想要醒过来吗?

Ruth:我不知道。

E:好吧,假如你看着你的双手,并且看见它们中某一只向上移动,那会怎么样。现在你想要醒过来吗?非常好,那么,你可以闭上眼睛,做一次深呼吸,让它看起来,你好像休息了好几个小时,好像你已经舒服宁静地睡了8小时之久。并且我想让你真的以那种方式休息,然后醒来,感觉如此的平静、如此地舒服,并且愿意与这个团体来讨论一些事情。你愿意这样做吗?你愿意这样做吗?非常好。很好,现在,你的手慢慢地停放到你的大腿上,而当它到达你的大腿时,做一次深呼吸,睁开眼睛,完全地清醒过来。[长时间的停顿]还要更低一点,非常好,再低一点。它一旦接触到你的大腿,做一次深呼吸,醒过来,完全清醒过来,感觉非常轻松,精力充沛,充满活力。[露丝做深呼吸的声音。]醒过来。嘿!

Ruth:[首先,她发出一种含混不清的咕哝声或一种轻微的笑声]嘿![露丝和艾瑞克森两人大笑]

E:很好,那么,我换个座位,你会介意吗?你不会介意我是否坐在这里。现在余下的安排是什么?

Hilgard:我们4:15在别处有个会议。

E:你觉得完全休息过来了吗?

Ruth:是的,我感觉轻松许多。[小组成员尽情地大笑]

E:你知道你是个非常讨人喜欢的可以共事的被试吗?

Ruth:是吗?

E：有时我希望希尔加德医生带着你，或者韦曾豪弗尔医生带着你——列席并观察某些其他被试，因为你有非常强的睡行反应能力。你有一种倾向性——你称它是什么？——以我特别感兴趣的方式利用时间。你展现了时间扭曲现象。是不是对你来说，好像你在催眠中的时间与你实际经历的一样长？

Ruth：不，我并不确定——我实际经历的时间有多长？

E：好吧，你认为有多长？

Ruth：嗯，它真的似乎只有几分钟。

E：非常好，它看起来只有几分钟。事实上，它比这个长出非常多。它有多长？杰伊？

杰伊：大约一个小时。

Ruth：真的吗？

杰伊：大约50分钟，至少。

E：大约有50分钟。

Ruth：嗯，这真不可思议。

E：现在我提出这一点，因为她手的所有动作是在告诉你：她——那就是，她正在以一种相当有意义的方式扭曲时间，并且，如果她将来看到某个梦行者以平常清醒状态的节奏做了大量事情，那么，你肯定可以让她学会这些，并且可以让她另外向你展示她自己自发产生的时间扭曲。只是有些太技术化了。现在，我应该出去到别的地方几分钟。你们想问我什么问题吗？

R：你感觉到了这次晤谈该结束的时间了。所以你做了一种更坚定的努力唤醒她。为了使这情境发生点变化，你甚至变换你坐的椅子，这样便打破了与催眠体验相关的联结。你通过让她评估她所体验到的时间扭曲，直接确认催眠，通过与观察者谈论她的手不同的动作，间接确认催眠。

遗忘和解离的意念动力确认

Ruth：那么，为什么没让我把头放到后面，并且真的——我的意思是我想——躺下好好地睡一觉？我是说，不再听到任何事情。你总是听见——我总是听见你说话。

E：非常好。有人说听我讲话还不错。

Ruth：不，听你讲话非常好。——但我刚才感觉我在催眠中，可是我又觉得不是。

E：嗯—哼。可是你知道你是，但你感觉你不是，你又想靠到后面。你知道你正在被录像。

Ruth：啊呀，我忘了这个。

E：[平常的笑声] 你的意思是说在你的录影中——

Ruth：——我情愿我已经睡着——

E：——首次登场，你全忘了吗？还有什么你忘了的？

Ruth：噢，我不知道。

E：你没忘记这些现场的观众吧？

Ruth：忘了。

E：——不止一次？

Ruth：我是说，我应该——我才不关心他们在不在场呢。

E：告诉我，是否看起来，有某一会儿，你好像是在家里？

Ruth：我可能有过。我的意思是，我有过足够的舒服感觉。

E：是的，但在这里，你是否会在某一小会儿时间，曾有过一种感觉，感觉你实际上正在家里，坐在椅子里，或躺在长沙发上？

Ruth：不，我认为没有。

E：你认为没有。如果我找出来，你介意吗？

Ruth：不介意。

E：把双手放到大腿上。现在，右手抬起表示"是"；左手抬起表示"不"。在这个下午的催眠的某段时间里，你是否觉得你自己，感觉你自己在家里，在你自己的家里？[停顿，右手抬起] 抬起、抬起，或许随着你手的抬起，你会有一种意识觉知，意识到那是在什么地方你有那种感觉。就这样闭上眼睛，做一次深呼吸，让你的手落向大腿。再做一次深呼吸，醒过来，完全清醒过来，并且感觉精力充沛。醒来，醒过来。嘿。[大笑]

R：在这里，当你试图通过让她承认对录影和现场观众的遗忘，连同从实验室到她家可能的地点解离一起，进一步确认催眠时，你遇到了点麻烦。如果在她表达的对这些催眠体验的怀疑中结束她的第一次催眠体验，这似乎有些不明智。于是，你认为要用另一个意念动力信号去进一步确认她的体验。幸运的是，她的右手抬了起来，给出一种肯定的确认，随之，你马上用那种肯定的口气唤醒她。

用疑问和幽默确认催眠

E：哎，你还记得在你现在觉知到的感觉中，当时你是在什么地方吗？

Ruth：不记得，我只是认为——当时认为是在书房中。我不——我没在那里，我不记得曾在那里。只是刚才这个想法从我脑海中滑过。

E：嗯—哼。［大笑］

Ruth：嗯，他们都是科学家。

E：好吧，这就是为什么这个下午似乎如此——短暂——

Ruth：噢，我——

E：——回家，好像是！好吧，我想我该在这里结束了，我要非常非常感谢你的帮助。我对此感激不尽。谢谢你。

R：露丝略微承认至少有种被解离到她家书房里的想法。事实上，当被试在催眠中时，他们把自己解离到舒服的家里，是很常见的。这就是为什么暗示这样一种解离可以成为一种很好的加深催眠的方法。但是，显然露丝在这种情境下似乎并没有刚好以这种方式解离。可能更好的方式应该是问一个更普遍一些的关于解离的问题，例如："催眠中是否有某个时间，你似乎在另外的某个地方？"对这个问题，露丝有可能给出有价值的信息，表明她一般倾向于刚好把自己解离到哪里。这个信息可以稍后被用来加深她下一次的催眠性恍惚。

学习艾瑞克森式催眠所需的练习和自我成长

毫无疑问，前面分析的反转定势是唤起我们曾呈现过的特定心理机制的最精细的方法。掌握怎样唤起和利用这种心理定势，可以把催眠诱导过程和催眠治疗带到一种新的有效境界。这一节的练习目的是帮助专业读者逐渐发展一些应用这一方法的技巧。

在《心理动力过程的催眠研究》（Vol. 3 of *The Collected Papers of Milton H. Erickson on Hypnosis*, 1980）中，许多艾瑞克森的原创性文章，包含有阅读这一部分所需的基本背景。"心理机制"这一部分写得特别好，其中的大量文章写于1939年至1944年间，艾瑞克森对他怎样从经典的精神分析方式转到利用心理机制做了充分的说明。直到几年后，在他非常具有创新性的文章《催眠心理治疗》（1948）中，他实际展示了对心理机制的利用怎样可被使用在一种全新的催眠治疗类型中。耐心和深入地研究他的文章，读者可以从中吸取艾瑞克森"利用方式"的精华。其中，读者还将发现关于投射、遗忘、压抑、和阻抗的心理机制的巧妙利用。

阅读艾瑞克森这些早期文章的最大危险在于，他们做这项工作似乎颇有点不假思索，也很随意，所以，如果读者不能即刻成功地复制这个技术，他们会感到可笑和受挫。但这些早期文章并没有详细说明艾瑞克森多年来所做的潜心研究，正是这些研究让他学着发展了他自己对于心理的、感觉的和动觉的洞察力。他的努力被强烈的个人原因所驱动，因为当时他在孤独绝望中寻觅，教自己从小儿麻痹严重的后遗症中恢复健康——尽管当时他的情况被其医生评估为毫无希望。[见《米尔顿·艾瑞克森的自我催眠体验》（Erickson & Rossi, 1977)]。

在这些早期案例报告中，艾瑞克森通常并没有详细说明他的辛勤努力，其实在那个似乎快速而辉煌的治愈过程之前，他已经在研究和评估患者问题上花费了好几个小时。经常，艾瑞克森与患者晤谈一到两次，然后要求他几个星期后再来。那时，他将花时间去琢磨他对这个人了解些什么，他可以怎样有效利用这种了解去促进治愈，这种治愈，当时看似有些戏剧性和出人意料，但实际上它是建立在数小时仔细且枯燥的筹划基础之上的。

这样说来，学习应用艾瑞克森方式的第一个基本要求，似乎应该是怎样促进催眠治疗师的个人成长和临床敏感度。我们前两册书（Erickson, Rossi,

& Rossi, 1976; Erickson & Rossi,, 1979）中的许多练习是为这个目的而设计的。第二个基本要求是花时间着手仔细地针对单个患者进行临床研究，以确定他们优势的或优先的心理机制是什么，并且这些机制可被怎样应用于催眠过程。于是，催眠治疗工作可以用如下系统的方式去组织：

1. 可以怎样利用患者自己特定的心理机制和习惯联结过程，创造一种独特的、适合这个患者的催眠诱导方法？
2. 可以怎样利用患者自己特定的心理机制和习惯联结过程，助长对全部经典催眠现象的体验。
3. 现在，利用催眠训练的这个背景，帮助患者找到一种独特的、适合目前问题的解决方案。

尽管这个三阶段范式是第一作者探索临床问题非常个性化的方法，他长久以来一直主张每个个案都是独特的，他认可每种临床反应本质上的实验性特征。但当每个个案都有这种探索和实验的属性时，这个三阶段范式在方法论上提供了一个治疗方法的轮廓，可以使临床医生在一个可比较的基础了描述和发表他们在这一领域的工作。

第四章

多疑者的催眠体验性学习

Q 医生是一位年轻的心理学家，对接受艾瑞克森的催眠很感兴趣。他刚好路过凤凰城，并决定给艾瑞克森打电话。他同意罗西医生为可能的出版对这几次晤谈进行录音。在信任感和融洽关系得以发展的令人愉快的半个小时之后，Q 医生就催眠表达了一些他的困难和怀疑，他希望艾瑞克森能促进他个人的催眠体验。这些都发生在那两天里的两次晤谈中。这些晤谈的特殊意义是对 Q 医生体验性学习的强调。艾瑞克森重申了他的信念，他认为学习催眠的最好方式是体验催眠。艾瑞克森对 Q 医生说："现在，这里有一个受过良好教育的人，他满心怀疑！我不得不在那个层面上与他相会。我不得不以一种能够满足他科学认知需要的方式给出我的暗示。我不得不以一种对他的无意识心理有吸引力……以他无法分析的方式来表达我的话。"这一番话也是他对他训练过的众多的专业人士经常说的。

在第一次晤谈，Q 医生通过类僵和"不做"进入了催眠体验性学习的开始阶段。这次晤谈很好地显示出的体验性方法，有一些重要的隐含式暗示，它们包含了艾瑞克森关于治疗性催眠性质的看法。催眠可以最广泛地被定义为强烈内部专注的状态或时期。催眠深度的概念完全是相对的。艾瑞克森喜

181

欢指出，一种催眠在同一时间可以既是深度的又是浅度的。它在某种意义上可以是深度的，个体非常地专注，他甚至不会注意到像外面的汽车声或外科手术盘子在几米外落地声这样的无关刺激。同时，催眠在某种意义上又是浅度的，像催眠师的声音等重要而相关的刺激，则很容易被接收到。

但是，有些被试，他们对于他们愿意体验的催眠的性质有特殊需要。他们拒绝像睡眠或逃避外部现实之类的催眠体验。他们不喜欢闭上眼睛，或像手的漂浮那样以自动反应去回答问题。许多现代被试想知道在全部时间里正在发生的事情。在这种案例中，艾瑞克森通过一种可以强化被试常见日常体验模式中微小意识改变的问话，去确认催眠。被试和观察者可能并不相信被试刚刚体验过催眠，但艾瑞克森把任何非同寻常的主观体验或响应都当作至少是学习催眠体验开始阶段的迹象来接受。有时，对那些我们称为后致幻剂时代的被试来说，这令他们感到失望，他们期待在催眠中体验一种明显的意识改变。明显的意识改变确实被某些被试体验到（见 Chapter 9 of Erickson & Rossi, 1979），但对我们这个时代那些多疑和理性的人来说，更基本的问题是，催眠治疗师和患者首先要学会辨识可以助长治疗性过程的这种变动意识状态的细微表现。第一次晤谈结束于艾瑞克森给 Q 医生一种"排练"，他通过在 Q 医生觉察到有什么正在发生之前，紧接着给出一种后催眠暗示，让他学着体验再进入催眠。

第一次晤谈：催眠细微临床现象的体验性学习

复合暗示中的感受性和强化

E：看着那里的那个点。把双手放在大腿上。现在你不必说话。你不必做某种头或手的信号动作。只是看着一个点，而我将会对你说一些话。

E：Q 医生表达了对催眠如此多的怀疑和不信任。他曾表达过自己的无法理解。我并没给他什么暗示，我只是给他一些有关联的简单陈述，它们似乎没有多少实际意义。"看着那里的那个点，把双手放在大腿上。

现在你不必说话。"他弄不清楚的是：我正在以这种简单的方式，接管对整个情境的控制。我没有提到任何他可以提出异议的事情。

　　R：你已经用这些简单的指令，间接建立了一种接纳定势，对存在的一种平静的、接纳的模式。你并没告诉他要平静和接纳；你只是去建构他的反应，所以，他自然就会那样。

　　E：非常好。"只是看着一个点，而我将会对你说一些话。"那些句子中的每一部分都没有可争执的余地。它是个复合语句：你做那个，而我做这个。如果他接受了我关于我将做什么的陈述，他就不得不接受了我对他所说的他将做什么的陈述。只是他不知道这些。

　　R：这个复合语句"只是看着一个点，而我将会对你说一些话"，给出了用连词"而"绑在一起的两个暗示。你有控制权（说一些话）的第二个暗示强化了第一个暗示（他只是看着一个点）。

　　E：是的，它以一种在平常意识状态下难以辨认的方式强调了我的控制。

语言的间接应用：用看似随意的否定弱化意识定势并疏通阻抗

E：但你不必去听。

　　R：在这里，你为什么用告诉他"他不必听"开始？

　　E：它可以弱化意识并因而增强无意识功能。如果在他心里有什么反抗，它现在可以被聚中到正好做我所告诉他的事：他不必去听。我正在经由告诉他如何反抗，去接管所有反抗。

　　R：如果他正在体验着阻抗，你通过你"不必"这种否定来把它们收集起来，并把它们引导成一种可以助长催眠进程（因为"不做"助长感受的副交感神经模式，而不是自我定向活动）的阻抗反应（不听）。这是你对语言进行间接应用的一个例子。你并没告诉他他不应该听！那会需要一种主动努力去配合。你只是提到他不必听，这种看似随意的方式，有完全不同的间接目的：在这个案例中，弱化他的意识定势并把阻抗引导到一种建设性的渠道。

弱化左脑意识定势：心智漫游和事实陈述

E：你可以让你的心智去漫游，因为我将会向你说起某些发生在你第一次上学时的事情。当你刚上学时，你会直接遇到字母和数字的问题。

R：让心智去漫游也是在弱化意识自我定向的左脑功能，以利于打开右脑通往个人经验的通道。

E：你知道，Q 医生与我互不相识。我怎么能说起某些发生在他第一次上学时的事情？

R：这马上成了他心里的一个问题。

E：马上！他将会在他的脑中搜索，并且这也正是我想让他做的。尽管你正在阅读这一段，但你无法真正理解我当时所做的！它是如此间接。

现在，有什么"问题"？他真的已在进行搜索。他不得不确定有个问题存在。他无法否认这个问题，因为它是真的，这是一种事实陈述。任何人在学习的初始阶段都有问题。

R：通过许可心智漫游，你首先减弱他的自我定向，然后，用一系列持续到下一部分的事实陈述，间接推动它，使之进入某个方向。

用非常有趣的问题"悠悠"意识心理以开启内部探索和治疗性催眠

E：对你来说，在那个时间，学习字母"A"似乎是个不可能的任务。并且你怎么能把"B"与"P"分辨开？

E：在对我的问题进行反应的过程中，他或许在想"为什么？"。关于字母"B"有什么难的？它有多种形状、尺寸，甚至颜色，有手写体和印刷体，各式各样。我已经从中获得了他经验中另一个常识性问题。你可以看到他正怎样被摆弄得前前后后、上上下下，你或许会说，是被"悠悠"的。"你怎么能"是一种让他沉浸在他自己想法中的问话。

R：你的问题正在把他从外部现实中带离开，并把他投入到一种内部探索中。

E：不用告诉他这些！他无法避开我在说的事，因为它是一件非常有趣的事情。

R：通过在你非常有趣的陈述和问话之间前后"悠悠"他，你解除他平常习惯的参考框架，并把他投入到我们将之描述为催眠基本微观心理动力（Erickson, Rossi, & Rossi, 1976; Erickson & Rossi, 1979）的内部探索中。非常有趣的陈述和你所称的"悠悠"过程，是间接的或超心理学的语言应用，它可以吸引其注意力，并开启内部探索的强烈聚焦和我们定义为治疗性催眠的自动的无意识过程。

利用内部强化助长接纳定势

E：怎么把"Q"和"O"分辨开呢？

E：你知道，字母"Q"对每个小孩都挺难。"O"则容易些。所以，我先给他一种难些的事，然后，他便可以接受字母"O"，因为它容易。

R：所以，通过在后面放个容易的"O"，你强化了"Q"。这就是你如何恰好在同样的句式中，用一种微妙的事实陈述去进行强化。你在利用他已经建构起来的内部强化模式，去延续他对你所说的事情的接纳。这是你间接方式的另一个例证：当你感觉一种暗示可能难以接受时，你立即用另一个更容易些的、更易于接受的、更具激发性的相关暗示去强化它。第二个容易些的暗示也给他留下一种对后续事情的接纳定势。

话语在时间中延伸无意识活动：后催眠暗示

E：但最终，你学会了形成心理表象。你那时所不知道的心理表象将在你的生活中一直伴随着你。

E："但最终"——多长时间是最终？

R：可以是任意时间长度。说"最终"万无一失，因为在时间上它是无限制的。其他单词像仍然、直到、那时、有时、此后，等等，都有从过去到现在到将来可以延续无意识活动的时间特征。例如，我们知道某些后催眠暗示，可持续超过10年（Erickson & Rossi, 1979）。找出一些方法，实验性地评估不同话语和暗示在时间上把无意识过程落实成行动的有效范围，这会是一个很吸引人的探索计划。

E：非常好。我也正在为他在这之后会发生的事情做准备。"最终"那个词从幼儿园一直延续到老年。以他在心理学方面的训练，他非常明白这一点。

R：这又是一种对事实陈述的间接应用：一种安全的陈述，利用他自己的知识去强化你正在说的事情。

用非常有趣的学习体验向内聚焦现代理性头脑的注意

E：*你必须学习数字，那么，你怎样分辨颠倒的数字9和刚好向上的6之间的区别？开始似乎是不可能的，当时你是以什么方式去写数字3的？*

E："你怎样分辨颠倒的数字9和刚好向上的6之间的区别？"噢，这是非常有趣的。所以他将不会思考其他任何事情。我正把他的注意力聚焦到他自己的内心体验上。

R：这就是你在呈现所有这些非常有趣的学习问题时所做的。你感兴趣的不是特定的内容。重要的是向内部聚焦的间接过程。像Q医生这样一个现代理性的人正对学习非常感兴趣，所以你利用这种兴趣让他聚焦于内心。

E：早年的学习是一项长期艰苦的任务，每个孩子都经历过。

R：所以这种方法实际上对大多数经历过这种教育历程的人都有效。你正在把他们聚焦到有效的内心体验上，你知道他们曾有过。他们无法争辩。你把他们从外在现实中转移开。

E：离外部现实非常遥远。

催眠是多重注意焦点的减少：
保持催眠的专注——诗歌和韵律的作用

E：但你形成了心理表象，并且稍后，你形成了关于词语的心理表象，关于外貌的、关于场所的、关于物体的，很多的心理表象。

R：到目前为止，并不存在什么变动意识状态或催眠问题，这只是他意识焦点的一种转移。

E：意识焦点的转移。

R：那么，变动意识状态一说是从哪里兴起的呢？我们需要变动意识状态这个概念吗？或者它只是一种意识焦点的转移？或许，所有的催眠都是：一种意识焦点的转移。

E：所有的催眠都是，是一种多重注意焦点的减少。

R：我明白了。一种多重注意焦点的减少，那是布雷德独一观念学说的意思吗？你真的同意它们？

E：其实它并不仅仅是一种独一观念，也并不全是多重注意焦点；桌子、鸟、公共汽车都已经被排除在外了。

R：好吧，那么，你可以把多重注意焦点的减少定义为一种变动意识状态，还是说这只是一种文字游戏？

E：它是一种变动意识状态，如同日常生活中你在读一本书，你妻子跟你说话，而你没有当即反应时所体验到的那样。10分钟之后，当你回答"你在跟我说话吗？"时，你正明显地体验到某种含有时间扭曲的变动意识状态。

R：这就是催眠是一种变动意识状态的意思，像专注于阅读一本有趣的书时的体验一样。

E：它是一种不对无关外部刺激进行反应的状态。

R：这就是构成催眠的变动意识状态：不受外部刺激影响，深度专注于几个内心体验焦点。

E：如果要把它用于治疗性目的，它则必须被保持住。

R：催眠治疗师的技艺，部分就体现在如何保持那催眠状态上。

E：是的。你用任何你所希望的方式处理这种变动意识状态，但重要的是你是在保持这种变动意识状态。

R：这便是你对患者所做的很多语言暗示的目的——保持催眠。

E：我还真的从来没有想到"faces"和"places"是否押韵对于保持催眠的重要性。但所有这些词语，faces、places 和 objects ——在他的过去，在任何人的过去都有非常多。所以我其实是在扩大这种变动意识状态，以允许词语 faces、places 和 objects 的进入。

R：那本有趣的小书《催眠诗集》（Snyder, 1930）无疑暗示了押韵和韵律在催眠中的重要性。通过加入这些别的词语，无论它们对保持催眠和形成一个有助于治疗性工作的联结网络有什么样的价值，你正在进入他的记忆库；你正在把其他记忆和联结带入催眠聚焦的领域。

E：是的，并且尽可能地扩大这种变动意识状态。但这全在他内心，当他在这个催眠工作期间正聚焦于内部时，来自外部环境状况的任何东西都不重要了。

适于诱导视幻觉的间接暗示：用时间建构隐含式暗示

E：你长得越大，你形成心理表象就越容易。

E：Q 医生并不知道这是个暗示：你长得越大，你形成心理表象就越容易。

R：在这里，这个暗示是什么呢？

E：至于视觉表象，无论我告诉他的是什么，他都将驾轻就熟地去做。这是隐含的暗示。它几乎无法被理解。

R：这是另外一种微妙的对时间的应用，目的是建构一种隐含式暗示，为稍后的幻觉体验做好准备。

E：是的，稍后的。

弱化意识定势：建构遗忘

E：而那时候，你并不了解它，但你却在形成心理表象，它将一直伴随你的余生。现在，你确实不需要听我说，因为你的无意识心理将会听到我所说的。你可以让你的意识心理在你所希望的任何方向漫游。

R：为什么你要在这里重复那个关于形成"将一直伴随你余生"的心理表象的句子？早些时候，你在以前的章节（话语在时间中延续无意识活动）中说过这一点。

E：这是在试着把前面的部分与这一部分呼应起来。

R: 嗯，这样，它们之间的事情将掉入空隙中，并且这常常会引起遗忘！这是一种建构的遗忘。

E: 是的，所有那些事情将落入空隙中。在前面的章节，我也说过不必听我说，并让你的意识心理去漫游。

R: 这常常会再次建构一种遗忘，同时还弱化他的意识定势。

确认催眠：利于催眠体验学习的内部聚焦

E: 但你的无意识心理将会留意，你将会明白。现在你正在陷入催眠中。你已经改变了呼吸的节奏。你的脉搏频率也发生了变化。我从过去的经验中知道这些。

R: 你是在通过告诉他正在陷入催眠中来给他一种直接暗示吗？

E: 不，这是基于我能真实观察到他的呼吸和脉搏变化这样一个事实所做的陈述。我并没有说"你已经陷入"（过去完成式），我只观察到"你正在陷入催眠中"（现在进行式）。

R: 你观察这些实际上正在发生的变化，并描述它们，这样，他自己的内心体验可以确认催眠真的正在发生。你并不暗示催眠正在发生：你只是证明它！

E: 是的。他必须检验他的呼吸节奏。他仍然在他自己的内心！他必须通过检验他呼吸的节奏不知不觉地陷入催眠。

R: 你正在把焦点保持在他内心，而且你让他通过这些体验性学习，确认他自己的催眠。

意识和无意识的任务：聚焦于治疗性催眠的左右脑

E: 你正在试着非常努力地去理解而不只是去体验。

E: 这意味着，我将对你说一些事情，你将努力试着去理解而不只是去体验，它意味着你将做更多的事情，不只是体验。

R: 这一点我发现很难理解！我认为你正在试着移开意识心理，以便助长无意识和体验式心灵。当你要求他去"理解"时，听起来像是呼吁他左脑的意识去工作。

　　E：你仍然没理解！我已经移开了他的意识心理，只保留了最低限度的意识。并且我正在试着让他的无意识心理去理解："除了体验之外，你已经做了相当多的工作。"

　　R：我们可以把这点当作催眠诱导和利用的一个两阶段过程来进行详细的阐述。在第一个阶段：催眠诱导，你弱化Q医生平常占优势的左脑的意识定势。然后就会促成右脑无意识心理过程的开启，这一过程包含了体验性学习和各种可能的反应，它们将被用作有助于你将引起的催眠治疗性转换的原始素材。在第二个阶段：催眠利用阶段，你重新激活左脑过程，让它对已释放出的右脑内容发挥作用（"reassociate, resynthesize"；见Erickson, 1948），以便把它们重新组织进催眠治疗性反应中。

使无意识过程忙于建设性工作的同时弱化意识定势：
有利于无意识工作的温和的直接暗示

　　E：你不需要理解。所有你所要做的就是顺其自然，感觉放松和舒服。并且我甚至不需要对你说话，因为没有什么需要做的事。当我对你说话时，你可以很舒服地休息，你的无意识心理将会听到我所说的，并会按我所说的，按我指示的去做。［停顿］

　　R：你再次用不知道（"你不需要理解"）顺其自然、放松和舒服地去弱化左脑意识定势。

　　E：这增进了催眠状态，并暗示他将保持催眠。

　　R：保持催眠的舒适和放松，意味着不需要左脑意识做任何事情。然后，你清楚地指示右脑将听到你所说的，并按你所说的去做。

　　E："按我所说的，按我指示的去做"——这是完全地服从。

　　R：什么？你正在给一种让他服从的直接暗示！

　　E：但它说得如此温和，如此易于理解。

　　R：而你并没告诉他的意识自我要服从你；更确切地说，你正在温和地推动无意识对你正在提供的言语刺激做出反应。

解离参考框架助长催眠现象：增强暗示的艺术

E：现在我会对你、对罗西医生说所有我想说的话。但你无须留意这些。你正在忙着用你的无意识心理，去观看那些心理表象。你就这样舒服地休息。

［停顿］

E："现在我会对你"——这是一个参考框架；"对罗西医生"是另一个参考框架。我正在分隔、区分这个情境。

R：这种分隔和区分是这种方式的本质，通过这种方式，你造成解离，并为体验大多数催眠现象创造条件。这种解离是一种重要的催眠现象，是你在前面几节一直在诱导的一项重要的无意识工作。你告诉他"你正在忙着用你的无意识心理"，当你的无意识在运用它的解离机制进行工作时，让你的意识心理休息。

E：非常好，仅此而已。在说这些时，非常温和，让人易于理解。

R：通过告诉他把谈话"解离"开，你并不给他这个精神科医生什么困难的左脑认知性任务。相反，你给他的是一项具体任务：区分对他说和对我——罗西医生说。右脑会执行这项具体的感知觉任务，并因此运用它的解离机制。你唤起无意识过程，不是通过告诉他用什么机制，反而通过给他一项将会自动引发这个机制的任务。这是你特别喜欢的间接方式之一：你给出一个暗示或任务，不是因为任何它在其中所具有的内在影响，而是唤起那些需要执行的心理过程。

你最后安排的短语"你只是在休息"，强化了在它之前的陈述"你正在忙着用你的无意识心理"。你这样做了很多，不是吗？你用一个短语去强化另一个。这是催眠艺术的一个重要方面。

经由声音轨迹融洽与观众的关系并进行间接暗示

E：现在，这里的罗西医生是一个正在接受心理学训练的人。他已经适应了按他以前的老师所说的把个人意义或解释放到每一件事上。关于看待或体验现实，他并不太了解。他必须按他被教导的和从书中学到的方式去体验现实。

R：啊哈？！［停顿］

R：你让我当场惊呆了，尽管你表面上是在讲给 Q 医生听，实际上，你正在给我传递重要的暗示。我正在非常专注地观察 Q 医生，致使我正在真切地体验你所说的常见日常恍惚。我最终随着一声"啊哈？！"才从中醒过来。你还改变了你声音的音调和它的位置，甚至是在我的意识心理意识到你在做什么之前，给我的无意识提供一种暗示线索。其实，直到我开始核对这个抄本，准备这些注释，我才意识到这一点。这是一个典型的例子，它说明你怎样利用间接暗示，在听众不太清楚的情况下，转换其中某个人的联结过程。

E：而且声音的不同轨迹十分重要。

R：尽管被试并未有意识地觉察到。

E：与此同时，我正在从他的视角通过把他拉得更靠近我，把你排除在外，以增进关系的融洽。

R：你为什么要把我排除在外？

E：我因此增加他的功能区域，与我所说的、我所示意的取得一致。

R：我与对此毫不相干，所以你排除我，以便把他的心理能量全部聚焦于他自己身上。同时，他也得到暗示，他必须更多地亲身学习体验，而不是仅仅局限于从书本和他以往老师身上所学到的东西。这是那些难以分析的奇怪情形之一：Q 医生与我都收到同样的间接沟通，不过是以不同的方式——每种方式都出自我们两人各自的参考框架。

E：是的。

用类僵确认催眠

E：现在，我将会接触你的手腕。［艾瑞克森触到 Q 医生的手腕，轻轻地提供触觉暗示，促使他的手和胳膊抬起约 15 厘米。］我将要接触你的胳膊。我将把它摆成这种姿势。［停顿，艾瑞克森通过将 Q 医生的手定位到一个相对于胳膊有些奇怪的角度，把他的手腕摆置成一种有些不舒服的姿势。这只胳膊没有保持在空中，而是落到 Q 医生的腿上。一两个手指触到他的大腿，而其他的手指在空中保持静止不动。他的手在他腿上不是真正"正常地"静止，而是似乎带着在他的腿上仅有的最轻微的接触，保持类僵性的悬停。]

E："现在，我将要接触你的手腕。"这有什么大不了的？这完全没什么了不起。它是一个安全的步骤。

R：你正在以一种非常单纯的方式建立类僵。

E：非常单纯——这个奇怪的角度很重要。

R：为什么你把他的手摆置成的角度如此重要？

E：在抬起被试胳膊的过程中，我不会告诉他我正在为获得一个特定的目标，目的明确地抬起它。但我正在抬起它，以达到特定的目标。当达到这个目标时，我可以看到，但他甚至根本不知道。因此，他正在根据我所给他的触觉刺激进行反应。

R：这说明了什么？你为什么要做这些？

E：当你抬起一个人的胳膊，他们很少会听任它举在半空中，不是吗？

R：是的，通常不会这样。

E：当你把它摆成一个奇怪的角度时，他们更有可能要纠正这个奇怪的角度，不是吗？

R：当你在催眠中这样做时，被试只好听任它停在那里。那么，这是一种对催眠状态的测试吗？这就是你为什么这样做的原因吗？

E：我做这个更多地是为了向你证明，这样你可以得到看得见的证据。

R：所以，类僵让我信服。那么，怎样让患者信服呢？

E：他迟早会发现他的胳膊一直停在那里。并且这与他所有过去的经验相背。他将不得不琢磨它，而这将使他非常信服。

不做——类僵是一种利用副交感神经模式的心理节省形式：
用电动势（Electrodynamic Potential）测量感受性／表达性比值的
变化——一种被推荐的治疗性催眠的定义

E: *我并不是在引导你把它放下。*［停顿］

Q: *啊哈，那——*

R: 为什么这里用"不是"？为什么不是直接说"抬起你的手"？

E: 无论他做什么都必须由他自己负责。

R: 因为你话语中的隐含式暗示是把手抬起来，所以他将由他自己负责抬起来。

E: 不，他的手已经做好了向上抬起的准备。他可以把手放下的唯一途径是由他自己去从事一个独立的、完全独立、完全独特的任务。让肌肉张力保持一种平衡状态是非常容易的。他不需要做任何事情！

R: 我知道了，这无非是一种脑力的节省，任由手悬停在那里，而不是经过吃力的决定过程去搞清楚在这种情况下是否应该把它放下。

E: 这比告诉他"不要放下它"更好。

R: 另外，在你抬起他的手以后，他可以把它放下，如同是同一动作的一部分，抬起和放下就成了一个整体动作。但当你抬起他的手并说："我不是在引导你把它放下"，这意味着抬起的动作就是完全的，而放下它将需要另一个动作，对他来说，这需要一个不同的决定和另外一份能量消耗。既然他处于这样一种催眠放松状态中，让手保持在那里就会是一件更为容易的事。你直截了当地做某些事情（如抬起胳膊），然后把它分割开，限制它，这样，要改变它，他就需要下很大的决心，耗费很多的能量。放下它比任由它在那里更为困难。所以催眠是一种节省心力的状态。是不是你会说，在催眠中，副交感神经系统，身体的"放松"系统比交感神经系统处于更优势的地位？

E: 是的，是这样。

R: 这就是你为什么在催眠中把如此多的重点放在"不做"上的原因：当在副交感神经模式下放松时，不做是自然的；在以外向、高能量输出为特征的交感神经模式下，做事情是更为自然的。顺便说一下，我认为那就是布尔—拉韦兹装置所测量的结果。当拉韦兹曲线下降时，它意味着患者处于被动接受模式。当测量患者的电动势时（Ravitz, 1962），我已经做过普通的治疗性晤谈，没用催眠，并且，当患者真的全神贯注于片刻的内省或以一种接受的方式听我说话时，电位就下降。当他输出能量进行表达时，电位就会上升。

E: 它是一种变动状态。

R: 是一种在感受性方向上的变动。在催眠中，正常变化的接受和表达被中断，以利于不间断地接受。这种接受可以来自内部——当个体对其意向、思想、感觉、知觉和想象能够接受时——当然，它也可以很容易地接受来自外部，像是治疗师的某些事情。只要个体不做正常努力去主动反应，电位似乎保持在低位。

E: 使用正常的多重注意焦点模式也会这样。

R: 是这样的，在催眠中，注意的焦点范围受限——这个范围频繁地随着催眠师所暗示的内容发生变化。这表明我们也可以把治疗性催眠定义为在接受性和表达性正常平衡中的一种改变，它具有明显的个性特征。任何使个体转变到一个更高接受性/表达性比值的事情，都将是一种朝向治疗性催眠的转变。人们需要探索去决定可以怎样测量我们所提议的接受性/表达性比值，并且它的比值与副交感神经对交感神经的相对优势：副交感神经兴奋度/交感神经兴奋度比值的某些测量是相似的还是不同的。

类僵是平衡肌肉张力

［Q 医生用了大约两分钟，非常缓慢地尝试着稍微移动他的胳膊，他在肘和肩上用力，而不是手腕和手。］

E: 其实，没人知道某个人先学到的是什么？

Q: 嗯哼。

R: 他那样移动自己的肘和肩，是在做什么？

E：他知道那只胳膊有些异样，他正试着找出那是什么。他知道有种变化已经发生。

R：那种变化是平衡的肌肉张力？

E：是的。

R：你认为，那种平衡的肌肉张力是一种不同的生理状态？

E：是的，的确如此。

R：平衡的肌肉张力意味着作用于收缩肌和对抗肌的拉力相等，是这样的吗？

E：就是这样。你整天都保持你的头处于一种平衡的肌肉张力状态。

R：这就是为什么我们可以一直抬着头而不觉得疲劳——它是平衡的肌肉张力。如果在一边或另一边有一个拉力，我们便会感到疲劳。

E：说得很对。在你身体的其他部分，你不习惯平衡肌肉张力状态。

R：类僵正在引导平衡肌肉张力进入身体的另一部分？

E：是的，进入身体的另一部分，在那里，它是一种不熟悉的事情。

R：这正是Q医生正在探索的。

E：但他不能明白这一点，没有人向他解释过平衡肌肉张力是什么。

R：你怎样引导达成这种平衡肌肉张力？只是通过那种微妙的触觉暗示去抬起他的手吗？

E：不。他就在一种具有平衡肌肉张力的催眠状态中。然后，当我告诉他"没人知道某个人先学到的是什么"时，我是在告诉他，他正在学习，但我是把它当作一种他无法争辩的事实陈述来告诉他：我们确实不知道某个人先学到的是什么。

作为早期学习定势的"等等看"：从带有多重语义的习语表达中唤起和助长反应潜能——催眠治疗工作的本质

E：等等看。［停顿］除此之外，仅有的真正重要的事情——

E："等等看"——它的意思究竟是什么？没有什么可看。这是一种促使他继续学习的惯用指令。

R：没有说"继续学习"，因为这样可能引起阻抗。

E：的确如此！只是"等等看"。这是那么的高深莫测，以至唤起了期待！

R：并且，当一个人过去曾经等待过，他们常常已经学到一些新的东西，因此你也正在开启并利用一种从童年起就已在依靠的学习定势。

E：是的，并且它也要求保持被动。

R：是的，被动接受型学习是另一种隐含式暗示。你再三地重复：你做一种广义的陈述，经常地，它是一种套语或一种具有多层含义和多层隐含式暗示的习语表达。患者在任何特定的时刻，当然意识不到它们的全部，但这些多层含义在某些层面被唤起，然后聚焦，以助长对被试来说除此再无其他可能的反应潜能。你首先唤起众多联结过程，然后以某种方式聚焦于将被强化成外显行为的一个或两个。作为催眠治疗师，你工作的本质就是：唤起和助长患者自己的自我还无法完全控制的反应潜能。

你先唤起多层联结和意义的这种方式，与弗洛伊德从许多不同生活经验和社会交往线索中所得到的症状多因论观点是同源的。但是，就症状来说，我们是那些我们无法控制的众多超自然决定力量的受害者。你无师自通地用同样的原理去真正地促进合意的行为反应。

E："除此之外，仅有的真正重要的事情——"中的"此"不是特指，但它指向学习。

R：你常常并不知道催眠性学习是什么，但是无论它可能是什么，你都去强化它。

悖论意向原理：有利于内部聚焦的回忆

E：——是我跟你的无意识心理说了什么，其他都不重要。你的意识心理可以倾向于或致力于对任何事情的回忆。[停顿]

E："是我跟你的无意识说了什么，其他都不重要。"它的意思是，不要把注意力放在这个房间，这里再没有什么是重要的。我已经排除了罗西医生、房间、地板、天空，等等。但我没有告诉 Q 医生去忽视这些东西。

R：确实这样。如果你真的提到那些额外的东西，然后，通过悖论意向原理，即使你告诉他不要这样，他也会注意到它们。

E："专心于回忆"——也就是说，无须注意外部现实。

R：你正在再次聚焦于内部工作。

双重制约和作为可替换隐喻的无意识心理

E：*现在，我将给你的无意识心理一些指令。你的意识心理听或不听都不重要。你的无意识心理将会听到——*

E：他的无意识是他无法抵达的，但我可以说任何我喜欢的事情。

R：只要你对 Q 医生的无意识说话，你就是在应用意识—无意识双重制约（Erickson & Rossi, 1979）。他只能控制他的意识心理，而无法控制自己的无意识心理。这也是一种解离一个人的方法吗？

E：是的。它也弱化了意识定势，正如它加上"意识心理听到与否并不重要"这个短语所起到的效果。

R：你真的相信有一种可以听到你说话的无意识心理？或者说这全都只是一种表述双重制约的方式？

E：我知道他的无意识正在听。它不得不听。他距我只有几米远，我的声音足够大，它会听到！

R：实际上，你是在一个假设的基础上进行操作，假设任何无意识心理都真的存在，并且你可以告诉它做什么；其他人只是将无意识视为一种隐喻。我最好的理解是，通过联结过程，双重制约往往会弱化意识，弱化左脑的随意（有意的）控制，以便右脑更多不随意反应潜能可以显现。

后催眠暗示的非正式方式

E：*——并且会铭记在心。从现在开始，你可以总是通过从 1 数到 20，进入催眠，每数一个数，进入 1/20 的催眠。*［停顿］

E："并且会铭记在心"，但我并不是煞费苦心地做，告诉他"现在，你将永远记住！"。

R：漫不经心地轻描淡写，不引起一点儿阻抗。

E：是的，我只是在说，仅此而已。

R：它似乎是一种说明，在描述他怎样可以进入催眠。但实际上，它是一种后催眠暗示。

E：是的。

时间扭曲以确认催眠

E：现在我将暗示，你通过自己在心里从20倒数到1，醒过来。现在你可以开始数数！［停顿50秒，然后Q医生开始醒来。］

R：为什么你喜欢用1到20正数或倒数的计数方式让人们进入催眠或从催眠中出来？

E：有时我用秒表。它告诉他们，他们已经有了一种变动体验。我可以向他们展示秒表所计的时间。

R：如果他们对于唤醒他们需用的时间估计不足，由于时间扭曲，它成了一种确认催眠的方法。

通过问话确认催眠

E：你完全清醒了吗？［Q医生在地板上跺跺脚，伸展了一会儿。］现在，首先醒来的部分表现在脸部动作。然后是呼吸的变化以及头和脖子的动作。

R：嗯哼。

E：接着是更多的脸部动作和更进一步的呼吸变化。你会注意到这是多么迅速。你醒来用了多长时间？

Q：大约35秒。

E：［对罗西］用了多长时间？

R：大约45秒，接近50秒。［停顿］

R：在他正在移动和醒来之后问"你完全清醒了吗？"，这个问话确认了催眠。

E：是的，它确实让他的无意识心理确认了催眠，而他的意识心理可以思考任何它喜欢的事情。

用双重制约问话确认催眠

E：*你知道你是否在催眠中吗？*

Q：*感觉我像在浅催眠中。*

E：*都发生了什么？*

    E："你知道你是否在催眠中吗？"，这看起来只像一种简单的询问。但不管他的回答是"是"或"不"，它都承认了催眠："是"的反应承认催眠，但"不"的反应也承认催眠！"不"的反应意思是"不，我不知道我刚才在催眠中"。

    R：如果你说，"刚才你知道你是在催眠中吗？"，这会是一种更清楚的表达方式。

    E：但是，如果你以这种方式表达，他可以争辩。我表达的方式，只是为我自己寻找信息，而不是为他。

    R：如果他说"不，我刚才不是在催眠中"，你会怎么说？

    E：这时，我会说"这就对了，你确实不知道"。我给他置入怀疑，并且我正在说出真相——他确实不知道。

    R：所以你的问题是一种双重制约：他给的任何答案都自动地确认催眠。双重制约在这种情况下非常有效，因为它被用来弱化他多疑心理的限制，它不知道怎样去认识他的催眠体验现实。从而把他内心承认催眠体验真实性的某个层面的觉知，提升到意识层面，这样，对他的意识信念系统来说，它更有可能克服它的限制性认知倾向，并接受这个变动意识状态的现实。

    双重制约，只有当它被用来确认在某个层面被觉知到，但由于意识心理习得性限制的偏见效应而被否定的事实时，它在改变个体信念系统过程中才是有效的。只有当它被被试内心某些东西认可时，双重制约才能促进对事实的认知。如果没有这种内心的认可，或许你就不可能心存侥幸地把某些东西悄悄地塞给一个人。

概述遗忘

Q：噢，最有意义的事情是你触碰我的胳膊，说"我并不是在引导你把它放下"。我刚才感觉不对劲，因为在催眠中，我——我的胳膊应该已经悬在那里了，但它没有。

E：问一下罗西医生这个记忆正确吗。

Q：这个记忆正确吗？

R：我想让你更细致地描述你的体验。它刚才是完全悬在那里吗？

E：在这里，他不知道的是，他正在概括他的遗忘。他不知道这一点，并且你刚才也不知道。他并不真的知道他的胳膊刚才做了什么。当他说他"刚才感觉不对劲"，它的意思是他刚才感觉很迷惑。他有些莫名其妙。有些事情已经变化了，但他还不明白是什么。

学习辨识变动状态的细微迹象：肌肉感觉和分神

Q：它刚才或许是这样的〔他的手部分地悬在空中，轻轻地接触着他的腿〕。我刚才能感觉到我的手指对腿的压力。我刚才确实感觉我的肌肉试图执行这个暗示，但我现在并不认为我刚才做了。

R：〔对Q医生〕我刚才注意到你的手落下了一点，但我觉得它是一种令人满意的类僵。

Q：我不这样认为。

E：〔对Q医生〕你刚才注意到了你的皮肤正在接触，你的指尖放在腿上吗？是这样的吗？

Q：指尖在我的腿上？

R：有一两个在接触着。

Q：有些事情像是那样。就像这样。〔Q医生正确地演示〕并且我认为你〔罗西医生〕当时写了什么。

R：是的。

E：非常好。让我们着手处理这个重要性的问题。罗西医生的书写是多么重要吗？

Q：我认为它有点让人分心。

E：它到底对你有没有影响呢？

Q：嗯，我当时正受到某种关注，所以，我认为我喜欢那个样子。

R：在这里，当他说"我刚才感觉我的肌肉试图执行这个暗示"时，这是一种局部性的反应吗？

E：[艾瑞克森通过降低罗西的胳膊进行演示。]你感觉到你的肌肉了吗？你怎样感觉你的肌肉？

R：当你引导我的胳膊时，在我的肌肉里，我并没有什么特别的感觉。他在感觉他的肌肉这个明显的事实意味着他处于一种变动意识状态。他注意的焦点被集中在他的肌肉上。当患者说一些类似那样的事情时，你就知道他们一直在体验催眠？

E：他们一直在体验一种不同寻常的感觉。

R：那么，像巴伯（1969）这样的人可能会说，你只是转移了他们注意的焦点，但这并不意味着有什么催眠。

E：我，没有转移他注意的焦点——是他自己！他不是有意识地这样做。刚才你的书写分散的注意是什么？他正在验证你的书写把他的注意力从在这里的某些东西上分散开了。只是他并不知道他在说的是这个。

R：从 Q 医生的观点看，他当时不是在体验充分的催眠。对于在我们后致幻剂革命时代的许多极其渴望变动意识状态的现代被试来说，这似乎是非常典型的。但从你的观点看，他只是一个初学者，他的首要任务是学习辨识和迎接任何正在发生的微小改变，无论这种改变多么轻微。甚至心理健康专家，现在也把催眠看作快速开启奇迹之门的钥匙。但现实是，学习体验一种意识的变动状态通常需要时间，尤其是对于专业人员，因为他们大多持有批评和怀疑的态度。他们首先需要学习辨识那些意味着一种改变已经发生的非常微妙的线索。

问话以确认催眠并告知无意识

E：现在，你正在受到关注。从我问那个问题起，有多少辆车驶过？

Q：我不知道。

E：非常好。当你在回答这个问题时，重要的是汽车的驶过吗？

Q：回答是否有汽车驶过吗？

E：嗯哼。我知道它们对你并不重要。

Q：是的，不重要。

E：罗西医生的书写也对你毫不重要……不错，现在我将请你从这把椅子换到那把椅子上。

R：在所有这些你问 Q 医生的问题中，你的目的是什么？

E：我在用它们确认催眠，而且我正在把他的注意力引导到各种各样的事情上。而且我不是在告诉他！我只是在获取信息。你寻找所有那些你想让他无意识地觉知到的事情的信息。

R：它们从表面上看是单纯的问话，但实际上你是在通知他的无意识？

E：是的，让它知道所发生的所有事情。

为间接催眠训练而进行的催眠示范

第一作者现在用另一个更有经验的被试，为 Q 医生示范了一种催眠诱导和催眠状态，让他作为一种学习体验。Q 医生知道这样已经换了一个角色，所以，作为一名年轻的精神科医生，他通过观察示范，正在接受在其他人身上诱导催眠的训练。当然这个过程的目的，是在未觉知到的情况下，他的无意识也正在接受间接暗示，学着亲身体验催眠。

在这个示范和关于这个示范的讨论之后，Q 医生谈起他自己及他的专业工作。他描述了他在与团体工作时的不确定感和紧张感。艾瑞克森拿看戏打比方。有人对于正在上演的戏可能有、也可能没有兴趣，但在观众身上必定有很多可以进行的有趣观察：你可以辨别出哪些人能听到，哪些人听不到，哪些男人或女人，他们的到来，只是因为他们配偶的强烈要求，等等。"你可以看到很多事情，但你走进剧院并不知道你将在这里发现什么。在任何情境下，都有大量的备选方案……当你参加一期团体治疗时，你到底将会看到什么？那就是你来这里的目的。"然后，晤谈继续如下：

后催眠暗示开启催眠诱导的微观动力：在为催眠诱导而聚焦注意力的过程中治疗师的反应——散布其间方式和声音力度变化

Q：一直有很多事情在发生。

E：远远超过你所能理解的，并且你没有时间去焦虑。

Q：我认为我的焦虑是因为，在那么多的事情一起涌向我的情况下我无法一一理清，我感觉很盲目。

E：其实每个人学习数数，首先他们数到1，然后数到2，再到5，到10，到20。

Q：哈欠。[Q医生不解地眨眨眼，然后闭上眼睛。他开始朝他脸的方向抬起一只手，像要挠鼻子，但动作慢了下来，在触到他的鼻子并且只是变成挠刮的预备动作之后，他的手最终变得静止不动。他的手变得类僵性地固定成半挠刮的姿势。他的表情放松下来，现在他明显地进入了催眠。艾瑞克森停顿了一两分钟，在继续进行之前，专心地观察他。]

E：他正在遵从最后一次晤谈时给出的后催眠暗示。

R：尽管当你告诉他可以通过从1数到20再次进入催眠时，它似乎不大像后催眠暗示。

E：没有什么办法让他把它认同为一种后催眠暗示。

R：在最后一次晤谈时，你说当他，而不是你——艾瑞克森医生，从1数到20时，将会进入催眠。但在这里是你数数，而他还是进入了催眠。为什么？

E：非常好，现在，看看你会怎么样。[这时，艾瑞克森开始数到20，同时带着极大的兴趣凝视着罗西医生，后者转而感觉到一种强烈的催眠效应，并立刻闭上眼睛，对此做出了明显的反应。]你在跟随吗？你已经在随着我一起数。

R：噢，我明白了！当你数数时，它自动在患者心里引起一种数数的反应，那是他进入催眠的暗示线索。

E：是的。你知道，它不切合任何东西。这是一种散布其间技术。

R：从1到20的数字被点缀在正常交谈的话语流中。

E：但是它不属于这里，所以他不得不想"什么？"，但他不明白。

R：意识心理受到惊吓，并且还不知道为什么。这种惊吓在意识中留下一个缺口，允许无意识去填充。

E：是的，因为每当你的意识心理不明白时，它都会说"等一会儿，那个会来帮我"。你在说什么呢？事实上，你在说"我的无意识会来帮助我"。

R：在这里，典型的催眠诱导微观动力开始发挥作用：（1）你关于数数的评述并不适合谈话的背景，所以他的注意力马上被吸引住；（2）意识心理的习惯定势因惊吓效应而弱化；（3）不知道它意味着什么，这种不知道开启一种无意识探索，它（4）搜寻和处理你前面给他的后催眠暗示，这样（5）他体验到这种重新进入催眠的催眠性反应。我注意到当你给他后催眠性的暗示线索时，你非常专注并满怀期待地凝视着他。你那种搜索的神情很重要吗？

E：我不会让他当作一种毫无意义的发声去忽视我的数数，所以我看着他，就像我确实在说某件事情一样。

R：这是我应用后催眠暗示时曾有过的一个问题。我说到那个暗示线索，但由于我没有引起患者全身心的注意，他们便忽略了它。

E：当你与人说话时，你让他们知道"我正在跟你说话！"。你可以直接说，用你的眼睛或你的声音，或者用你的手势。你必须吸引人们的注意。如果你一直在漫不经心地说话，然后用一种非常轻柔的声音，你马上就可吸引人们的注意。

R：所以，那是另一种你正在利用的固有的习惯反应模式。仅仅通过在诱导开始过程中降低你的声音，你吸引了注意，这就已经完成了催眠的第一步。

E: 是的，这可以收窄人们的注意范围。我用轻柔的声音，因为这能吸引注意。

R: 所以，当启动后催眠暗示线索时，你首先试着固定注意，这样，它就不再以它自己的联结模式持续不断地运行。你聚焦注意，这样，其余系统便会立即开放，变得易于接受。然后无意识便可以进行回应。

唤醒以确认催眠

E: *那么现在，你可以开始从20倒数到1。*［停顿大约30秒，在此之后，Q医生开始移动，似乎醒了过来。］我刚才只是想让罗西医生感到惊讶。

R: 那时我一直在听你说的故事！

E: "那么现在"暗示他已经完成催眠。他可以从这种完成开始，过渡到后来的倒数数字。

R: 你由此快速确认他催眠的完成。

在不唤醒的情况下再进入催眠

Q: 哦。你所说的，完全脱离了上下文，所以，它必定有不同的意思。

E: 你不知道我正在说的是什么，但你的无意识知道。

Q: 我也有意识心理。我认为这两者我都有。

E: 在你的眼睛闭上和固定不动消除之后，你有了一些意识觉知。

Q: 我想起——我觉得，与你争辩有些不自在。

E: 你知道，刚才我观察你的眼皮，如果罗西医生没被吓掉神，他也能注意到当我说"10"时，你眼睛中目光的呆滞。实际上我是从5开始的。

R: 你的数数"完全脱离上下文"，所以,Q医生的注意立即被吸引住；他的意识心理不知道它是什么，但它必须有某种意义，所以他的无意识通过让他进入催眠去提供一种意义。

E: 出乎他的意识所知！在他进入催眠再从催眠中出来之后，他在说："是的，你所说的，完全脱离上下文，但它必定有种不同的意思。"

R: 对你话语意思的意识觉知作为引发催眠的暗示线索，出现在他进入催眠并从催眠中出来之后。所以被试在其意识未觉察到正在发生的是什么的情况下，进入了催眠。

另一种微妙而间接的催眠诱导

E：现在，你是否读过关于苏西的那个报告（Erickson, Haley, & Weakland, 1959），当时我告诉她，当我以不同的方式从 1 数到 20 时，她都会进入催眠。我重拍一个飞虫，谈论其他一些事情，如孩子们在十来岁依此类推到"20"岁时怎样变得越来越讨人嫌，这是苏西进入催眠的暗示线索。[停顿，Q 医生似乎再次进入了催眠。]现在，你[罗西医生]为什么不观察他的眼皮？

R：我猜我是你教过的最差劲的学生。

R：在这里，他为什么再次进入催眠？

E：你并未注意到这个事实，我用那个关于苏西如何进入催眠的"十来岁更讨人嫌"的故事，再次从 1 数到 20。

R：噢！我完全没注意到！我以为你只是又在讲一个你的故事！你在不同的上下文中，用从 1 数到 20 这种同样的暗示线索，在我们每个人都还没认识到你怎么做的情况下，让他再次进入催眠！你说起"十来岁依此类推到 20 岁"，以此当作一种微妙的从 1 数到 20 的方式。

研究患者的参考框架

E：显然，他[Q 医生]想要学习。[停顿大约 2 到 3 分钟，这时，Q 医生似乎进入越来越深的催眠中。]而你可以把你的时间花在清醒中。

R：在这里，你正在通过赞赏他想要学习来增进催眠。

E：但他没把它当作一种明显的赞赏去听。他所听到的是一种对你的客观观察。没有比这更高的赞赏了。你看，那是多么随意。他的无意识知道怎样回应，但你即使遍读这个誊抄本，却仍然不会知道当时在发生着什么。为什么你不使用你的无意识心理？

R：我正在试着用。

E：你是在把你的意思加到我的话上。但我的意思是什么呢？

R：我已经在开始练习：审视其他人的参考框架，他们话语的意思是他们的理解，而不是我的。治疗师必须避免把自己的意思加到患者的话语上。这是非常重要的，因为治疗师经常曲解患者的话，他们用自己的理论参考框架（Freudian, Jungian, etc.），而不是患者的参考框架，对患者的话语进行二次解读。

用无意识沟通而不是威望影响

E：当你［罗西医生］看到那些在发生时，它已经摒弃了所有的魔力和所有的威望。他的无意识知道怎样回应。

R：无意识可以在意识所理解的逻辑语境之外做出反应。

E：是的，这是在告诉你，你应该怎样看待人类的行为反应。［对Q医生］你刚才不进入催眠，因为你对我感到厌烦。你刚才不进入那种催眠去逃避那种环境。你进入这种催眠，因为你曾经被人用某种意识洗过脑。现在，你可以醒过来了。［Q医生醒过来。］

R：换句话说，需要考虑的不是威望和魔力，需要考虑的是用无意识进行理解和沟通。

E：是的，无意识可以在意识所理解的逻辑语境之外做出反应。

催眠诱导中间接的难以识别的后催眠暗示

R：尽管我们以前（Erickson & Rossi, 1979）处理过这个主题，我仍然想更多地学习你间接后催眠暗示的方式。在你关于后催眠性反应（Erickson & Erickson, 1941）的主要著作中，你说过下面的话：

一旦最初的催眠被诱导成功，并被限制成完全被动的睡眠样反应，随着最合意的后催眠暗示附加项目以一种适当的方式被给出，让它的执行能够适合平常清醒活动的自然过程，这时便有机会随着与它相伴的自发催眠，引出后催眠性的反应。此时，适当的干扰（随着后催眠暗示的执行）可以起到把被试牢牢控制在催眠状态的作用。(p. 12.)

你能给我进一步说明一下"一种可接受的后催眠暗示……能够适合平常

清醒活动的自然过程"吗？

E：当我平常吸烟时，我得先拿出一支香烟，*然后产生一种恍惚。*

R：所以，拿出香烟就成了进入催眠的一种条件暗示。

E：过一会儿，在面谈过程中，在他们被唤醒之后并忙于讨论时，我会点上一支烟，然后*非常慢地伸过手去把它掐灭，慢慢地谈话。*

R：当你非常慢地在做某事的时候，那是一种吸引他们注意力的方法吗？非常慢的手势吸引注意，开启一种寻找其意义的内部探索，并允许无意识去表达它自己。

E：但它与平常反应差不多，并不被认作一种再进入催眠的后催眠暗示。

R：是的，它只是平常反应的一种轻微修正。因为他们看见手移动得很慢，在他们能够明白它为什么移动得很慢之前——

E：他们已进入催眠了！

R：所以当他们从催眠中醒来，他们并没真正明白他们为什么进入了催眠。

E：他们说："我不知道发生了什么。我从催眠中醒来，并且我们在谈话，你点了一支烟，或者我正打算伸手去拿一支。但我认为我肯定没拿。"

R：当他们眼睛闭上时，你是让他们在催眠中休息一会儿，还是马上在催眠中开始工作？你是在等待一个他们已经进到适当深度的信号，还是根本就无所谓？

E：我说："非常好，我认为现在你们真的足够深了。"这是在告诉他们："*进到足够深的深度！*"余下的也照此进行。

作为条件性反应的非语言催眠诱导

R：告诉我你用过的其他方法。

E：[艾瑞克森用调整他的电话进行无声的解释]换句话说，任何不起眼的可接受的事情都可变成一种微妙的暗示线索。

R：在诱导催眠之前，你可以通过做些事情，即使任何微不足道的事情，设置一种条件性反应。他们的意识心理不会把它与紧随其后的催眠诱导联系起来，因为它是一件如此不经意的事情，但它依然充当了对其无意识的条件暗示线索。

E：[艾瑞克森通过搬起椅子移近半米，说明另一种前催眠暗示线索。]

R：我认为我可以通过降低房间里的亮度，提供这样一种暗示线索，这必须是在催眠诱导之前，但这个事太明显了。

E：那是太明显了！

R：因为它太明显，意识心理会马上为催眠工作设置障碍。这些障碍就其本身而言并不是用来对抗催眠的阻抗。我怀疑所谓的阻抗是自然的内在机制，意识心理总是用它来保护它自己，以免被无意识征服。你设计的间接方式就是为了更好地处理这种自然障碍。迄今为止，你已经详细说明了非语言暗示线索。关于非语言动作暗示，有没有什么特别有价值的东西？

E：这种方式，你无须中断你正在说的话。你可以刚好在这个动作暗示之前和之中说某件事情——那是他们在清醒状态下记住的你说的最后一件事情。有非常多的小事你可以做。[艾瑞克森通过转动一个带有他家庭照片的立方体进行演示。]我似乎正若有所思。

R：当你在顺时针转动这个立方体时，你看起来好像在静静地、深沉地思考。

E：然后，当患者睁着眼睛在催眠中时，我逆时针转动立方体，他们醒来。所以你不必依靠言语的解释，因为你想让你的患者做很多事情。你无须告诉患者每一件他们将要做的事情。

R：如不然，治疗师就不得不去做所有的工作，而不是帮助患者利用他们自己的创造性。

E：所以你创设一种情境，这样，他们可以依靠他们自己的自发性自由反应。[艾瑞克森进行示范说明，他手握成拳头放在立方体上方，然后转动它。]

R：你通过把拳头放在立方体上方来吸引患者的注意，然后，你转动它来引导催眠或将患者从催眠中唤醒。

E：用180°的顺时针转动进入催眠，然后用180°的逆时针转动唤醒。

R：要做的事情就这么简单吗？我担心它不会管用。

E：你担心它的作用，而我假定它会管用！

R：这种假定是一件非常强有力的事。

E：它是一件*非常强有力*的事！

R：他们感觉到它，并深受你内心假设的影响。

E：你已经有过经验，无数次地知道有人正在期待你的某些东西。

R：那就是它！那就是你所造成的——那种*期待*！

E：但我没有用言语去明说！

R：一个人生命历程中对于期待的体验，是一种非常强有力的固有机制，可以在你的诱导中为你所用。

E：它是非常强有力的。

R：像孩子一样，在努力进取不负众望方面，我们有很多日常经验，你正在利用的就是这种生活的长期经验。

E：没错。它属于他们，为什么不用呢？

串接式后催眠暗示：利用否定模式

R：在同一本书（Erickson & Erickson, 1941）和我们先前的工作（Erickson & Rossi, 1979）中，你所描述的另一种方法是用递进的方式诱导催眠。你能详细说明一下串接式后催眠暗示的意义和目的吗？你提到一个5岁女孩的例子，你通过暗示睡觉，诱导她进入催眠。然后你继续按如下方式进行（Erickson & Erickson, 1941）：

> 那时她被告知，作为一种后催眠暗示，过些日子，催眠师将会向她询问她的布娃娃，在这以后，她将会：（a）把它放到一把椅子里；（b）在它旁边坐下；（c）等着它睡着……由于顺从，这种三重形式（递进的）后催眠暗示得以应用，它将为被试逐渐营造一种完全静止状态。（p. 118）

E：[这时，艾瑞克森举了另一个例子，说明如何应用这种接连建构的反应。为了引导他3岁的女儿进行口腔检查——当时她处在一种逆反情绪中——当她拿着她喜欢的玩具坐在床上时，他开始如下的引导。]

E：**兔子不会把头放在枕头上躺下来！**

女儿：坦（褐兔）就会！〔她让兔子躺下去证明。〕

E：兔子不会像你能做的那样闭上眼睛躺下来。

女儿：坦就会！〔现在她和兔子一起躺下去。〕

E：它不会像你那样睡觉。

女儿：坦就会！

E：然后他们都睡着了！

R：一连串以否定形式表达的暗示极好地利用了她的逆反情绪。你逐渐引导她的反应，直到它变成催眠性反应。

E：摸它时，它不能静静地躺着。

女儿：坦就能。〔说话明显更温和了。〕

E：不能张着嘴伸着脖子看。〔非常温和地说。〕

女儿：坦就能。〔耳语〕

E：这时候，她张开嘴，我进行检查。检查过后，一个在场的内科医生说："其实刚才并不疼，是吧，小女孩？"

女儿：你真仨瓜（傻瓜）！太疼了，但我不在乎。

R：所以，对于相继的或连续的反应来说，重要的是逐步建起一种势头，继而在想要的方向上形成反应。

自动书写的间接方式：利用而非编程式控制

E：〔艾瑞克森用一个通过一系列言语暗示形成自动书写的例子做进一步说明。〕通常，当有可用的纸和铅笔时，就可以用来写点东西。人们常常不知道写出来的会是什么。当然，书写之前，我得先拿起铅笔。那么，一个左利手的人将用左手拿起笔。

E：这个患者是右利手。我做了一番评论，但我并没说："拿起它放到你的右手上。"患者认为"我不是左利手，我是右利手，我用我的右手拿铅笔"。这是患者的想法。

R：这个方法展现了你诱导方法灵巧的一面：你通过隐含式暗示让患者以一种非常间接的方式去思考某些事情。你不做把某些东西置入患者心里的直接暗示，你只是营造情境，让患者对自己进行暗示。

E：是的。如果他们迟疑地拿起铅笔，我就说："现在……"

R：你说："现在……"并且停顿一下，好像在沉思，以便说些与被试眼前无关的事情。但无意识心理听到"现在"并促使他们现在拿起铅笔。意识心理听到这个"现在"像是属于另一个语境，但他们的无意识心理把它引导到以前的一系列暗示中，助长拿起铅笔的动作。

E：是的！他们已经把"现在"这个词悬在那里，他们不得不为它附加上一种意义。我对在清醒时和在催眠中的人们都做过这个。你不必熟悉催眠术。你必须知道的不过是患者怎么这样想和那样想。你这么说，他们早已习惯于以某种特定的方式思考。

R：无论在清醒时，还是在催眠工作中，你都尽可能经常地利用我们内心那些早已建立起来的条件反射。

E：这是一种顺其自然的技术、一种利用技术。

R：这是你的独特贡献，不是吗？在你的工作之前，催眠治疗师认为他们在给他们的患者编程。你已经展示了，实际上我们是在利用那些患者内心已有的东西。

E：对于告诉患者利用他自己的能力来说，编程是一种非常令人困惑的方法。

第二次晤谈：催眠现象的体验式学习

经由身体不动进行催眠诱导：文本间线索和暗示

[这次晤谈是第二天，开始于Q医生问艾瑞克森如何从观众中挑选好被试的问题。艾瑞克森解释道，他寻找那些看起来身体很少活动的"僵住的人"。然后，他告诉Q医生，他可以通过让自己尽其所能地保持不动来体验一下。]

E：保持僵住便集中了注意。你可以经由这个或那个途径进入催眠，只要你喜欢就好。"尽其所能"涵盖了所有的可能性：他能做到一点点，也许他能做到90%，我已经涵盖了从0到100%所有的可能性。

R：最后两个字"他能"也是对他能保持不动的一种强有力的间接暗示。

E：是的，它是一种强有力的暗示。

R：无意识可以领会脱离上下文的暗示，并以意识心理无法辨识的方式利用它们。

E：在我的文章《为诱导实验性神经症构思复杂故事的方法》（Erickson, 1944）中，我强调和对比这个词和下一个词的意义。例如，短语"现在，随着你继续"：现在是当前，随着你继续带进将来，继续是一个命令。

R：同样的字可以有很多意思：它们中只有部分从整个上下文来说是明显被意识心理领会到的；它们中大多数是隐藏在上下文之中的。我们可以称这些隐藏的部分为文本间线索和暗示。

"试着"适合于万无一失的暗示

E：*试着保持僵住不动。*〔长时间停顿，Q医生目光固着并保持不动。不久，他闭上眼睛，并且在他做了一两次深呼吸之后，可以观察到一次安静的呼吸。大约10分钟的寂静之后，艾瑞克森继续，这期间，在身体所有地方，Q医生只有微小的面部动作和偶尔的手指动作。〕

E：所有暗示都被用来强化、充实和确认其他暗示。例如，就在那里"试着保持僵住不动"。如果他有什么疑问，所有他必须做的就是做一次好的尝试。

R：所以，即使他失败了，也没什么，因为他试过了。

E：是的，他做了尝试。

用隐含式暗示确认催眠

E：现在！你可以开始从20倒数到1。

E：什么原因让你从20倒数到1？由于催眠！

R：Q医生认为他只是演示他保持僵住不动的能力，但因为从1数到

20在前一次晤谈中被用于诱导催眠，现在，当你唤醒他时，倒数数把他目前的体验转变成一种得到确认的催眠。

E：是的，我说它是一种催眠，但不让我的陈述有任何可争议性。它是一种隐含式暗示，而你无法测试隐含式暗示。

R：如果有人说"啊呀，我不喜欢你言语中的隐含式暗示"，又该如何？

E：这时我会说："我不知道它们对你来说意味着什么。"

R：无论他们领会的隐含式暗示是什么，那都是他们的联结，肯定不是你的。你对你正在暗示的事情可以有某种想法，但实际上隐含式暗示仅仅是他们在自己内心做出的一种解释。

通过隐含式暗示和调整到正常身体紧张度来确认催眠

[一分钟停顿之后，Q医生通过伸展胳膊、睁开眼睛、握紧和松开拳头、调整脚和坐姿等，来重新调整他的身体。]

E：你怎么了？

Q：噢，我太喜欢这第一次的催眠了，所以我认为我想再来一次。

E：你认为你想再来一次。为什么？

Q：我看着你，从你那里得到一个那还不错的信号。

E：信号？

Q：你告诉我不要动。

E：[对罗西医生]似乎无意识真的明白。但他的意识心理不知道——它是事后诸葛亮。

E：握紧和松开拳头，你隔多久做一个回合？这是他的反应，它在确认催眠。

"你怎么了？"我这个问题潜在的意思是刚才有事情发生了！他正在口头确认他的第一次体验是催眠。

R：所以，他正在把先前的所有怀疑扔到一边。

E："我认为我想再来一次。"他现在采取全然相信的态度。这正是我们想让他做的。

第四章　多疑者的催眠体验性学习　　**215**

任何事情，只要他想把它看作实现他愿望的信号，都不错，特别是如果它正在顺着我的引导进行。"你告诉我不要动"——这是他的解释。我只是告诉他去试并且你能。是他自己把它执行到位。

催眠现象的体验式学习

Q：我认为这是你第二次告诉我再去尝试。我正在往后面想。给我的想法是——随它去吧。

E：这里，他在定义他学习的次数。他正在验证前面的催眠，试图确定在哪一点上他学到这种和那种催眠现象。我并不是在告诉他在这个点上学这个，在那个点学那个。

R：这是你催眠现象体验式学习方法的特点。你并不试图事先直接安排催眠现象，你只是简单地营造情境，这样患者将通过他们自己的体验去学习。

用问题确认催眠

E：你认为你会在催眠中保持多少时间？

Q：15或20分钟。

E：我问他这个问题，目的是给他另一个机会去验证他的催眠，并且当他回答"15或20分钟"时，说明他验证了。

用事实陈述和转移注意力卸载阻抗

E：*你可以在催眠中保持几个小时，只要没听到我说离开。*

E：我正在告诉他，它可以有数小时之久，然后做出这种无关紧要的约定："……只要没听到我说离开。"

R：为什么要做那个无关紧要的约定？

E：那是为了吸引他的注意！

R：你已经做了一个大胆的直接暗示：他可以在催眠中保持数小时之久。然后，为了消除他的阻抗，你立即用这个无关紧要的约定转移他的注意力。你已经同时转移了他的注意并卸载了他的阻抗。

　　E：是的，以一种非常安全的方式。我不知道某个人有多少阻抗，但我可以像他有大量阻抗那样去说。插入点无关紧要的话，并没改变我所说的意思。它们太少，根本不会有什么干扰。

　　R：简单地附加点儿无关紧要的话，这是置换和卸载阻抗的另一种技术吗？你把一个无关紧要的事实陈述加在一个强有力的直接暗示上，这样可以转移注意，往往也可以卸载阻抗。

　　E：是的，它让被试赞同你的意见。你应该让你的技术用语言表达得可以让所有的阻抗——理性的、情感的、情境的，找到开溜的路径。

惊奇：无法有意识理解的无意识沟通

Q：我同意这么说。我不知道为什么。

E：我所说的没什么神奇或不可思议的。

Q：它令人感到惊奇。

E：让你感到惊奇，是的，因为你认识不到导致它的整个一系列间接暗示。

　　Q：我认识不到？

　　E：这里，一种明显的同意，但"我不知道为什么"。这是一种很漂亮的在无意识层面的沟通，对方可以有意识地听到却无法理解。

　　R：他同意却不知道为什么同意。他没意识到你的方法，用事实陈述去获得对相关暗示的接受性。发现这个情况"令人惊奇"的是意识心理。

　　E：当他问"我认识不到？"时，它意味着我所有的间接暗示他都未认出来。说得很妙。

后催眠暗示：意识和无意识沟通

E：那会送你在催眠中。但我知道它会，我让罗西医生观察它。后催眠暗示的含义是什么？！后催眠暗示不是"现在你必须在某某时间，在某某情境下，如此这般地做什么"。

R：它不是这么直接。

Q：它不是吗？！

　　E："那会送你在催眠中"似乎不合乎语法，但实际上，我在谈及这一连串的间接暗示。"后催眠暗示的含义是什么？！"问号和感叹号两者都有，因为它是在意识层面（需要问号）和无意识层面（需要感叹号）进行沟通。

　　R：有趣的是，当他说"它不是吗？！"时，他带着同样的疑问和感叹进行反应。那表明他的确接收到了你在两个层面上的沟通。

"现在"：通过声音力度变化进行条件性催眠诱导和唤醒

E：不是。现在！你知道了。你说一件事情，它表面上有某种简单的意义，而你在开始做了之后，才会发现它究竟意味着什么。

　　E：我一直在建立 Q 医生对现在这个词的条件反射。

　　R：当你非常轻柔并有点儿拖长音地说现在这个词时，它已经具有了进入催眠的条件反射性质，因为在给人们进入催眠的指令时，你总是以那种方式说它。在你说它的时候，仅仅作为一个观察者，我所得到的催眠性条件反射作用都是如此地强有力，以至于我不得不闭一会儿眼睛。像"现在！你可以通过从20倒数到1从催眠中醒来"那样，当你急剧而唐突地说"现在！"时，它变成了一种醒来的条件暗示。当你对某些词语使用加重语气和特别抑扬顿挫的语调时，实际上，你是在通过声音力学特征的变化让患者形成条件反射。

　　E：尽管它是言语性的，但那不是言语沟通。你怎样才能真正向我们的读者描述清楚？

自由选择的错觉：意识的缺口

Q：我有种从中做选择的感觉。我知道什么在发生，我选择让它发生。

E：那让你感觉非常舒服，不是吗？库比说起过"虚假选择"。

Q：虚假选择？

E: *教父的选择*：在这份合约上，你是签字还是押上你的脑袋，那根本没有选择。

Q: 如果你想做某件事，那不是一种选择吗？

E: 但那是我把它设定成那样。不过你没有听到或看到或知道我把它设定成那样。

Q: *我需要配合。所以我无法说我正在与你一起设定多少，而你自己正在设定多少。我有种选择的感觉。*

E: 现在他正一步一步地站到我一边。

R: 他认为在他刚才所做的事情中，他做出了自由选择，但实际上，你正在使他产生条件反射。

E: 我没给他任何选择余地。当他在对"教父的选择"感到困惑时，他的无意识正在明白我确实告诉他要做某些事情。我只不过强化了前面的暗示。

当时，他先用"如果你想要做某件事，那不是一种选择吗？"这句话来努力为他的意识心理辩护。再用"我需要配合"。他的意识在维护它的权利。

R: 那是一个值得注意的意识缺口：尽管他的反应由你与他无意识过程的关系所决定，但他在意识层面仍然有种选择感。

E: 尽管我在决定它，但我还是给了他一种选择感。

现代意识的基本问题：不随意反应在体验上的释放

E: ［艾瑞克森伸出手，用很轻的接触示意方向，使 Q 医生把他的胳膊移动到他大腿上方约 30 厘米高的位置。胳膊保持类僵，他逐渐闭上眼睛，保持安静和静止约 5 分钟。然后，他摆动手指，先是很轻微地，然后幅度变大。他的手在空中四处移动并最终触到膝部，看起来似乎非常偶然。他出现了一种几乎感觉不到的惊愕，或许仅仅是一种眼皮的紧张，然后睁开眼睛，用典型的清醒动作调整他的身体。］

Q: *我想要测试一下。我想测试一下这个暗示。我想看看我有多少选择。*

我担心测试得太多。于是我就决定在某一点上，好吧，随它去吧。在某个时间，我想让它[他的胳膊]到这边，但它去往那边，我能感觉到。

    R：现在他详细说明和描述了他自己如何试图通过改变他胳膊的位置去测试他在催眠中的自由选择。他呈现了一种迷人的现象学发现：尽管他确实有自主控制（"我怕测试得太多"），但也有不自主的部分，想让胳膊到这边，但它去往另一边。于是，他陷到了不随意的或自发过程的体验性学习中，这是催眠期间被释放出来的。他在学着让他能"随它去吧"——他能够放弃意识控制并让他内心其他反应系统接管。这是最基本也是最基础的体验，现代理性头脑需要摆脱意识创造和控制每件事情的错觉。这是在体验上通往更深催眠的开始。

无意识反应的吸引力：一种神秘的存在状态

R：你的自由选择就是把它延伸开去，可是……

Q：*我感觉它静止不动。根本不像它接管了，我感觉它好像就在这里。我感觉有点喜欢我一直有选择的感觉。但是似乎它有它的——它是一只手！*

E：你知道它是什么。它是一种无法命名的东西。它既不是父亲，也不是母亲，也不是孩子，也不是父母，它就是它，一种存在的状态。

Q：一个东西，人们尽管看见了它，但要把它当作一种存在来接受是很难的。

E：你领会到了。

    R：用"它"来指代他自己的手，这表明他正在解离它。这意味着他的手处于自我控制的正常范围之外吗？

    E：它完全在那范围之外。

    R：从弗洛伊德精神分析理论框架来看，有人会说，某些平常的自我力比多投注已经被撤回，所以手与自发的无意识功能联系更密切。

    E：是的。

    R：实际上，当你说"它就是它，一种存在的状态"时，你利用了更多存在主义的框架。但Q医生被深深吸引住，由此使我更多地想起了荣格关于像我们自己内心的"彼者"或他者体验之类的超自然的概念。他的手的这种自发性质的体验有助于打破他理性头脑的限制性观念。由于他具有非常多专业人士的特点，显然他非常想要这种体验。很明显，在这里，我们正在触及当代意识的基本问题：当意识心理认识到它已到达它的极限时，它怎样才能观察并保持某些控制，同时还给创造性的自发过程——无意识——更多空间去接管？意识心理怎样才能参与进去，并在某种程度上指导那些平常自发的和无意识的创造性过程？在历经数百年发展左脑理性功能和抵制右脑非理性过程的斗争之后，人发现了自身的无力。在我们当前寻求解除理性（经由致幻类毒品、东方宗教信仰、瑜伽、神秘主义，等等）的探索中，我们不顾一切地寻找实现内在潜能的手段，这些潜能有时可以通过宗教仪式、狂热的崇拜、信仰的践行和奇迹治疗得以释放。普里布拉姆（1971, 1978）和 博姆（1977, in Weber, 1978）的全息学方法是目前用以理解和整合理性和非理性功能的有趣尝试。[参见 Jung, *Collected Works*, Vols. 6 and 8（especially "The Transcendent Function"）]从这个新的视点看，现代催眠术可以提供一条来自体验的通道，通往无意识和非理性以及有可能达成的它与意识心理的整合。

假装？对解离意识和无意识的阻抗

Q：*我觉得对那种存在的阻抗是合理的，并且有——我说不清楚有多少成分是我正在假装，又有多少成分是它真的在发生？*

E：*好吧，那么在你醒来的过程中，决定性因素是什么？*

Q：*在我醒来的过程中？我不知道，我只是觉得我想要去做。*

　　R：当人们第一次学着体验不随意动作时，这种关于不知道有多少成分是在假装而有多少成分是它自己在发生的描述，符合大多数人的典型特征。

　　E：是的，并且他正在试图使自己相信，并不存在因询问他是否在假装而引起的那种解离。

　　R：现代科学头脑真的不相信存在什么无意识和可能的解离，因为它深深地陷入对它自己的一致性以及它的自我和意识之支配地位的信仰中。现代心智有一种危险的自大，它不相信它会被分开、被解离。在现代意识中仍在发生的是：当个体深陷到群众运动和信仰体系中时，便让他们疏离了自己的本性和个人背景。荣格（*Collected Works*, Vols. 8, 9, 18）认为这是个体的、也是民众运动的，而且是最终导致冲突和战争的那些所有什么主义的精神病理学基础。

异质侵入结束解离引起的清醒：时间扭曲——催眠中的不同名字

E：我知道那个决定因素是什么。当你让你的手触到你的腿，那是一个至关重要的时刻，它使平衡向有利于醒来的方向倾斜。某种异化的东西被插了进来。这种异质是一种领悟，它属于你的意识心理。

Q：是的。

E：告诉我，你认为现在是几点？

Q：大约是——12:20。

E：想看一下吗？你与你的手对抗了多少时间？

Q：三四分钟。

R：我没有计时，但我的印象是它要稍长一点。

E：超过10分钟。

Q：这让我惊讶。我没想到我做了那么多事情，竟然需要花费10分钟。

　　R：你能对来自意识心理的这种异化的领悟怎样侵入无意识导致清醒多说一点吗？

　　E：他的手与他的躯体解离，所以他的躯体也与他的手解离。当他的手触到他的腿时，它们又再度合一。

　　R：两个解离部分的接触当然使它们合二为一并结束它们的解离。或许那就是为什么当你以平常方式诱导催眠时，你不喜欢人们让他们的双手接触；保持两手分开有利于助长解离。那就是为什么在催眠诱导过程中，你经常试着把一些东西分开：你想把我与Q医生分开，把意识与无意识分开，把人与他的环境、他的时间感、他的记忆（像在记忆缺失中）、他的感觉、感觉缺失等分开。你用区分去分开感觉，它打破了意识的统整性。

E：是的，它打破了这种统整性。

R：那就是为什么有时候你会给在催眠中的人一个不同的名字，一种不同的身份。所以，区分是非常重要的，区分并获得新的身份。[见《催眠疗法：探索性案例集锦》第十章"创立新的身份"。]

E：注意他的完全准备状态，这时他已准备接受我大约10分钟的陈述。

威望和魔力：它们的功能和基础

E：那就是为什么我在那里放个钟表的原因［在患者背后的书橱上］，没有人知道我什么时候瞅它一眼。我正在做的工作里面有威望的成分吗？你昨天提到过它。

Q：噢，我什么也不知道。我只是对于那些知道心理是怎样运作的人有种不可思议的感觉。

E：你认为会说中国话不可思议吗？

Q：我认为能够明白是不可思议的，比如说，原子怎样化合形成水和氧气。

E：你真的明白这个吗？有人真的明白吗？

Q：我不知道。

E：任何一个中国孩子都会说中国话。如果你开始说中国话，那才不可思议，即使是婴儿式的中国话。

Q：是的，那会是不可思议的。

R：你真的认为在催眠治疗中治疗师的威望不重要吗？

E：威望重要，但你不能夸大它。患者来找你是因为他不能做他认为他应该能做的事情。所以，他来给你威望。

R：患者给治疗师威望，某种形式的能力，去做患者自己不能做的事情。威望的给予是一种迫不及待希望能做某事的期望。

E：是的。你接受这种威望并间接地加强它，因为患者需要它。你虚怀若谷地收下它。

R：是患者需要给治疗师威望，这是个有趣的观点。治疗师接受这种威望，因为患者需要它。并不是治疗师需要威望。从这个视角看，威望现象就变得非常有趣。我们自然地把威望赋予那些能够帮助我们超越我们自身局限的人。但愿催眠治疗师是在帮助患者超越他们的习得性局限，实现他们自身的潜能。这是威望仅有的合理存在的理由。有些相似的事情可被称作有魔力的感觉：本质上，这里的魔力是知晓心理是怎样运作的，促进其潜能的是"善意的魔力"；把这种知晓用于有害的意图，自然就是"邪恶的魔力"。

诱导的适当时机：接吻的间接暗示和催眠的基本范式

E：我不做任何你［罗西］做不到的事情。唯一不同的是我知道什么时候把我的手伸出去。

R：而你［艾瑞克森］怎么知道什么时候把你的手伸出去？

E：当我认为Q医生可以做到时，我知道如果伸出我的手，他会做什么。并且我让他发现，也让你［罗西］发现。而你发现Q医生是怎样挣扎的。

Q：我怎样能够对抗这种控制？

E：当你试着伸出你的胳膊时，它撤了回来。

R：开启一种"啊讶"的惊讶诱导或催眠现象，是不是需要一个适当的时机？

E：是的。

R：你怎么知道什么时候合适？是不是你发现了朝向催眠情形的自发变化，然后你只是助长它？你看到了他眼睛的呆滞，表情的凝固，身体动作正变得迟缓？你观察到催眠的部分征兆，然后意识到那是诱导的适当契机？

E：举个日常生活中的例子。你什么时候亲吻一个漂亮的女孩？

R：当她似乎做好准备时。

E：没错！当她做好准备，而不是你做好准备。你等待她显现出那种欲迎还拒的反应时。你不会贸然向女孩索吻，除非在槲寄生（圣诞用于装饰的植物）旁，你正好在她面前深情款款地凝视。你正满怀心思，她似乎感觉到了你的想法，开始考虑接吻。

R：你已经在她头脑中间接植入了一个想法。

E：是的，她不知道是你干的。

R：所以这会更有力，因为一会儿她将会疑惑"啊呀，我想接吻"，而不是"他想接吻"。

E：没错，并且正好有个借口，槲寄生（圣诞节的气氛）。

R：这是所有催眠工作的范式，不是吗？

E：是的，你知道这个参考框架可能是什么，并且你可以利用它们。

R：这是催眠治疗师的基础知识：知道这个参考框架可能是什么并且怎样去利用它们。

催眠的体验性学习：确认解离现象

Q：不过，我有种感觉，一种开始挣扎的感觉。我感觉那是我好奇心的一部分。我能够质疑它，并感觉到一种需要，想要测试它。在这种情况下，我不需要完全的被动。我需要通过对它的测试去证实这种情况有效。在测试之前，不知道、不相信正在发生什么。在那以前，我无法确信到底是我正在对它进行假装，还是确实有什么事情正在发生。

E：你怎么知道假装什么？

Q：你告诉我伸出我的胳膊。你是这样说的"想象你现在装作被催眠了。"

E：我触到它以后，你想象你的胳膊应该做什么？

Q：我没想象它停在那里。

E：他描述得真的非常精彩，不是吗？

R：是的。他正在这里努力挣扎的是什么？

E：他知道他平常的反应是什么，而这种反应是什么？现在他正在开始对这两种不同类型的反应进行概念上的区分。

R：平常的自我控制与解离性反应是相对的。这是一种现代理性主义头脑的学习，它自己的意识自我并不总是在控制每件事情。对于现代理性头脑来说，如果它想学习催眠，那是一种必有的基本体验。他的体验式学习从头到尾都在这种典型的想象性测试过程中进行：在催眠中我能开始控制我自己手的动作吗？在这种情况下，他根本不相信，除非他通过测试确认它有效。

E：是的，当他说"我没想象它停在那里"时，这也有所预示，但它确实停在这里了！所以它并不是在假装！它不是被想象成停在这里！

测试催眠和解离真实性的典型过程

E：现在，我想让罗西医生看看你的眼睛怎么不完全闭上，以及你怎样与你的胳膊打架。

Q：我想象不到你怎样让我与我的胳膊打架。

E：我知道你会，因为其他每个人也都会！

Q：我认为我成了一个坏小孩！

E：其他每个人也会这样！

R：[对Q医生]你还以为你是一个不折不扣的多疑的精神科医生呢——科学的。

Q：当你在暗示时，我不想接受什么。

E：但我不得不给你某些暗示，所以我刚才触到了你的手。

Q：我知道那意味着什么。

E：它意味着什么？

Q：它意味着我不得不伸出我的胳膊。

E：是吗？

R：Q医生以为，在对其催眠体验真实性的科学质疑方面，他是独特的。但其实他的体验非常典型，所以它成为一个极好的案例，可以阐释你应对科学至上流行思潮的这种批评和批判态度的方法。他想要测试他内心现象学体验真实性的需要是完全适当的，因为，事实上目前关于心理学特别是关于催眠术流传着太多骗人的鬼话。这就是为什么旧的权威性式方法现在不再适合的原因。在一个开放和民主的社会，每个人自由地质疑和测试他们生活体验的真实性已经被给予了高度重视。正因为如此，你学习催眠的体验式途径是最为适当的。

适合于解离和类僵的微妙的触觉引导：绕过习惯参考框架，开启无意识反应

Q：你把它抓过来并且你握住它。

E：是吗？

Q：看起来好像是这样。

E：我没去抓它，也没去握它。你让你的手升到空中，我触到它。[艾瑞克森再次伸出手，触到Q医生的右手，说话时它以一种自然姿势悬空在大腿和胸部中间。他在仔细观察了自己以一种姿势保持固定的手几分钟之后，他闭上了眼睛。他的呼吸发生了变化，并且他显然正在进入催眠。他的右胳膊以艾瑞克森触到它时的姿势保持着类僵。过了一会儿，Q医生开始做很小的、试探性的手的动作，明显是在测试。他轻轻地移动一两个手指，然后再移动他的肘部。每次尝试，他的手指和胳膊总是又恢复到那种类僵姿势。然后他试着用他的左胳膊去推他的右胳膊，显然遇到了抵制。]

R：[这时，艾瑞克森在罗西医生的胳膊上示范] 你并没抓取它。你的手在轻轻地接触我的胳膊，但它不指示方向，尽管似乎不是，但实际上还是我移动了它。

E：你正在移动它！你与我的手保持同样的接触。我正在移动我的手，而你正在保持这种接触。

R：我的手在跟随你的手，但你并没拉我的手。这两者之间有种微妙的差别。你正在用最轻的压力示意我的手该向什么地方动。

E：是的。

R：这是在训练患者跟随你，并对你的示意非常敏感。患者不得不伸出手，问：他正在做什么？他想要做什么？他想让它去往哪里？哪里？哪里？哪里？他的整个意识被引导着去跟随你。

E：但我没去抓什么！

R：如果你抓住我的手或拉动它，我会生气。但因为你的接触非常轻，所以我不得不与你合作并跟随你。

E：患者不知道他做了什么。

R：他不知道他合作到了什么程度。

E：就是这样！你接触的这种微妙非常重要。

R：这便是你总是挂在口头上的触觉引导方式：你引导被试，但却是非常轻微，所以他不得不非常仔细地听从，然后似乎自然地在你已经启动的可能范围内做一些事情。但他无法对它报怨，因为他自己正在提供如此多的动力和选择。在所有你用的沟通方式中，这是你工作的基本方面：你只是提供最轻微、最间接的暗示去启动这个过程，这样，患者就产生这样一种体验，似乎反应在自动地发生。

［艾瑞克森再次在罗西医生的胳膊上示范］你正在用向下移动的暗示，轻轻地接触我的手，所以，我不得不非常仔细地去感觉，然后任由它怎样。并且当我按你的接触移动时，我开始有了一种奇异的解离感。

E：是的。

R：它被解离，因为我并不经常这样仔细地感觉另一个人的接触。我被带出了我平常的参考框架。

E：轻微的接触，无声的沉默，以及满怀期待的样子。

R：那就是你绕过习惯参考框架的摩包君婆（西非黑人崇拜的鬼神）形式。

E：嗯哼。

R：它绕过平常的参考框架，并且患者被扔回到问题上：对我的期望是什么？我要做什么？他极力地试图做点什么。

E：他不得不跟随他自己的反应模式！

R：现在就是这样！被试不得不跟随他自己的反应模式。若非最一般的语境，他便不是在真正地跟随你。你正在开启某些东西，但你做得非常微妙，致使他自己的反应模式从他的无意识——他的反应母体——中涌出，去填充这个缺口。

E：没错。然后我可以选择这种模式中的任意一个——

R：——用于治疗性目标！

E：嗯哼。

R：所以，正在引导的并不是被试的意识心理，因为他的意识心理不知道在这种不同寻常的参考框架中该做什么，所以他被从无意识扔回到惯常模式中。

E：这全是他自己的探索。

R：你已经在他内心启动了这种模式。

E：我已经设置了一种情境，他的模式可以从中涌出。他不知道它们被引出，但它们就在那里，所以他开始检验它们。我们都能自然地解离。

R：解离是一种正常能力，我们每个人都有。每次做白日梦时，我们就是在解离。

E：但我们不知道我们能做得怎么样。

R：现代的头脑已经忘记了关于解离的一切，并且不再认为它能够做到。现代心智喜欢相信它基本的一体性，它基本的统一体。

自我诱导的感觉缺失

[然后，Q 医生掐了一下右手，显然是在测试它的感觉缺失。]

Q：它的敏感性下降了很多。

E：为什么？

Q：我不知道。

E：我没做暗示，对吧？

Q：是的，没有。我只是想测试它的痛觉是否缺失。

R：你没做任何启动感觉缺失的事情——更不用说直接暗示，但类僵期间，感觉缺失和许多其他的感知觉缺失都自动地发生了。Q 医生在体验的感觉缺失既可以是自发性质的，也可以是他给予他自己内心暗示的结果，但在他解离真实性测试的幌子下他未能认识到。他自己的无意识期待和无意识过程正在以他自己不了解的方式被激活。

催眠性学习的间接强化

E: *昨天我试图给你一种印象，你是多么无知。我知道你会是一个好被试。*

Q: 你怎么知道？

[我们都承认，对艾瑞克森来说，这种好被试的辨别已经变得相当自动化了。]

E: 在这里，我可以对他做出这种抨击，因为我说"昨天"。

R: 你在暗示他昨天是无知的，而今天很聪明。这间接强化了他今天一整天所有新的学习，绕开了他昨天或更早些时候的多疑。

E: 非常好。这是一种对"昨天"的非常仔细的应用。这样，他关于我怎么知道他会是一个很好的被试的质疑便意味着一种完全的承认。

催眠是一种内心探索状态

Q: 那段时间，我对扩大测试极限的兴趣比以往强烈得多。

E: 尽管如此，我还是要告诉你一些你不知道的事情。你在你的左胳膊和左手也发展出了一些感觉缺失。

Q: *在我的胳膊，也（发展出了一些感觉缺失）？*

E: 在你的手上，我确信。

Q: *怎么可能？*

E: 你不知道吗？

Q: *是的，不知道。*

E: 罗西医生可以看见你手的动作有些不对劲。

Q: *我的左手？*

E: 是的，因为感觉缺失，你失去了它本身的活动性。

R: 这种测试是现代体验性催眠体验方式的本质。实际上，这种测试是一种内部自我探索形式。它把注意力吸引和聚焦到内部，当然，这也是催眠的一个基本特征。它具有催眠中自我观察所特有的那种超然的、非个人的、客观的属性。

E：注意这种轻松，正因为这样，他现在承认了我关于他的左胳膊和左手感觉缺失的观察。他的疑问全都隐含着承认。

作为创造性表现的解离：现代催眠术中的新意识状态

Q：你是说我的左手？当我在推我的胳膊时，我也注意到了些什么。当我松开它时，我似乎在失去它，我似乎正在通过快速失去控制去威胁这种状态。现在，我不想要威胁这种状态，所以我开始轻轻地放手。当我感觉到我的肌肉紧张时，这是对这个状态的另一种威胁。

E：让我们回到"威胁"那个词。威胁是什么？

R：他所说的"威胁这种状态"是什么意思？

E：任何中断都是一种威胁。你中断了一种意识状态，这种中断，它所携带的是一种破坏性的意义。我可以折断一支铅笔，我可以中断一种解离状态。

R：中断解离状态把你带回到平常意识状态。如同那时人们说："我刚才还欣喜若狂，这时，他们让我完全失望了。"他们的意思是他们的高涨情绪被破坏了。所以保持类僵状态是一种创造性行为。

E：确实如此。

R：它不只是意识的被动分裂。

E：你称它为"创造性的"，我称它为"探索的"（discovering）。他不想做任何威胁到这种探索的行为。

使事物正常化的力量干扰创造性解离：作为催眠体验方式恰当参考框架的自我探索

Q：我意识到有些力量在发挥作用，它们将会唤醒我，那会使我成为我已经习以为常的样子。

E：但那为什么是一种威胁？

Q：噢，它无视我想要的。它当然是一种威胁。

E：那是你正在用的字眼。为什么你说威胁？刚才有一份觉察。

Q：我明白了。

E：但你用的字眼是威胁。它只是一种觉察，而不是威胁。

E：他正在用言语表达那些干扰他对催眠有更多发现的力量。

R：他知道他处在他平常的参考框架（"……我习以为常的样子"）之外。那么，那些"在发挥作用的将会唤醒我的力量"是什么？

E：有太多的力量：注意的焦点。

R：平常意识心理所特有的进入多重注意焦点的趋势，往往总是会干扰注意焦点相对较少的创造性解离。于是，通过你在威胁和觉察之间所做的区分，你正在试着就那种觉察对他进行教育？

E：是的。

R：你是否要说，现代催眠术是对其他意识状态的发现，它们原本存在，但并不总是用一种有意识的方式进行解释？从前的催眠疗法是一个由某个人直接按程序实施的过程，这个人对患者进行摩包君婆式的念念有词，动摇他的参考框架，然后设法置入新的东西。但在现代催眠治疗中，我们不会冒险使用摩包君婆方式，因为那与现代科学世界观是相悖的。但用 Q 医生的参考框架进行探索和自我探索是可以接受的，所以，我们可以用它们去带给他新的意识状态。

E：我赞同。

认识无意识和催眠不断发展的存在

Q：还有一条你给我的信息，当我想起它时，非常有帮助。当你说"你的意识心理是一种侵入"时，这句话改变了状态，我可以意识到我的无意识心理正在再度侵入。

E：第二次我对你说了一个单一的词吗？

Q：没有，它是一种思维方式，与我可以利用的情境有关。

E：我并没要求你改变你的思维方式，是吧？

Q：是的。

E：他可以意识到他的无意识心理侵入他的意识心理——换个词说，

接管。

R：他正在发展对它的敏感。一个周日的下午，当我躺在我的吊床上时，一种相似的感觉在我心中悄然生起——变得昏昏欲睡并觉得无意识像白日梦似的进入思想中、想象中、那种舒服中、那种深度放松的轻松感觉中。你意识到你必将要睡过去，因为你的身体感觉非常轻。

E：是的。[这时，艾瑞克森举了一个他年轻时的例子，那是在一个阳光灿烂的日子，他躺在干草上想：要是在这里睡上一觉该是多么美好。他听到小鸡在咯咯叫，并感到好奇：这咯咯叫声多快会逐渐地消失，这表明他已经快睡着了。当他进入睡眠时，咯咯叫声似乎变得越来越远。]

类僵的主观探索：对暗示的曲解是催眠的标志

E：我建议你[罗西医生]应该把你所观察到的口述到录音中。去录吧。

R：[口述观察摘要]当艾瑞克森医生触到Q医生的手时，这个进程开始启动。当艾瑞克森医生仔细观察Q医生的眼睛和脸时，Q医生在观察自己的手。Q医生似乎真的陷入了对他手的观察中。艾瑞克森医生坐在后面，很放松，一两分钟之后，Q医生闭上了眼睛。然后大约有5分钟的时间，Q医生似乎就这样简单地漂进催眠中，让他的右手以类僵的方式悬停着。你可以通过Q医生猛然低头的动作和变化了的呼吸，认为他似乎在打瞌睡。

E：头在打瞌睡式地向下低，但他想动他的手。他有抬起和落下的概念。但他抬起头又低下头，因为他无法理解头和手抬起来的概念的不同。他在试着移动他的手！这情景像个小孩在学习写字。他试着用他的头去移动他的手。这是Q医生，一个成年人，试着用他的头去移动他的手！

E：他有个落下手的念头，但却移动了他的头。

R：最近，我有个患者，在手漂浮的暗示中，她的手没抬起多少，但她整个身体却开始向她手的位置倾斜。于是，我利用那种身体倾斜继续进行诱导。它刚好处于对你暗示的这种扭曲中，致使患者的变动意识状态变得更为明显。那种独特的昏睡样以及某些人在学习体验催眠的早期阶段那种看似顽固的对抗，实际上是无意识过程开始接管的奇特标志。

特有的意念动力信号

Q：我曾经让我的一个朋友体验摆锤的摆动，我想让它回答是还是否，但我发现我自己在晃动我的头。我意识到我在晃动我的头［在今天的催眠中］，但我不知道为什么。

E：他正在探索他为什么晃动他的头。

R：注意到现代科学化的意识心理怎样发现它自己里面的特异性和自发性是很令人陶醉的。在这方面，我们只是不知道为什么他的精神系统在通过意念动力信号表达它自己时，更倾向于用头，而不是用提着谢弗如摆锤的手指。

作为早期层面心理动力运作的类僵：作为变动意识状态的陌生参考框架

R：［继续口述］大约5分钟后，Q医生的左手伸向他类僵的右手，我不知道他是否正在脱离催眠。但是，他所做的只是触到他右手的下沿，好像是在小心翼翼地对它进行测试。当他继续测试时，他的接触越来越有力，好像他正在企图敲打他的右手，使它脱离它平衡的位置。我确实感到惊奇，因为现在我才意识到他类僵的右胳膊确实是固定不动的。

E：他发现他无法移动他的右手。要移动他类僵的右手，他不得不借助他的左手。他发现他不得不用他的左手去抬右胳膊的肘部。他试图让它弯曲并上下移动它。他用他的左手前后掰动他的右手指。但他无法用他的右手移动它们。

E：通常，当你想移动你的右手时，你用你的右手去动，但在这里，他却是在用他的左手移动他的右手。

R：他在通过这种方式保护他右手的解离吗？

E：他不知道怎样移动他的右手。他的右手成了他必须用左手移动的对象。正如你可以看到的，婴儿会伸出他的左手去拿他的右手（被看作一个对象）。婴儿需要花费相当多的时间才能把那只手看作他自己的一部分。

R：所以解离是一种退行，它退到那些早期层面的功能吗？

E：没错。

R：解离现象支持催眠的返祖学说吗？

E：你会称婴儿的咕咕声为返祖吗？

R：不会。这是个措辞问题。即使我们正在返回到我们生命早期更显著的运行模式，你是不是也不喜欢用返祖这个词？

E：是的，我们正在返回到一个早年学习时期，但不是返祖。当你的手变成一个物体，你将会怎样处理一个物体？你会用你作为成年人处理陌生事物时用的这种自然方式。你右手的解离使它变得像是不属于自己，你自然会用你的另一只属于自己的手去拿这个不属于自己的东西。那不是非常原始的，因为那是你每时每刻都在做的。你拿起铅笔，因为它与你是不同质的。

这就是体验式催眠诱导。你让被试体验他自己的反应并很随意地对待它。它是一种经验现象，由此，自我通过学习解离的参考框架、不熟悉的参考框架教育自己。

R：这些不熟悉的参考框架就是现在许多人所称的变动意识状态。

感觉缺失：对感觉和运动的测试是一种催眠的体验式确认

Q：我用了大约10千克的力移动我的右胳膊。

R：大约七八分钟之后，你开始掐你的右手，测试感觉缺失。

Q：我感觉到了这是在做什么，但它不痛。它的敏感度减少了许多。

R：你觉察到的是接触，而不是痛。

Q：我还让它［感觉缺失］留下一点儿。

R：我对你关于自由选择的问题很感兴趣。你觉得你在催眠中可以自由选择。

E：关于这一点，他刚才在与我争论。

R：是的，你认为它是一种虚假的自由选择。

Q：我认为我没有很肯定地测试过。它是一种带有某些限制的测试。

E：没错，那么，我必须测试多少次才能弄明白我的眼镜在不在那里？

Q：噢，你已经把一个东西留在那里一辈子了，并且知道它会待在那里。

E：你在一触之间已经有了一辈子的感觉。但你不断重复你的测试。

E：当他说用了10千克的力时，那是不靠谱的，因为你做不到用一只胳膊弯曲另一只。他并没认识到这其中的荒谬。你无须"测试"在平常意识状态下你的感觉。

R：如果你必须测试你的感觉，你已经处于变动意识状态了。

E：是的。

R：所以，所有这些测试和探索实际上是催眠的体验性确认。

E：他喜欢这种变动意识状态，他不想做任何事情去破坏它。所以，他将会设定他测试的范围。当你见到一件美丽而脆弱的东西，你想去感觉它，你抬起它，你触摸它，你会非常地小心，因为你不想破坏它。

R：这是那些开始学着怎样体验催眠的人的体验。开始它是一种脆弱的状态，他将非常小心，不要打碎它。另外一些经验丰富的被试则没有这种担心。

E：Q医生有他的需要，他要维持他的怀疑态度。

R：虽然这种测试也是一种非常谨慎的学习方式，学着怎样用安全方式体验催眠，但他仍然在用所有这些测试去维持他的怀疑态度。但为什么解离时他的手往往变成类僵性的？

E：那时，他的手变成异质的（与身体的其他部分不一样，似乎不是身体的一部分）——

R：——他手的所有感觉变成异质的，因为它们在一种新参考框架中，我们还不知道怎样体验那种参考框架。是那样的吗？

E：没错。对一个好的被试来说，什么参考框架都行，因为他（或她）信任我们。

R：所以，当我们绕过我们改变的参考框架时，我们必须以一种安全的方式支持患者，这就是经常说的移情。

E：或信任。

参考框架的转变适合于体验式催眠诱导

Q：*对我来说，这是一种新情况。我没大有同样的意识。*

E：好吧，让我们开始下一件事。你是否曾听人说过"我就愣在这里了。我非常惊讶，我不知道说什么，也说不出来"？

Q：*听过，我自己没体验过多少。我也想不起多少来。*

E：但那是你从孩提时代就已经有的一种经验。

Q：*是的。*

E：那就是你现在正在探究的：过去的情绪，过去的经验。

   R：他开始的陈述，在一种新情况中没大有同样的意识，这意味着参考框架的转变是催眠诱导的一部分，不是吗？一种新的情况、一个新的参考框架，导致一种变动意识状态。

   E：是的。

   R：理论上，你可以只是通过让患者敏感地用一只手探索另一只手诱导催眠。那将诱导出一种相当不寻常的参考框架，它将聚焦和固定注意力，然后你按你的方式继续。

   E：我用那种方式诱导过催眠，它很有效。它很慢，但它后来给被试的印象非常深刻。

对于接受变动催眠状态的阻抗

Q：*我仍然对这整个事情有种陌生感。它仍然有些反常。不知怎么地，我有几分感觉，我的一部分在某种程度上不愿意接受我所体验到的东西。*

E：那是你的说法。正确的表达是："你的一部分不知道怎样接受另一部分"。新的知识与你以前的经验不匹配。你怎么接受它？

Q：*我愿意把那种体验当作一种不是那么生疏的——有效的东西来接受。*

E：它肯定是有效的，因为它正在让你感到麻烦。如果它不是有效的，它便不会让你感到麻烦。[艾瑞克森详述了几种让人目瞪口呆的个人体验。]

R：所以，导致目瞪口呆体验的是曲解。

E：无力理解。

R：为什么你现在强调这种无力理解？

E：他［Q医生］不能理解感觉缺失怎样从类僵中发展出来。他不能理解这个时间过程。所以他接二连三地测试。他总是发现同样的反应。所有的结果与过去的经验和知识都是相背离的。

E：他仍然感觉"反常"。

R：那意味着他仍然在体验一种变动意识状态。

E：是的。

R：我用"曲解"这个词，而你说"无力理解"。两者的意思有什么本质的不同吗？

E：是的。它不是一种"曲解"，而是一种让你惊呆和开放的理解缺失。

R：它绕过了你平常的参考框架，让你开放并准备建构暗示。

E：是的。

R：对于催眠治疗师来说，沿着患者理解上的某个结构维度或者某种结构缺失，调整到催眠进程中，这是非常重要的。Q医生完全的理解缺失表明他平常的意识定势和习惯的参考框架已经被绕过，到了他体验到自己在一个陌生的无意识领域的程度，他感觉一种"对这整个事情的陌生感"。实际上，这种陌生感是变动的催眠状态，这时他会发现非常难以接受他平常的意识状态。

"假装"的说法和催眠的怀疑论点是一种合理化：平常的创造性瞬间便是一种变动意识状态

Q：是的，我的一部分想要把它定性为一种假装，因为那样就可以解释它。我在假装那样。

E：但是，当你不知道将要发生什么时，你怎么能对它进行假装？

Q：我不得不设法弄明白它。

E：最简单的方法就是不把它弄明白，而只是称它为假装。那可以避免去弄明白。

Q：是的，但它迎合了我当时的需要。如果我把它理解为假装，我就可以放下它，不用去弄明白。

E：你可以放下它，于是也就不必学习。就像哈维医生在说血液循环时被称为骗子。没有医生想去弄明白。认为血液不循环时更为舒服。

Q：是的，改变认知系统让人有些不情愿。

E：所以，如果你不是不得不思考，便会情愿相信魔力。过去，催眠术是一个受到禁止的科目，因为它还不被理解。

E："我的一部分想要把它定性为一种假装。"

R：是的，那是他原先怀疑的参考框架。给这种体验贴上"假装"的标签可以是一种安全的方式，它可以把它合理化，回到他原先熟悉的怀疑论点。

E：但他做不到，所以他不断地测试、再测试。

R：所以，对于那些对催眠现象持怀疑论点的人来说，这确实是个问题。他们试图把他们新的催眠性体验套入他们原有的理性主义参考框架中。他们在否认他们鲜活体验的真实性，以便维持他们的老观点。

E："我不得不设法弄明白它"。唯一他可以接受的观点就是"假装"，所以他不得不测试它，直到发现这种假装的解释不合适。

R：你是不是会说这是在催眠方面很多顽固坚持怀疑论点的老一代探索者共有的问题？他们试图把他们所不理解的现象套进19世纪典型的理性主义参考框架中，催眠现象在本质上被认为是假装的：除了"动机性指令"、角色扮演诸如此类之外，别无任何东西。

他们无法理解我们持续不断地全身心投入的非常实际的努力，力图用那些必须轮流被我们内心不断创造的新生事物所代替的熟悉的东西巩固我们的世界观。当这些新生事物进入我们的意识（Rossi, 1972）时，它经常被体验为一种威胁。实际上，它是对我们旧参考框架的威胁，它们现在必须让路给新生事物。意识不断斗争的本质是自我更新。这种新旧之间的真实转换通常会带来一种变动意识状态：梦、催眠、冥想、灵感的瞬间、日常生活中的创造性瞬间，这时我们平常的观点被暂时搁置，这样，新的念头便浮现到我们的意识里。

E：如果魔术师向你解释他是怎样做的，便破坏了他的表演。你已经把它带出陌生的参考框架，并把它置于平常的参考框架中。

R：这是一个非常明确的事实，催眠现象是在一个性质不同的参考框架中，它允许我们在催眠期间绕过我们平常参考框架的限制，这样，我们可以做一些我们平常自我意识不能做的事。如果你把"异质的"性质合理化，你便失去了促成催眠变动状态的力量。这样说对吗？

E：对。对待"不明白"的最好方法是把它称作"假装"。它是一条比较容易的出路，也可以避免费力去弄明白。

R：所以，你会表明，大量旨在支持怀疑催眠是一种变动意识状态论点的探索是一种避免让自己真正明白的表现。

E：嗯哼。它是"假装"，所以我可以放下它。我再也无须运用任何更多的脑力。

R：这使我想起那些在科学，特别是心理学方面的困难处境：一种新的根本性洞见，只有在我们能够重新定义或扩展我们对事物本来面貌的看法时，才会形成。弗洛伊德给我们提供了性动力学方面的深刻洞见，但他只能通过改变、扩大我们对性是什么的定义去理解。同样，你只能通过扩大我们关于变动意识状态的定义，使它涵盖白日梦、幻想、冥想、灵感的瞬间等那些我们熟悉的行为，把它们作为变动意识状态的多样化形式，才能维护催眠是一种变动意识状态的观点。现在，甚至彻底转变一个人的看法或参考框架的瞬间，也被定义为一种变动意识状态。实际上这有非常多的理由，因为在这些创造性的瞬间，人们可以马上凝固成类僵姿势，就像他们在做梦和幻想时的一动不动。似乎在身体的活动性与片刻紧张的内心活动之间有一种反比关系。这就是为什么人们在深度催眠状态期间时特别安静和平静的原因。

学习催眠过程中的困难

E：你知道人的反应是什么。不熟悉的是不易被接受的，除非你把它弄得很神秘。

Q：这解释了很多事情。

E：我知道你可以从过去的经验中完成感觉缺失。我认为罗西医生不知道，但他能看见你在做。

Q：我不知道是什么使得我要测试感觉缺失，或许是我读过的东西。

E：因为你曾失去过感觉，所以你不得不弄明白些什么。

R：你并未有意识地觉知到你失去感觉，但你内心的某些东西知道，并推动你去测试。

E：针灸在这个国家很容易被接受，因为它做起来很简单。任何人都能把针扎入一个确定的点。

R：但那与催眠不是一回事。催眠很难做。

E：是的，它是难做。你必须学会辨识不同的参考框架。

R：在美国临床催眠学会的研讨班上，他们总是在告诉初学者催眠很容易。通过死记硬背某些机械的催眠诱导方法，它是容易学，但学会辨识和理解在每个个体身上催眠的独特表现形式就需要大量的实践和努力。

E：没错。

R：那需要对参考框架有很多精妙的思考。

E：我说你必须明白这一点，而且每次我在专业观众面前示范某些东西时，我都会告诉他们："现在，你看不见，你听不见，你什么也不想。就是这些步骤。"它很容易让人以为有什么特殊东西与我有关，然后学着去实际地观察和思考。他们说"艾瑞克森很神秘"。

R：而不是真的试着弄明白艾瑞克森到底在做什么。

催眠的体验性确认：评估感知觉差异

Q：*有很多不同之处。*

E：现在，如果你刚才想要识别出那些不同，你就不是在假装。我不去暗示类僵，我只是在半空中触到你的手。

> E：如果他刚才想要识别出那些不同，他就不是在假装。

> R：他正在试着识别它们，这一事实意味着那里有什么东西。

> E：那是他的努力，不是我的指令。

用变动感觉和动作进行的有意识的确信和确认

Q：对我来说，承认感觉缺失非常容易。用那种方式测试之后，结果似乎非常令人满意。我认为只有20%的类僵，95%的感觉缺失。

E：当你得到患者的反应时，你不去与他们争辩。

R：你不与他们持怀疑态度的意识心理就他们刚刚体验过的催眠现象真实与否进行争论。

E：太多应用催眠术的人试图与那种怀疑态度争论。我不惹那麻烦。这是我威望的一部分——我就是不争论。

R：意识的确信是那些将必须由他们自己的体验逐渐产生的东西。

E：是的。我无法把它放到那里。

Q：第二次我更加确信这一点。第一次我只有35%的相信。

R：我注意到你总共体验了三次类僵，第三次看起来最像假装。第一次你的手与大腿接触着，需要一点支撑；第二次，当你的胳膊在半空中保持固定时，不如第三次稳定，即使当你试图用你的另一手去移动它时，仍是如此。

E：你建立起你的信心。

R：[对艾瑞克森]随着他开始测试，类僵似乎变得更为真实。当他试图用他的左手去移动他的右手时，类僵开始更坚固地建立起来了。对其他人来说那是真的吗？

E：那是他的体验。其他人只是接受它，没有任何疑问。

R：他们的意识心理对他们的内心体验有很好的接受能力。

> E：在类僵中，只有20%的人相信他还有肌肉力量。在肌肉发育和运用方面，他已经很有经验，但关于发展我们测试感觉的能力，我们做了多少小题大做的事？我们接受感觉，但我们学会发展我们对自己肌肉的

控制。

R：那会有20%～95%的差异。感觉似乎是它自己出现的，当它消失时，它更让我们震惊；所以，对于伴有感觉缺失的催眠，他有95%的相信。但是，肌肉控制具有一定的自主性，这样，他对类僵只有20%的相信。感觉与无意识层面关系更密切，所以当我们看到那里的变化时，它更令人信服。

E：没错。我不争论，我采用他们的参考框架——在我想让它发展的方向上。你让你的被试看到每一件事情。

R：并且，他们看到的越多，他们就会越信服。

1. 解离以及变动意识状态的现代体验式方法

R：你能说说怎样解离，或者为什么解离，并且它是怎样在你变动意识状态的体验式方式中发挥作用的吗？

E：无意识具有很多注意焦点，当你的某个注意焦点从身体的任一部分撤出时，你并没有破坏你那个部分理性的、意识的理解，但它逐渐变成了客体，因为无意识的注意焦点被撤回了。

R：精神分析学家会把这种平常无意识的身体的心力贯注称为力比多收回（Federn, 1952）。

在观察你工作的过程中，我已经被你贯注在患者身上极为专注和期待的态度所震撼。他们中的一些人后来向我说起过他们是怎样被你深邃而锐利的目光和态度所打动的。我不知道是否是这种期待的态度促成这种轻松，你由此在你的催眠工作中引出解离。你期待的态度立刻改变了气氛，所以，它明显不同于平常的生活体验，它用一种患者熟悉的期待，把他放到一个变化了的新参考框架中。

他的自我变得不确定，并且，甚至对原先最熟悉的行为，现在也不得不从这个新的视点重新进行检视。当然，这个新的视点首先是陌生的、异质的，并且恰好是这种陌生和异质的感觉与他的不确定感以及他平常行为的明显自发性相结合，使它们看起来好像不同寻常或者像是"催眠性的"。在被置于"催眠治疗"这种不同寻常的参考框架下时，自我便失去了平常的控制感，允许患者的无意识或治疗师去填充那个缺口。

这也可以解释在宗教和神秘仪式中那些"奇异的"手势和气氛的威力，除此以外，也可解释那些江湖骗子的威力，他们可以用有点儿摩包君婆式的念念有词成功地迷惑观众。例如，有一次，我看到一个舞台催眠师，他将他的表演分成两个部分。在前半部分，他只是表演大量魔术戏法：他从帽子里跳出兔子之类的戏法开始，然后发展到"令人吃惊"的记忆力和读心术技艺展示。他真的很棒，所以我有些茫然不解，想要弄明白他是怎样表演的。当他的助手搬走魔术道具时，乐队演奏了几支曲子，最终，在渐强的音乐声和一种高期待的气氛中，现场公布他将做催眠表演。无疑，到这时，观众已准备相信任何东西，他们所有平常参考框架都被暂时地搁置，他非常成功地从那些志愿者身上引出很多催眠现象，他们是在第一阶段从观众中经过一些像手指锁扣和无意识的手的动作之类的暗示性测试被挑选出来的。

他的摩包君婆式的念念有词，他的魔术绝技，确实固定并部分搁置了观众平常的意识定势。那种令人惊讶和与众不同搁置并绕过了平常给我们提供现实感的参考框架。当这种一般现实定向消失时，平常的自我控制也就消失了。当平常的自我控制消失时，无意识就会自动进来填充这个缺口。治疗师也可以在此时此刻介入和引起对于患者来说在其平常参考框架下将是不可能的那些过程。一个从我们前期构想改编来的流程图（Erickson & Rossi, 1979）可以大致表示如下：

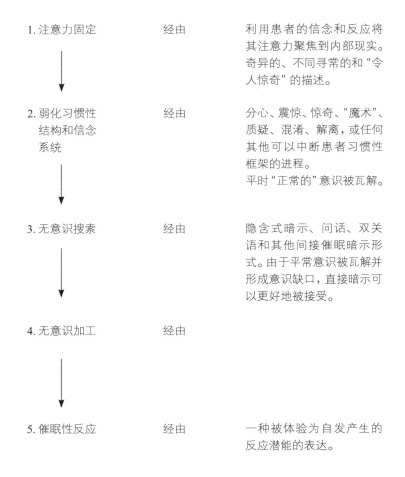

1. 注意力固定	经由	利用患者的信念和反应将其注意力聚焦到内部现实。奇异的、不同寻常的和"令人惊奇"的描述。
2. 弱化习惯性结构和信念系统	经由	分心、震惊、惊奇、"魔术"、质疑、混淆、解离，或任何其他可以中断患者习惯性框架的进程。平时"正常的"意识被瓦解。
3. 无意识搜索	经由	隐含式暗示、问话、双关语和其他间接催眠暗示形式。由于平常意识被瓦解并形成意识缺口，直接暗示可以更好地被接受。
4. 无意识加工	经由	
5. 催眠性反应	经由	一种被体验为自发产生的反应潜能的表达。

通常，对于现代催眠治疗师来说，不再适合用一些小把戏或各种摩包君婆式的念念有词去吸引注意和搁置患者平常的参考框架了。所以，对于像 Q 医生这样一个受过良好教育的被试，你用你对于他内在探索的强烈兴趣和期待的态度，吸引他的注意并搁置他平常的参考框架。从那一点开始，接下来的过程如上图所示。你用一种新的方式，让他在一种异乎寻常的背景下进行自我体验探索，取代早期摩包君婆式念念有词，去开启催眠现象。你觉得这么说有道理吗？

E：是的。[艾瑞克森示范一种手的小把戏，他好像丢了他的拇指，然后在一个抽屉里找到了它，并且再与他的手接上。]孩子看到你这么做，然后他通过用力拉他自己的拇指去试着做。他看过你做的。对孩子来说，那是个魔法的世界。当你遇到理性的被试，你就紧跟他这种理性。那是他可以理解和接受的东西。你必须用你的技术去适应患者的参考框架。

2. 学习间接沟通：参考框架、元层面和心理治疗

E：当我第一次开始学习催眠时，我对言语表达技巧感到极为困惑。你把被试带到当下，你在为他提供一些可能会影响将来的理念。你也要把他的心智从当下转移开。你要把他的心智从周围的现实中转移开，把它引导到他对内心世界的体验中。

那时我的第一个问题是，你怎样把患者的注意力从那个当下的一刻及当时的现实中转移到仍然未知，甚至还未想到的将来和将来的活动中？所以，我开始试着记录言语表达技巧，在记录中，我会提到当下，并非常精确地定义我对于当下现实情况所说的话是什么意思。然后我给将来提供一个参照，仿佛这个将来是在遥远的未来。然后，我研究出使得遥远的未来越来越近、越来越近、越来越近地靠近当下那个瞬间的短语。这么一来，被试再没机会去抗拒这样一个事实：下个星期以及下周五、下周四、下周三、下周二、下周一、明天上午、明天下午都是存在的。我逐渐增强了他对所有与将来有关的那些话语的接受性，因为我使他丧失了对于那个将来进行争论的权力、正当性和可能性。我促使这个遥远的未来越来越靠近那个当下。（见"The Method Employed to Formulate a Complex Story for the Induction of an Experimental Neurosis in a Hypnotic Subject"，Erickson, 1944.）

我设计出总共密密麻麻打满30页纸的诱导语，用于手的漂浮诱导，或退行诱导，或幻觉诱导。然后我开始把那30张纸的内容精练到25张、20张、15张、10张、5张，挑选那些似乎真的有效，能够帮我逐渐增强患者自发行为反应的用语。我在很多同行学生身上尝试，先用所有的30张纸，再用25张，依此递减。那是一种了不起的经验。

任何一个人，只要他这样做，就会学到很多与他们正在思考的方式有关

的东西。随着他们对他们思考方式理解的加深，他们不得不考虑这种想法：其他同行在涉及这些词语时会怎么想。这样，你就学会了尊重其他人的参考框架。

当你在做心理治疗时，你倾听患者在说什么，你用他们的语言，这样你就可以明白那些话语。你可以把你自己的意思放在那些话语上，但真正的问题是患者放在那些话语上的意思是什么。如果你不知道，是因为你不知道患者的参考框架。

一个年轻人说"今天是个好天气"，他的参考框架是与他心爱的人野餐。一个农夫说"今天是个好天气"，他的参考框架是这是个割草的好日子。年轻人的参考框架是他自己个人的愉悦，而农夫的则是他要干的农活，那与无情的现实密切相关。

R：他们使用完全相同的词语却有着完全不同的意思，完全不同的参考框架。

E：完全不同的意思，但是，当你知道了他们的参考框架，你就可以理解它们。

R：所以说，治疗师总是在与参考框架而非实际的话语打交道。在催眠治疗中，当你在与患者交谈时，实际上，你是在对他的参考框架说话。

E：你在与他的参考框架打交道。

R：你的话语正在改变他的参考框架吗？

E：你是在用患者自己的话语去改变他进入他各种参考框架的通道。

R：那就是治疗性反应：获得进入一种新参考框架的通道。

E：是的，得到一种新的参考框架。

R：患者之所以是患者，是因为他不知道怎样以一种灵活的方式运用他不同的参考框架；我认为这些参考框架实际上是元层面沟通。贝特森（1972）把元沟通描述为关于沟通（在更低一层或初级层面）的沟通（在更高一层或第二个层面）。同样，我们可以把参考框架看作一种元结构，它在初级层面展现词语的含义。通常，元层面是无意识的。你总是在与那些无意识的元层面沟通打交道，因为在意识中，它们是初级层面意义的决定者。怀特海德和拉塞尔在他们的不朽著作《数学原理》（1910）中发现，这些元层面沟通，对于解决许多当我们被限定在仅有的初级话语层面时出现在逻辑和数学基础方面的悖论很有帮助。卡纳普在他的《语言的逻辑语法》（1959）中，发展了这些多层沟通的微积分式逻辑分析法。我以前相当详细地阐述过梦是怎样利用多层沟通去和心理问题打交道的（Rossi, 1972, 1973c）。心理问题有其在意识局限性方面的根源，它被限制在初级运行层面上。

现在，我推测你在用催眠做相同的事情。在初级层面上的意识心理，被困在了所有正在对其内容赋予意义的信念系统（参考框架，元层面沟通）的局限中。在任何指定的瞬间，意识心理都被限制在所有意识焦点内的事情上，而且它只能在它自己的层面上处理在它焦点范围内的这些事情。意识心理不能抵达和改变元结构，给出它内含的意义；在初级层面上的内容不能改变在它之上的次级层面上的内容；是次级层面或元层面给初级层面建构和赋予意义。

于是，我们可以说，患者是一个在意识或初级层面上体验他核心问题的人，因为他不能把他平常的意识内容体验成他想让它们成为的东西。他来找治疗师，实际上在说："帮帮我，请帮助我处理我的元层面、我的参考框架，那样，我会在我意识体验的初级层面上体验到更多的舒服（适应性、幸福感、创造力，等等）。我不能改变我自己的意识体验，因为它是由我自己意识控制范围之外的元结构所决定的。所以，医生，你是否愿意在那里与我的元结构打交道，这样，我可以在这里体验到一些安慰？"

你正试图在这些元层面而不是在意识体验的初级层面上，用你的间接方式去处理结构（参考框架）。患者通常并不知道你在做什么，因为他们由于对他们初级意识层面内容的知觉的焦点属性而受到了限制。现在，你在某种程度上正在把这个当作一种艺术形式去做。将来，要把这个形成左脑科学，我认为我们将需要受过符号逻辑训练的心理学家去分析你直接借以处理患者元结构的这个范式。然后，我们就可以分析和概括那些句法的、语义的和符号学的实用范式，在与元层面打交道的过程中这是最重要的。随后，人们可以凭经验对这些范式进行连续滚动的系统化测试。（见"The Indirect

Forms of Suggestion" in Vol. I of *The Collected Papers of Milton H. Erickson on Hypnosis*, 1980, for our initial effort to utilize symbolic logic in the formulation of suggestions; see also White, 1979。）

或者，我们可能发现这些元层面实际上是右脑的处理类型，它们有它们自己独特的逻辑，以符号、意象以及所有已被直觉性地认为是健康生活体验的非理性形式表现出来。在这种情况下，我们需要发展一种过去一直属于神秘主义、艺术和心灵疗愈领域的右脑科学。

参 考 文 献

Authors' Note: Below references for *Erickson* and *Erickson & Rossi* can also be found in the four volumes of *The Collected Papers of Milton H. Erickson on Hypnosis* (New York: Irvington Publishers, 1980):

Volume 1: *On the nature of hypnosis and suggestion*

Volume 2: *Hypnotic alteration of sensory, perceptual and psychophysical processes*

Volume 3: *The hypnotic investigation of psycho dynamic processes*

Volume 4: *Hypnotherapy: Innovative approaches*

For a complete listing of the articles in each volume, see *Contents* and *Appendix 1* in Volume 1.

Bakan, P. Hypnotizability, laterality of eye-movements, and functional brain asymmetry. *Perceptual and Motor Skills*, 1969, 28, 927-932.

Bandler, R., & Grinder, J. *Patterns of the hypnotic techniques of Milton H. Erickson, M.D.* (Vol. 1). Cupertino, Calif.: Meta Publications, 1975.

Barber, T. *Hypnosis: A scientific approach.* New York: Van Nostrand Reinhold, 1969.

Bateson, G. *Steps to an ecology of mind.* New York: Ballantine, 1972.

Bateson, G. *Mind and nature.* New York: Dutton, 1979.

Bernheim, H. *Suggestive therapeutics: A treatise on the nature and uses of hypnotism.* Westport, Conn.: Associated Booksellers, 1957. (Originally published, New York: Putnam, 1886, C. A. Herter, M.D., trans.)

Birdwhistell, R. *Introduction to kinesics.* Louisville, Ky.: University of Louisville Press, 1952.

Birdwhistell, R. *Kinesics and context.* Philadelphia: University of Pennsylvania Press, 1971.

Bohm, D. Interview. *Brain/Mind Bulletin*, 1977, 2, 21.

Braid, J. *The power of the mind over the body*. London: Churchill Press, 1846.

Braid, J. *The physiology of fascination of the critics criticised*. Manchester, England: Grant & Co., 1855.

Breuer, J., & Freud, S. *Studies on hysteria* (J. Strachey, Ed. and trans.). New York: Basic Books, 1957. (Originally published, 1895.)

Carnap, R. *Logical syntax of language*. Paterson, New Jersey: Littlefield, Adams, 1959.

Changeaux, J., & Mikoshiba, K. Genetic and "epigenetic" factors regulating synapse formation in vertebrate cerebellum and neu-romuscular junction. *Progress in Brain Research*, 1978, 48, 43-66.

Charcot, J. Note sur les divers états nerveux déterminés par l'hypnotization sur les hystéro-épileptiques. *C. R. de l'Acad des Sciences*, Paris, 1882.

Chevreul, M. *De la baguette divinatorie*. Paris: Mallet-Richelieu, 1854. Cheek, D. Unconscious perceptions of meaningful sounds during surgical anesthesia as revealed under hypnosis. *American Journal of Clinical Hypnosis*, 1959, *1*, 103-113.

Cheek, D. Removal of subconscious resistance to hypnosis using ideomotor questioning techniques. *American Journal of Clinical Hypnosis*, 1960, 3, 103-107.

Cheek, D. The meaning of continued hearing sense under general chemo-anesthesia: A progress report and a report of a case. *American Journal of Clinical Hypnosis*, 1966, 4, 275-280.

Cheek, D. Communication with the critically ill. *American Journal of Clinical Hypnosis*, 1969,12, 75-85.(a)

Cheek, D. Significance of dreams in initiating premature labor. *American Journal of Clinical Hypnosis*, 1969,12, 5-15.(b)

Cheek, D. Sequential head and shoulder movements appearing with age regression in hypnosis to birth. *American Journal of Clinical Hypnosis*, 1974,16, 261-266.

Cheek, D., & LeCron, L. *Clinical hypnotherapy*. New York: Grune & Stratton, 1968.

Darwin, C. *The expression of emotions in man and animals* (with a Preface by Margaret Mead). New York: Philosophical Library, 1955. (Authorized ed., originally published, 1872.)

Dement, W. *Some must watch while some must sleep*. New York: Norton, 1978.

Erickson, M. The method employed to formulate a complex story for the induction of an experimental neurosis in a hypnotic subject. *Journal of General Psychology*, 1944, 31, 67-84.

Erickson, M. Hypnotic psychotherapy. *The Medical Clinics of North America*, 1948, 571-583.

Erickson, M. Pseudo-orientation in time as a hypnotherapeutic procedure. *Journal of Clinical and Experimental Hypnosis*, 1954, 2, 261-283.

Erickson, M. Naturalistic techniques of hypnosis. *American Journal of Clinical Hypnosis*, 1958,1, 3-8.

Erickson, M. Historical note on the hand levitation and other ideomotor techniques. *American Journal of Clinical Hypnosis*, 1961, *3*, 196-199.

Erickson, M. A hypnotic technique for resistant patients. *American Journal of Clinical Hypnosis*, 1964,7, 8-82.(a)

Erickson, M. Pantomime techniques in hypnosis and the implications. *American Journal of Clinical Hypnosis*, 1964, 7, 65-70.(b)

Erickson, M. *The collected papers of Milton H. Erickson on hypnosis* (4 vols.). Edited by Ernest L. Rossi. New York: Irvington Publishers, 1980.

Erickson, M., & Erickson, E. Concerning the character of posthypnotic behavior. *Journal of General Psychology*, 1941, 2, 94-133.

Erickson, M., Haley, J., & Weakland, J. A transcript of a trance induction with commentary. *American Journal of Clinical Hypnosis*, 1959, 2, 49-84.

Erickson, M., & Rossi, E. Varieties of hypnotic amnesia. *American Journal of Clinical Hypnosis*, 1974,16, 225-239.

Erickson, M., & Rossi, E. Varieties of double bind. *American Journal of Clinical Hypnosis*, 1975,17, 143-157.

Erickson, M., & Rossi, E. Two-level communication and the microdynamics of trance. *American Journal of Clinical Hypnosis*, 1976, 18, 153-171.

Erickson, M., & Rossi, E. Autohypnotic experiences of Milton H. Erickson. *American Journal of Clinical Hypnosis*, 1977, *20*, 36-54.

Erickson, M., & Rossi, E. *Hypnotherapy: An exploratory casebook*. New York: Irvington Publishers, 1979.

Erickson, M., Rossi, E., & Rossi, S. *Hypnotic realities*. New York: Irvington Publishers, 1976.

Esdaile, J. *Mesmerism in India and its practical application in surgery and medicine*. Hartford, Conn.: S. Andrus & Son, 1850. (Republished and retitled: *Hypnosis in medicine and surgery. An introduction and supplemental reports on hypnoanesthesia by W. Kroger*. New York: Julian Press, 1957.)

Fast, J. *Body language*. New York: M. Evans, 1970.

Federn, P. *Ego psychology and the psychoses*. New York: Basic Books, 1952.

Goffman, E. *Relations in public: Microstudies of the public order*. New York: Basic Books, 1971.

Goleman, D., & Davidson, R. *Consciousness: Brain, states of awareness and mysticism*. New York: Harper & Row, 1979.

Greenough, W., & Juraska, J. Synaptic pruning. *Psychology Today*, July 1979, p. 120.

Grinder, R., Delozier, J., & Bandler, R. *Patterns of the hypnotic techniques of Milton H. Erickson, M.D.* (Vol. 2). Cupertino, Calif.: Meta Publications, 1977.

Haley, J. *Advanced techniques of hypnosis and therapy: Selected papers of Milton H. Erickson, M.D.* New York: Grune & Stratton, 1967.

Hallet, J., & Pelle, A. *Animal kitabu*. New York: Fawcett Crest, 1967.

Hiatt, J., & Kripke, D. Ultradian rhythms in waking gastric activity. *Psychosomatic Medicine*, 1975, *37*, 320-325.

Hilgard, E. *Hypnotic Susceptibility*. New York: Harcourt Bruce & World, 1965.

Hubel, D., Wiesel, T., & LeVay, S. Plasticity of ocular dominance columns in monkey striate cortex. *Philosophical Transactions of the Royal Society, Ser. B*, 1977, *278*, 377-409.

Hull, C. *Hypnosis and suggestibility: An experimental approach*. New York: Appleton-Century, 1933.

Jung, C. *Collected works*. Princeton: Princeton University Press, Bollingen Series XX. Edited by Sir Herbert Read, Michael Fordham, M.D., and Gerhard Adler, Ph.D. Translated by R. F. C. Hull.

> Vol. 6: *Psychological types*, 1971.
>
> Vol. 7: *Two essays on analytical psychology*, 1953.
>
> Vol. 8: *The structure and dynamics of the psyche*, 1960.
>
> Vol. 9: *Archetypes of the collective unconscious* (Part I), 1959.
>
> Vol. 12: *Psychology and alchemy*, 1953.
>
> Vol. 13: *Alchemical studies*, 1967.

Vol. l4: *Mysterium coniunctionis*, 1963.

Vol. 18: *The symbolic life*, 1976. (William McGuire, Executive Editor)

LeCron, L. A hypnotic technique for uncovering unconscious material. *Journal of Clinical and Experimental Hypnosis*, 1954, 2, 76-79.

LeCron, L. A study of age regression under hypnosis. In L. LeCron (Ed.), *Experimental hypnosis*, New York: Citadel, 1965.

Ludwig, A. An historical survey of the early roots of mesmerism. *International Journal of Clinical and Experimental Hypnosis*, 1964, *12*, 205-217.

Milechnin, A. The Pavlovian syndrome: A trance state developing in starvation victims. *American Journal of Clinical Hypnosis*, 1962, *4*, 162-168.

Miller, G., Galanter, E., & Pribram, K. *The plans and structure of behavior*. New York: Holt, Rinehart & Winston, 1960.

Moore, A., & Amstey, M. Tonic immobility: Part II. Effects of mother-neonate separation. *Journal of Neuropsychiatry*, 1963, *4*, 338-344.

Pribram, K. *Languages of the brain: Experimental paradoxes and principles in neuropsychology*. Monterey, Calif.: Brooks/Cole, 1971.

Pribram, K. What the fuss is all about. *Revision*, 1978, *1*, 14-18.

Ravitz, L. History, measurement, and applicability of periodic changes in the electromagnetic field in health and disease. *American Archives of New York Science*, 1962, *98*, 1144-1201.

Ravitz, L. *Electrodynamic man encapsulated*. Paper presented at the 16th annual meeting,

American Society of Clinical Hypnosis, Toronto, Ontario, 1973.

Rossi, E. *Dreams and the growth of personality: Expanding awareness in psychotherapy.* New York: Pergamon, 1972.

Rossi, E. The dream-protein hypothesis. *American Journal in Psychiatry*, 1973, *130*, 1094-1097.(a)

Rossi, E. Psychological shocks and creative moments in psychotherapy. *American Journal of Clinical Hypnosis*, 1973, *16*, 9-22.(b)

Rossi, E. Psychosynthesis and the new biology of dreams and psychotherapy. *American Journal of Psychotherapy*, 1973, 27, 34-41.(c)

Rossi, E. The cerebral hemispheres in analytical psychology. *Journal of Analytical Psychology*, 1977, *22*, 32-51.

Shor, R. Hypnosis and the concept of the generalized reality-orientation. *American Journal of Psychotherapy*, 1959, *13*, 582-602.

Shulik, A. *Right-versus left-hemispheric communication styles in hypnotic inductions and the facilitation of hypnotic trance.* Unpublished doctoral dissertation, California School of Professional Psychology, Fresno, 1979.

Sidis, B. *The psychology of suggestion.* New York: Appleton, 1898.

Snyder, E. *Hypnotic poetry.* Philadelphia: University of Pennsylvania Press, 1930.

Tart, C. Measuring the depth of an altered state of consciousness, with particular reference to self-report scales of hypnotic depth. In E. Fromm & R. Shor (Eds.), *Hypnosis: Research developments and perspectives.* Chicago: Aldine Publishing, 1972, 445-477.

Tinterow, M. *Foundations of hypnosis.* Springfield, Ill.: Charles C. Thomas, 1970.

Volgyesi, F. *Hypnosis in man and animals* (2nd ed.). Los Angeles: Wilshire Books, 1968. (Revised in collaboration with G. Klum-bies.)

Watson, J. *Psychology from the standpoint of a behaviorist.* Philadelphia: Lippincott, 1919.

Watzlawick, P. *The language of change.* New York: Basic Books, 1978.

Wtazlawick, P., Beavin, A., & Jackson, D. *Pragmatics of human communication.* New York: Norton, 1967.

Watzlawick, P., Weakland, J., & Fisch, R. *Change.* New York: Norton, 1974.

Weber, R. The enfolding-unfolding universe: A conversation with David Bonm. *Revision*, 1978, *1*, 24-51.

Weitzenhoffer, A. *Hypnotism: An objective study in suggestibility.* New York: Wiley, 1953.

Weitzenhoffer, A. *General techniques of hypnotism.* New York: Grune & Stratton, 1957.

White, D. *Ericksonian hypnotherapeutic approaches: A case study of the treatment of obesity using indirect forms of suggestion.* Unpublished doctoral dissertation, U. S. International University, San Diego, 1979.

Whitehead, A., & Russell, B. *Principia mathematica.* Cambridge: Cambridge University Press, 1910.